糖尿病・代謝内科

ナースポケットブック

| 編集 |

柏崎純子

昭和大学保健医療学部・昭和大学江東豊洲病院看護部
慢性疾患看護専門看護師／糖尿病看護認定看護師

Gakken

編集・医学監修・執筆者一覧

〈編集〉

柏崎　純子　　昭和大学保健医療学部・昭和大学江東豊洲病院看護部
　　　　　　　慢性疾患看護専門看護師／糖尿病看護認定看護師

〈医学監修〉

平野　勉　　　海老名総合病院糖尿病センター長

〈編集協力〉

小原　信　　　昭和大学医学部内科学講座糖尿病・代謝・内分泌内科　講師（医局長）
山岸　昌一　　昭和大学医学部内科学講座糖尿病・代謝・内分泌内科　主任教授

〈執筆〉

田中　聡美　　日本私立学校振興・共済事業団東京臨海病院看護部 糖尿病看護認定看護師
深瀬　絢子　　昭和大学医学部内科学講座糖尿病・代謝・内分泌内科　助教
菊原　伸子　　東邦大学医療センター大森病院看護部 慢性疾患看護専門看護師
　　　　　　　／糖尿病看護認定看護師
森　　雄作　　昭和大学医学部内科学講座糖尿病・代謝・内分泌内科　講師
諸戸　安恵　　昭和大学病院附属東病院看護部　糖尿病看護認定看護師
福井　智康　　昭和大学医学部内科学講座糖尿病・代謝・内分泌内科　准教授
山本　剛史　　昭和大学医学部内科学講座糖尿病・代謝・内分泌内科　講師
寺崎　道重　　昭和大学医学部内科学講座糖尿病・代謝・内分泌内科　講師
飯野　里佳　　昭和大学病院看護部　糖尿病看護認定看護師
小原　信　　　前掲
小原　杏那　　社会医療法人社団木下会千葉西総合病院眼科　部長
九島　秀樹　　昭和大学医学部内科学講座糖尿病・代謝・内分泌内科　助教
広村　宗範　　昭和大学医学部内科学講座糖尿病・代謝・内分泌内科　助教（病棟長）
中田　美江　　昭和大学附属烏山病院栄養科　係長
鴨志田恭子　　昭和大学江東豊洲病院栄養科
山﨑　卓磨　　昭和大学江東豊洲病院栄養科
髙橋　忠志　　荏原病院リハビリテーション科　主任　理学療法士
西郷　和枝　　会津中央病院看護部　糖尿病看護認定看護師
住吉由巳子　　順天堂大学医学部附属浦安病院看護部　糖尿病看護認定看護師
村岡　知美　　JCHO埼玉メディカルセンター看護部
　　　　　　　慢性疾患看護専門看護師／糖尿病看護認定看護師
市來祐里恵　　朝日生命成人病研究所附属医院看護科　糖尿病看護認定看護師

金子　貴美江　　小川赤十字病院看護部　糖尿病看護認定看護師

宗村　　文江　　東急株式会社東急病院看護部　慢性疾患看護専門看護師
　　　　　　　　／糖尿病看護認定看護師

土方ふじ子　　東京都済生会中央病院看護部　糖尿病看護認定看護

佐藤　和子　　東京都済生会中央病院看護部　糖尿病看護認定看護師

義間　大也　　昭和大学医学部内科学講座糖尿病・代謝・内分泌内科　助教

宮脇　智子　　昭和大学藤が丘病院看護部　糖尿病看護認定看護師

佐藤　展子　　昭和大学医学部内科学講座糖尿病・代謝・内分泌内科　助教

柏崎　耕一　　戸越パーククリニック　院長

友安　雅子　　昭和大学江東豊洲病院内科　講師

柏崎　純子　　前掲

髙田　道哉　　昭和大学横浜市北部病院内科　講師

小橋　京子　　昭和大学医学部内科学講座糖尿病・代謝・内分泌内科　兼任講師

李　　相翔　　昭和大学江東豊洲病院内科　講師

岡松　良昌　　昭和大学歯学部スペシャルニーズ口腔医学講座地域連携歯科　講師

長村　杏奈　　昭和大学医学部内科学講座糖尿病・代謝・内分泌内科　兼任講師

中西　賀子　　昭和大学医学部内科学講座糖尿病・代謝・内分泌内科　兼任講師

長池　弘江　　昭和大学医学部内科学講座糖尿病・代謝・内分泌内科　助教

後藤　　聡　　昭和大学医学部内科学講座糖尿病・代謝・内分泌内科

小澁　正和　　昭和大学医学部内科学講座糖尿病・代謝・内分泌内科

[敬称略・執筆順]

はじめに

　糖尿病をもつ患者さんは増加しており，糖尿病専門の病棟や外来だけでなく，糖尿病を専門としない病棟や外来，地域においても糖尿病をもつ患者さんとかかわることが増えています．糖尿病はあらゆる年代で発症し，その後の人生において糖尿病とつき合って生活していかなければなりません．そのため，患者さんが主体となってセルフケアを実施，継続していくことを求められ，糖尿病の看護ケアとしては，患者さんへの指導や教育が必須であり，看護師自身も知識の習得が不可欠です．

　患者さんが長期にわたる生活，人生の中で合併症が発症，進行したり，他の疾患に罹患したりとさまざまな状況に置かれることがあり，身体面だけでなく，心理，社会面にも影響を及ぼし，その都度，意思決定を迫られます．したがって，患者さんの身体，心理，社会面からアセスメントし，その状況に応じたケアが必要になります．

　本書では，糖尿病の病態や合併症，検査，治療など医学的知識を整理しながら，患者さんの心理，社会的側面も考慮しながらケアできるように，また，患者さんからの「どうして？」という質問にも答えられるように，根拠を示しながらケアのポイントを説明しています．また，患者さんの新たなセルフケアの獲得に向けて，ケアの道しるべになる理論をコラムで取り上げました．さらに，糖尿病の患者さんが併せもつことの多い脂質異常症や高血圧症，肥満，高尿酸血症についても病態から治療，ケアを解説しています．

　本書が，糖尿病をもつ患者さんのその人らしい人生を送ることを支えるために，糖尿病にかかわる看護師の臨床での実践の一助になることを願っています．

2020 年 1 月

　　　　　昭和大学保健医療学部・昭和大学江東豊洲病院看護部
　　　　　慢性疾患看護専門看護師／糖尿病看護認定看護師

　　　　　　　　　　　柏崎　純子

Contents

第1章　糖尿病・代謝内科領域の看護ケア

第2章　糖尿病・代謝内科領域のおもな疾患

··· Column ···

チーム医療－チーム医療とは　56／インスリンとCペプチド　66／インスリン抵抗性が生じる状況　73／糖尿病療養指導士（CDE）　288／糖尿病看護認定看護師　312／活用できる理論－①自己効力感　330／活用できる理論－②変容ステージ　332／活用できる理論－③アンドラゴジー　334／活用できる理論－④Health Belief　336／スマートガード機能　394／グルコースモニタシステム　409／妊娠糖尿病（GDM）と将来の耐糖能異常との関係　410

編集担当：瀬崎志歩子，黒田周作
カバーデザイン：星子卓也
本文デザイン：小佐野咲
DTP：（株）センターメディア
本文イラスト：（株）日本グラフィックス

本書の特徴と活用法

- 本ポケットブックは,「看護ケア」と「疾患」の2部構成になっています.
- 「看護ケア」では,施設ごとで個別性の高い治療やケアなどの項目は,自施設の方法を書き込めるように空欄にしています.
- その他,先輩から学んだポイントやコツ,気をつけなければならないことなど,必要な情報をどんどん書き込んで,あなただけの1冊に育ててください.

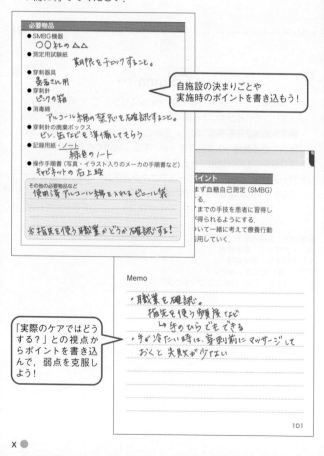

自施設の決まりごとや
実施時のポイントを書き込もう!

「実際のケアではどうする?」との視点からポイントを書き込んで,弱点を克服しよう!

第1章

糖尿病・代謝内科領域の看護ケア

1. おさえておくべき基本的ケア

患者の情報収集
検体の取り扱い
家族とのコミュニケーション
報告の仕方

患者の情報収集：身体面
病態，血糖コントロール状態

目的

* 全身にさまざまな症状を引き起こす糖尿病の病態と血糖コントロールの関係をふまえ，患者の身体に起こっている変化を理解する.

糖尿病の病態のとらえ方

- 糖尿病は，**インスリンの作用不足による慢性の高血糖を主徴とする代謝疾患群**である.
- インスリンの作用不足により，血液中にブドウ糖が余ってしまうことが病態の基本である.
- 血糖を調整するホルモンには，血糖値を低下させるはたらきをもつインスリンと，血糖値を上昇させるはたらきをもつインスリン拮抗ホルモンがある（**表1**）.
- 糖尿病の診断は，血糖の値によってなされる（**図1**）.
- 糖尿病は病態の特徴上，**全身にさまざまな症状を引き起こす**ため，身体に現れる症状をもれなく把握するための観察が必要である（**図2**）.
- 病態をとらえるためには，血糖コントロール状態，高血糖症状は最低限おさえておくことが必要である.

表1◆血糖調整に関係するホルモン

血糖低下	血糖上昇 （インスリン拮抗ホルモン）
インスリン	グルカゴン
	カテコラミン
	成長ホルモン
	糖質コルチコイド

文献1）より引用

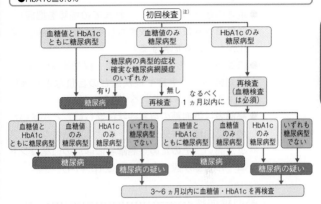

注）糖尿病が疑われる場合は，血糖値と同時に HbA1c を測定する．同日に血糖値と HbA1c が糖尿型を示した場合には，初回検査だけで糖尿病と診断する．

図1◆糖尿病の臨床診断のフローチャート　　　　文献2）より転載

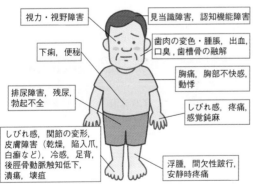

図2◆身体の観察ポイント　　　　文献3）より引用

血糖コントロール状態

- HbA1cや空腹時，随時血糖値で評価することが多い．

- 現在の値だけでなく，**これまでの推移を把握し**，血糖コントロールが改善もしくは悪化の傾向，変化がないかを把握する．

- コントロール目標は，年齢，罹病期間，ADL，認知機能，合併症や他疾患との合併などを考慮し，3つ設定されている（**図3**）．

- 高齢者は低血糖の自覚症状に乏しいことが多いため，低血糖の対処が遅れ，重症低血糖になるリスクが高い．そのため，高齢者には別の血糖コントロール指標が設けられている（p.414）．

高血糖症状

- 高血糖症状は，血液中にブドウ糖が余っている状態，さらには病状が進行して細胞にブドウ糖が取り込まれない状態により起こる症状である．

| 目 標 | コントロール目標値[注4] | | |
	血糖正常化を[注1] 目指す際の目標	合併症予防の[注2] ための目標	治療強化が[注3] 困難な際の目標
HbA1c(%)	6.0 未満	**7.0 未満**	8.0 未満

治療目標は年齢，罹病期間，臓器障害，低血糖の危険性，サポート体制などを考慮して個別に設定する．

注1) 適切な食事療法や運動療法だけで達成可能な場合，または薬物療法中でも低血糖などの副作用なく達成可能な場合の目標とする．
注2) 合併症予防の観点からHbA1cの目標値を7%未満とする．対応する血糖値としては，空腹時血糖値 130mg/dL 未満，食後2時間血糖値 180mg/dL 未満をおおよそその目安とする．
注3) 低血糖などの副作用，その他の理由で治療の強化が難しい場合の目標とする．
注4) いずれも成人に対しての目標値であり，また妊娠例は除くものとする．

図3◆血糖コントロール目標（65歳以上の高齢者については p.414図1を参照）
文献4）より転載

- 特徴的な症状は，**口渇**，**多飲**，**多尿**，**全身倦怠感**，**体重減少**，**易疲労感**，**下肢しびれ感**，**下肢のつり**などがある．
- 高血糖状態では**脱水を引き起こす**ため，皮膚や口腔粘膜の乾燥も認められる．
- 軽度の血糖上昇では，**自覚症状がないことがほとんど**である．
- 長期にわたり高血糖の状態にある患者は慣れてしまい，問診しても「症状はない」と答えることが多いため，詳細な問診が必要である．
- 問診では以下について確認する．
・いつから症状が出現したか．
・高血糖を指摘されたのはいつか，またはいつからか（健康診断の時期など）．
・尿の回数と量はどの程度か（多尿と頻尿の鑑別）．
・体重の推移はどうか（短期間だけでなく数年の推移）．
・最大体重と20歳時の体重はどうか．
　20歳時より体重が10kg以上増加していると，糖尿病発症リスクが2倍以上高くなる．
・清涼飲料水の摂取状態はどうか（高血糖状態では甘味を欲する）．
・症状とは直接関連しないが，合併症リスクや今後の治療計画を立てるうえでは，以下の情報も問診することが望ましい．
　糖尿病の家族歴，既往歴，高血圧や脂質異常症の有無，妊娠糖尿病の有無，現在の生活習慣，嗜好

◆引用文献
1) 林俊行：糖尿病の病態の理解．糖尿病看護ビジュアルナーシング（平野勉監，柏崎純子編）．p7，学研メディカル秀潤社，2015
2) 日本糖尿病学会 編・著：糖尿病治療ガイド 2018-2019．p23，文光堂，2018
3) 田中聡美：患者の全体像の捉え方と観察のポイント．糖

尿病看護ビジュアルナーシング（平野勉監，柏崎純子編），
p112，学研メディカル秀潤社，2015
4）日本糖尿病学会 編・著：糖尿病治療ガイド 2018-2019，
p29，文光堂，2018

Memo

患者の情報収集：身体面
合併症の程度と症状の有無

目的

* 合併症の有無と程度を身体所見や問診から把握する.

糖尿病合併症の種類

● 糖尿病の合併症には，急性合併症と慢性合併症がある.

急性合併症

● 急性合併症は，異常な高血糖，低血糖が意識障害を引き起こし，昏睡に至る（**図1**）.
● 急性合併症により意識障害を引き起こした場合は，救急対応が必要となる場合もあるため，早期に症状を発見し，対応することが必要である.
● 高血糖による急性合併症には，糖尿病ケトアシ

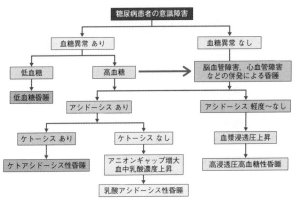

図1 ◆ 糖尿病昏睡の発生機序　　　　　　　　文献1）より改変

7

表1 ◆ 高血糖性昏睡の症状と身体所見

	糖尿病ケトアシドーシス	高浸透圧高血糖状態	乳酸アシドーシス
病態	インスリンの極度欠乏によるケトアシドーシス	高度脱水に伴う血漿浸透圧上昇による細胞内脱水と循環不全	さまざまな原因による血中の乳酸増加に伴う代謝性アシドーシス
誘因	1型糖尿病の発症時，インスリン注射の中止・減量，ストレス，感染症，清涼飲料水の多飲	感染症，手術，熱傷，脱水，薬剤（利尿薬，ステロイド），高カロリー輸液，腎障害など	血糖値の著しい上昇，ビクアナイド薬の服用，アルコールの多飲，肝障害，腎障害など
好発病型	1型	2型	不定
好発年齢	若年者	高齢者	不定
前駆症状	口渇，多飲，多尿，体重減少，消化器症状，著しい全身倦怠感など	明確かつ特異的な症状に乏しい	消化器症状，倦怠感など
身体所見	脱水，呼気ケトン臭，クスマウル大呼吸，意識障害	脱水，痙攣，振戦，意識障害	過呼吸，脱水，低血圧，意識障害，痙攣
血糖値	300～1,000mg/dL以上	600～1,500mg/dL以上	正常～高値
尿ケトン体	（+）～（+++）	（−）～（+）	（−）～（+）
血液ガス	pH：7.3未満 HCO_3^-：10mEq/L以下	pH：7.3～7.4 HCO_3^-：16mEq/L以下	pH：7.35未満 アニオンギャップ増大
血液浸透圧	正常～300mOsm/L	350mOsm/L以上	上昇
ナトリウム	140mEq/L以下	150mEq/L以上	低下
乳酸	−	−	増加（5.0mmol/L，45mg/dL以上）
その他	反復傾向あり	改善後の血糖コントロール良好	死亡率50%程度

文献2）より改変

ドーシス，高浸透圧高血糖状態，乳酸アシドーシスがある（**表1**）.

● 低血糖は，糖尿病治療中にみられる頻度の高い緊急事態である.

・臨床的には，血糖値が70mg/dL未満であれば低血糖として対処する必要がある.

・インスリン療法，グリニド薬，スルホニル尿素（SU）薬の治療を受けている場合に起こりやすい.

・症状は，血糖値が正常の範囲を超えて急激に降下

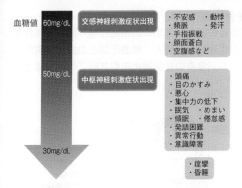

図2 ◆ 低血糖の症状　　　文献3) を参考に作成

した際に生じる「**交感神経刺激症状**」と，血糖値が50mg/dL程度に低下したことにより起こる「**中枢神経刺激症状**」がある（**図2**）．

・意識障害が出現した際は，高血糖性昏睡との鑑別が必要なため，血糖値の測定，もしくは50％グルコース注射液20mLの静脈注射により鑑別する．

・**高齢者は自覚症状に乏しく**，異常行動などは認知症と間違われやすいため，鑑別が必要となる．

Memo

....

....

....

....

....

....

....

....

慢性合併症 (図3, 表2)

● 慢性合併症は，長期に及ぶ高血糖，脂質異常症を
含む代謝障害に加え，高血圧などの血管障害因子
により，全身の動脈硬化を引き起こした結果生じ
る.

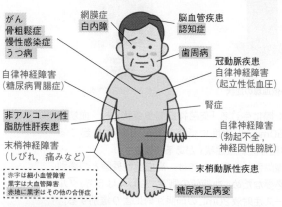

がん
骨粗鬆症
慢性感染症
うつ病

自律神経障害
（糖尿病胃腸症）

非アルコール性
脂肪性肝疾患

末梢神経障害
（しびれ，痛みなど）

網膜症
白内障

脳血管疾患
認知症

歯周病

冠動脈疾患
自律神経障害
（起立性低血圧）

腎症

自律神経障害
（勃起不全，
神経因性膀胱）

末梢動脈性疾患

糖尿病足病変

赤字は細小血管障害
黒字は大血管障害
赤地に黒字はその他の合併症

図3◆糖尿病の慢性合併症

表2◆慢性合併症とおもな身体症状

合併症の種類	身体に現れるおもな症状
認知症	見当識障害，認知機能障害など
網膜症	視力障害，視野欠損
歯周病	歯肉の変色，歯肉の腫脹，出血，口臭，歯槽骨の融解など
腎症	浮腫，全身倦怠感，ふらつき，体動時の呼吸困難感，尿量減少，食欲低下，悪心，皮膚瘙痒感など
末梢神経障害	四肢のしびれ感，疼痛，感覚鈍麻など
自律神経障害	起立性低血圧，くり返す下痢・便秘，排尿障害・残尿，勃起不全，無自覚性低血糖など
冠動脈疾患	胸痛，胸部不快感，動悸など
末梢動脈性疾患	冷感，下肢のしびれ感，間欠性跛行，安静時下肢疼痛，動脈触知低下（足背動脈，後脛骨動脈など），潰瘍，壊疽
糖尿病足病変	関節の変形（シャルコー関節，ハンマートゥなど），皮膚障害（足底の角化，乾燥，亀裂，胼胝，鶏眼，疣贅，白癬，陥入爪など）

- 障害される血管の大きさによって，**細小血管障害**と**大血管障害**に分類される．
- 細小血管障害は，糖尿病の罹病期間が長いほど，発症リスクが高い．
- どの合併症も**初期には自覚症状がほとんどない**ため，罹病期間や血糖コントロール状態の経過から発症の可能性がある合併症を推察し，ていねいな問診と観察が必要である．

◆**引用文献**

1) 武田倬：ケトアシドーシス性昏睡．糖尿病と合併症，第2版（南條輝志男編）．p319，中山書店，2006
2) 菊原伸子：糖尿病急性合併症②高血糖昏睡．糖尿病看護ビジュアルナーシング（平野勉監，柏崎純子編）．p123，学研メディカル秀潤社，2015
3) 医療情報科学研究所：病気がみえる vol.3 糖尿病・代謝・内分泌，第2版．p46-47，メディックメディア，2008

Memo

....

....

....

....

....

....

....

....

....

....

患者の情報収集：身体面
その他の疾患による影響

* 血糖コントロールに影響を及ぼしやすい疾患，治療や成長発達に伴う影響を理解する．

血糖コントロールに影響を及ぼしやすい疾患，治療

● 慢性腎臓病（CKD）などの腎機能低下がある患者は，**インスリンや血糖降下薬の効果が遷延しやすく，低血糖を起こしやすい**．
● 腎性貧血がある場合，HbA1c値が低値になりやすいため，血糖コントロール指標はグリコアルブミンを代用することもある．
● 肝疾患（肝炎，肝硬変，脂肪肝など）は，肝細胞の減少やグリコーゲンの合成，糖新生の障害などにより，**肝臓のインスリンクリアランスが低下し，ブドウ糖が肝臓で代謝を受けずに直接末梢へ流れ込む**ことなどが原因となり，**食後高血糖**をもたらす．

ステロイド薬 ……………………………………
● ステロイド薬には，強い炎症抑制作用，免疫抑制作用，抗アレルギー作用がある．
● 炎症や免疫異常により引き起こされる疾患（関節リウマチや膠原病，気管支喘息など）の治療薬として使用されていることが多い．
● ステロイド薬使用時の血糖コントロールには以下の特徴がある．
・ **空腹時血糖は低い**，もしくは**低血糖**になりやすい．

- **昼から夕にかけての食後高血糖**を起こしやすい.
- 中止や減量に伴い，すみやかに血糖は低下する.
- ステロイド薬を治療薬とする疾患の有無や使用量の確認が必要である.

がん

- 糖尿病患者は，大腸がん，肝臓がん，膵臓がんのリスク増加と関連がある.
- 化学療法時や食欲増進目的でステロイド薬を使用することがある.
- 食事摂取量が不安定な場合，低血糖を起こしやすい.
- 疼痛も血糖コントロールに影響を及ぼす.
- ホルモン療法を行っている場合は，血糖が上昇しやすいため，治療内容の確認が必要となる.

うつ病

- 糖尿病患者の10〜20％程度にうつ病が合併する.
- うつ病を合併した場合は，セルフケア行動を妨げ，食事や活動のアンバランスや日常生活リズムの変調などから，血糖コントロールに影響を及ぼす.
- 患者に抑うつ気分や意欲低下，睡眠障害，体重変化がないか，問診，観察を行い，必要時は専門家へ相談する.

摂食障害

- とくに1型糖尿病の若い女性に合併しやすい.
- 体重増加を避けるため，不適切な食事量の減量やインスリンの減量を行う場合がある.
- 体重減少，血糖コントロール不良，ケトアシドーシスや反復する低血糖があれば，考慮する必要がある.

表1 ◆ 糖尿病治療薬以外で血糖値に影響を与える薬剤

血糖上昇に作用する薬剤	血糖降下に作用する薬剤
高カロリー輸液	アスピリン
ステロイド薬	β遮断薬
インターフェロン	ACE阻害薬
サイアザイド（系）利尿薬	痛風治療薬
（フルイトラン®）	抗不整脈薬（ジソピラミド,
ループ利尿薬（ラシックス®など）	リスモダン®R）
甲状腺ホルモン製剤	高脂血症治療薬
卵胞ホルモン	クマリン系薬（ワーファリン）
抗結核薬	抗悪性腫瘍薬
カルシウム拮抗薬（ワソラン®,	ヒスタミン（H₂）受容体拮抗薬
ヘルベッサー®R, アダラート®など）	（とくにタガメット®）
カテコラミン	
など	など

文献1）より引用

糖尿病治療薬以外の薬剤 ･･････････

● 糖尿病治療薬以外でもさまざまな薬剤が血糖コントロールに影響を及ぼす．複数の疾患を有する患者は，糖尿病治療薬以外に使用している薬剤を確認する必要がある（**表1**）.

血糖コントロールに影響を及ぼしやすい成長発達

思春期 ･･････････････････････････

● 成長ホルモンや性ホルモンの影響により，生理的**インスリン抵抗性が増大**し，血糖は上昇しやすくなる．

月経周期 ･････････････････････････

● 分泌されるホルモンにより，血糖が変動しやすい．

● 卵胞期に分泌されるエストロゲンはインスリン感受性を上昇させるため，血糖が下がりやすくなる．

● 黄体期に分泌されるプロゲステロンはインスリン抵抗性を上げるため，血糖を上昇させやすい．

妊娠

● 妊娠期間の進行に伴い，胎盤形成にかかわるプロゲステロン，プロラクチン，胎盤性ラクトゲンなどのインスリン拮抗ホルモンが増加するため，**インスリン抵抗性が高まり，血糖は上昇しやすくなる**．

更年期

● 更年期に入るとエストロゲンの分泌が減少するため，**インスリン抵抗性が高まり，血糖が上昇しやすくなる**．

加齢によるサルコペニア

● 骨格筋量が減少し，**糖の取り込み量の減少が起こり，血糖が上昇しやすくなる**．

◆**引用文献**
1) 竹山聡美：病気と治療に影響する血糖値の読み方．糖尿病まるわかりガイド（林道夫ほか監）．p73，学研メディカル秀潤社，2014

Memo

患者の情報収集：身体面
ADL と認知機能

* ADL と認知機能を把握し，セルフケアに及ぼす影響を理解する.

ADL とセルフケア

- 加齢に伴う身体機能の低下により転倒しやすくなり，骨折リスクの上昇，下肢機能の低下に伴う**老年症候群**を引き起こす.
- 感覚機能低下による視力・聴力障害ではコミュニケーションエラーが起こりやすく，正確な情報が伝わりにくい.
- **手指の巧緻性の低下**は，インスリン注射や血糖自己測定，内服など，治療にかかわる細かい作業が困難となり，補助具の使用が必要な場合がある.
- 患者の ADL を客観的に評価し，安全に日常生活とセルフケアを実施できるように，必要な支援を見極めることが必要となる.
- 客観的に ADL を把握する指標として，**基本的日常生活動作（BADL）**と**手段的日常生活動作（IADL）**がある（**表1, 2**）.

認知機能とセルフケア

- 糖尿病患者は脳血管性認知症だけでなく，アルツハイマー型認知症を合併しやすく，非糖尿病患者と比較し，認知機能低下が起こりやすい.
- 認知機能の評価には，改訂長谷川式簡易知能評価スケール（HDS-R）やミニメンタルステート検査（MMSE），Montreal Cognitive Assessment

（MoCA）などがある.

- 患者の言動の変化では，何度も同じことを確認する，易怒性の増強，身体機能の低下を伴わない活動量の低下，抑うつの有無などを手がかりに認知機能に変化がないか確認する.
- 血糖変動が以前と変化している場合，食事量の変化や指示通りの薬物療法が実施できていない可能性があるため，意識して生活状況を問診することが必要である.
- 家族などの患者に近しい人たちからも生活や言動に変化はないか情報収集しておく.

Memo

表1◆基本的日常生活動作（BADL）

評価項目	内容	スコア
食事	自立　必要に応じて自助具を使って，食物を切ったり，調味料をかけたりできる	10
	食物を切ってもらう必要がある	5
	上記以外	0
車いすとベッド間の移動	移動のすべての段階が自立している（ブレーキ，フットレストの操作を含む）	15
	操作の動作のいずれかの段階で，最小限の介助や，安全のために声掛け，監視を要する	10
	移動に多くの介助を要する	5
	上記以外	0
整容	手洗い，洗顔，髪梳き，歯磨き，髭剃りができる	5
	上記以外	0
用便動作	用便動作（便器への移動，衣服の始末，拭き取り，水洗操作）が介助なしにできる	10
	安定な姿勢保持や衣服の着脱，トイレットペーパーの使用などに介助を要する	5
	上記以外	0
入浴	すべての動作を他人の存在なしに遂行できる（浴槽使用でもシャワーでもよい）	5
	上記以外	0
平地歩行	少なくとも45m，介助や監視なしに歩ける（補助具や杖の使用は可，車輪付き歩行器は不可）	15
	最小限の介助や監視下で少なくとも45m歩ける	10
	歩行不可能だが，自力で車いすを駆動して少なくとも45m進める	5
	上記以外	0
階段昇降	1階分の階段を介助や監視なしに安全に昇り降りできる（手すりや杖の使用は可）	10
	介助や監視を要する	5
	上記以外	0
更衣	全ての衣類（靴のひも結びやファスナーの上げ下ろしも含む）の着脱ができる（治療用の補助具の着脱も含む）	10
	介助を要するが，少なくとも半分以上は自分で，標準的な時間内にできる	5
	上記以外	0
排便コントロール	随意的に排便でき，失敗することはない．坐薬の使用や浣腸も自分でできる	10
	ときに失敗する．もしくは，坐薬の使用や浣腸は介助を要する	5
	上記以外	0
排尿コントロール	随意的に排尿ができる．必要な場合は尿器も使える	10
	ときに失敗する．もしくは尿器の使用などに介助を要する	5
	上記以外	0

表2◆手段的日常生活動作（IADL）

項目		得点
A. 電話の使い方	1. 自由に電話をかけることができる	1
	2. いくつかのよく知っている番号であればかけることができる	1
	3. 電話で応対できるが電話をかけることはできない	1
	4. まったく電話を使うことができない	0
B. 買い物	1. ひとりで買い物ができる	1
	2. 少額の買い物であればひとりでできる	0
	3. だれかつきそっていれば買い物ができる	0
	4. まったく買い物ができない	0
C. 食事の支度 （男性の場合は「もしできれば」で、参考扱いとする）	1. 人数に合った支度をして必要十分な用意ができる	1
	2. 材料が用意してあれば食事の支度ができる	0
	3. 食事を作ることはできるが、人数に合った用意ができない	0
	4. 他人に支度をしてもらう	0
D. 家事 （男性の場合は「もしできれば」で、参考扱いとする）	1. 力仕事など以外はひとりで家事をすることができる	1
	2. 食事の後の食器を洗ったり布団を敷いたりすることなどの簡単なことはできる	1
	3. 簡単な家事はできるが、きちんとあるいは清潔に維持できない	1
	4. 他人の助けがなければ家事をすることができない	1
	5. まったく家事をすることができない	0
E. 洗濯 （男性の場合は「もしできれば」で、参考扱いとする）	1. ひとりで洗濯できる	1
	2. 靴下などの小さなものは洗濯できる	1
	3. 他人に洗濯してもらう	0
F. 移動・外出	1. 自動車を運転したり、電車・バスを利用して出かけたりすることができる	1
	2. タクシーを自分で頼んで出かけられるが、電車やバスは利用できない	1
	3. つきそいがあれば電車やバスを利用することができる	1
	4. つきそわれてタクシーや自動車で出かけることができる	1
	5. まったく出かけることができない	0
G. 服薬の管理	1. きちんとできる	1
	2. 前もって飲む薬が用意されていれば自分で服用できる	0
	3. 自分ではまったく服用できない	0
H. 金銭の管理	1. 自分でできる（家計費、家賃、請求書の支払い、銀行での用事など）	1
	2. 日常の買い物はできるが、大きな買い物や銀行へはつきそいが必要	1
	3. 金銭を扱うことができない	0

男性は A、B、F、G、H を対象にして5点満点．女性は A〜H すべてを対象に8点満点とする．

患者の情報収集：心理面

目的

* セルフケアに影響を及ぼす患者の糖尿病や治療に対する考えを把握し，患者に合ったセルフケア支援に活用する.
* 患者が糖尿病という病気をどのように理解しているかを知り，必要に応じて身体に起きている変化を正しく理解できるよう支援を行う.
* 患者が抱く血糖変動への思いや考えを把握し，セルフケア支援に役立てる.
* 患者が抱くセルフケアに対する思いを把握し，生活の中で継続できるセルフケア支援に役立てる.

おさえておきたいポイントと実際

病気や治療の受け入れ
＜診断から病気の受け入れまでの心理的プロセス＞

● 糖尿病と診断されたり，自覚症状による身体機能の低下を自覚すると人はショックを受ける.
● 身体機能低下の自覚は喪失体験と認知され，その後機能喪失をした自己と新しい自己を受け入れる心理的準備を始める「悲嘆の仕事」のプロセスをたどる（図1）.

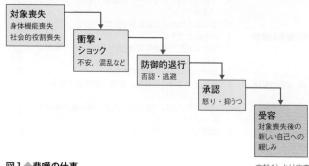

図1 ◆ 悲嘆の仕事

文献1）より改変

- 悲嘆の仕事のプロセスは，対象喪失，衝撃・ショック，防御的退行，承認，受容の段階をふむ.
- 悲嘆の仕事は，診断時以外にも合併症の診断時など糖尿病診断後のさまざまな時期に経験する（**表1**）.

<「悲嘆の仕事」各段階の患者の心理状態>
①対象喪失

- 対象喪失には**身体機能喪失**と**社会的役割喪失**がある.
- 身体機能喪失は糖尿病や合併症の診断により「もう健康な身体ではなくなった」「今まで普通にできていたことができなくなった」と患者が実感することである.
- 社会的役割喪失は，糖尿病に伴う治療の開始や合併症による機能低下により，患者がこれまで担っていた社会的役割をこれまでどおり遂行できなくなったと実感することである.
- 喪失の対象は患者個々によって異なるため，患者が何に対して喪失感を感じているか看護師は把握する.

②衝撃・ショック

- 糖尿病や合併症の診断や悪化の告知により患者は失望感を味わったり，告知の内容が正確に理解できず混乱しやすい段階である.
- 患者にとっては青天の霹靂であり，頭をハンマー

表1◆悲嘆の仕事をふむ状況

- ・糖尿病の診断
- ・最初の低血糖やケトアシドーシスの経験
- ・妊娠と出産
- ・再発性の感染症
- ・手術
- ・慢性合併症の出現
- ・合併症による死の接近

文献2) より改変

で殴られたような衝撃や頭の中が真っ白になり何も考えられない状態になる.

- 患者は,今後自分はどうなっていくのか見通しがつかないことによる不安を感じやすい.

③防御的退行

- この段階には**否認と逃避**の心理的反応がみられる.
- 否認は,あたかもそのことが存在しなかったかのように振る舞うため,糖尿病の診断自体や医療者からの説明やセルフケアへの支援を拒否するような言動をとる.
- 否認の反応は防衛規制ともいわれ,患者が承認しがたい事実に直面したときに生じる,**無意識の心理的防衛規制(心の安全装置)**である.
- 逃避は,不安や苦痛を引き起こすようなことから逃げることである.
- 仕事などに没頭し糖尿病と向き合うことを避けたり,診断を受け入れているようにみえてもセルフケアの開始など,適切な反応を示したりしないなどの行動をとる.
- 防御的退行の段階は,受け入れがたい事実に向き合っている患者にとっては情緒の破綻を予防するためには必要な段階である.

④承認

- 糖尿病や合併症の診断というつらい事実を認めたくはないが認めざるを得ない段階である.
- 現実を直視する準備段階であり,心理反応としては怒り,抑うつがみられる.
- 怒りは糖尿病や合併症である避けられない現実が,否認という防御の壁を突破しようとした際に生じる感情である.
- 怒りの対象は重要他者である家族などや診断や支援にかかわっている医療者に向けられることが多い.

- 抑うつは受け入れがたい現実が避けられない，もう認めざるを得ないと感じたときにわき起こる悲しみの反応である.

⑤受容・適応
- 対象喪失後の新しい自己に対し親しみを感じる段階である.
- 糖尿病や合併症の診断が患者自身のなかで大きな存在でなくなり，**日常の1つとして溶け込んだ状態**となる段階である.
- 糖尿病の場合，受容の概念のように糖尿病や合併症であることが何か価値のあることや前向きなこととして患者がとらえることは少ないといわれている.
- 糖尿病患者にとっての受容は，自分のことを「糖尿病患者」ではなく，「糖尿病をもつ人」として自己をとらえられるようになることや，糖尿病をコントロールする力を発揮するために自分自身でセルフケアに取り組んでいこうと感じることである.

疾患の理解 ･････････････････････････････
<疾患の理解や考えを把握する方法>
- 患者に実際に問いかけ，どのように理解しているかを患者と共有することが重要である．医療者が期待するセルフケアの取り組みがみられないと，「病識がない」と判断しがちになりやすい．必ず患者に問いかけ，患者の理解を受けとめることが必要である.

①糖尿病という病気の理解
- ・血糖コントロールを良好に保つことの患者にとっての意味
- ・仮に合併症を発症した場合，患者自身が考える身体や生活などへの影響
- ・HbA1cなど血糖コントロールを示す検査値の意味
- ・患者自身の治療に取り組む目的

・医療者の説明内容に対する患者の考え

②糖尿病という病気をもつ身体に対する理解

・現在の血糖コントロールに対する患者の考え
・身体の変化に対する患者の考え
・自覚症状のない身体に対する患者の考え

③セルフケアに対する理解

・セルフケアに対する患者にとっての意味
・セルフケアに対する患者の感情

④情報入手方法

・糖尿病という病気やセルフケアに関する情報をどのような方法で得ているのか
・情報に対する患者の信頼度

高血糖や低血糖への思い ⋯⋯⋯⋯⋯⋯⋯

<血糖変動に対する患者の思いの例>

● 高血糖が一瞬でもみられると、合併症を発症すると考えている患者は高血糖を極端に嫌がる傾向がある.

● 高血糖による全身倦怠感や多尿などの自覚症状があるおもに1型糖尿病患者は、比較的低めに血糖コントロールしたいと考える傾向がある.

● 低血糖発作を起こし、自分で対処が困難だった経験がある患者は低血糖に対する恐怖感が強く、比較的高めに血糖値を保とうとする.

<血糖変動に対する患者の思いを知る>

● 患者がもっている知識やこれまでの経験から、患者なりに血糖コントロールに対する基準をもっていることが多い.

● 高血糖や低血糖に関連した知識や経験を聞く.

● 高血糖や低血糖に関連した経験をもつ患者には、その時の気持ちや感情を聞く.

● 血糖変動に関する患者なりの基準やこだわりを聞き、まずは受け入れる.

● 誤った知識やとらえ方が影響し患者の血糖変動に対する基準が決められているようであれば，患者の考えを否定せず，身体への影響を含めていねいに説明する.

→とくに罹病期間が長い高齢患者は，厳格な血糖コントロールを発症時から指示されてきた経験をもつため，新しいガイドラインの血糖コントロール目標が高いと感じる患者もいる.

セルフケアに対する思い ....
<セルフケアの特徴>

● 患者の**生活のなかで毎日**行われる.
● 日常生活のさまざまな場面で常に選択を迫られ，患者自身が判断し行動しなければならない.
● セルフケアは食事を中心とし，**生活全般**に及ぶ.
● セルフケアが生活のなかで当たり前のこととなるまでには相当の時間と患者自身の工夫が必要となる.

<患者が抱くセルフケアに対する思いや感情>

● セルフケアに対しては必要性は理解していても生活全般に影響が及ぶことから，以下に示すような否定的な思いを抱きやすい.
①インスリン注射や薬を飲むたびに「自分は糖尿病なんだ」と思わされる.
②家族や友人と同じ食事を食べることができない自分が情けない.
③周囲の人が気を遣うし，自分も気疲れするので外食はしなくなった.
④定期的に通院することが時間的にも経済的にも負担だ.
● セルフケアを継続することの自分にとっての効果が実感できるようになると，以下に示すような肯定的な思いを抱けるようになる.

①食事や生活を整えたことで，体調が良くなって健康的になったと感じる．

②毎日，毎回大変だが，数値が良くなってきたり，家族や先生方からほめられると嬉しいし，続けていこうと思える．

③食事や運動することが当たり前になってきた自分が誇らしい．

④時々さぼりながら，でもさぼりつづけないことがこの病気と付き合うコツであることがわかった．

◆引用文献
1) 福西勇夫ほか：糖尿病患者への心理的アプローチ，p7，学習研究社，1999
2) 田中聡美：悲嘆の仕事．糖尿病看護ビジュアルナーシング（平野勉監，柏崎純子編），p280，学研メディカル秀潤社，2015

Memo

患者の情報収集：社会面

目的

* 成長発達段階や社会的役割がセルフケアに及ぼす影響を知る.
* 生活パターン, ライフイベントを把握し, 生活の中で取り組みやすいセルフケア支援に役立てる.
* 患者の経済状況を把握し, セルフケア中断を予防するための支援に役立てる.

おさえておきたいポイントと実際

発達段階と発達課題, 社会的役割 ‥‥‥‥‥
<発達段階と課題>（表1）

● 患者の発達段階と課題の特徴を把握し, 糖尿病をもちながら生きていくことへどのように影響を及ぼすのか理解することが必要である.

表1◆エリクソンの発達段階・課題とライフイベント

発達段階	発達課題	特徴的なライフイベント
乳児期（0〜1歳半）	基本的信頼感の形成	
幼児期前期（1歳半〜3歳）	自律性の形成	保育園, 幼稚園入園, 兄弟の誕生
幼児期後期（3〜6歳）	自発性の形成	
学童期（6〜12歳）	勤勉性の形成	小学校入学, 習い事や塾通いの開始など
青年期（13〜20歳）	アイデンティティの形成	中学校, 高校, 大学の入学, 卒業, 受験, 部活動, 異性との交際, アルバイトなど
初期成人期（20〜40歳頃）	緻密性の形成	就職, 結婚, 妊娠, 出産, 親からの独立など
成人期（40〜65歳頃）	生殖性の形成	結婚, 妊娠, 出産, 育児, 離婚, 転勤, 介護, 親との死別, 子の独立, 親役割の終了など
老年期（65歳〜）	統合性の形成	社会的役割からの引退（退職など）, 介護, 祖父母役割の開始, 配偶者・友人との死別など

文献1) p119より改変

27

<社会的役割>

● 医療者は患者役割を期待してしまう傾向にあるが，患者が担っている社会的役割をセルフケアに取り組みながら遂行できるよう支援する必要がある.

● 患者が担う社会的役割がセルフケアに及ぼす影響を理解し，必要に応じて調整できるよう支援する.

● 生活パターンが変化する社会的役割の変更は，セルフケアに影響を及ぼしやすいため，変化が予測される場合はどのようにセルフケアを調整させていくことが望ましいか，患者と話し合っておく.

<家族内で起きる影響や問題>（表2）

● 発達段階ごとに患者のセルフケアをともに行う家族内ではさまざまな影響や問題が生じやすい.

表2◆糖尿病をもつ人のライフサイクルと家族

発達段階	ライフサイクルの特徴	家族内で起きる影響・問題
乳幼児期	養育者への生活依存	疾患の全面管理・責任 ●家族の疾患の理解 ●家族による治療管理 ●家族による症状コントロール
学童期	学校，社会生活への参加・自立	自立教育への取り組み ●患者への病気教育・自己管理のための教育 ●家族による学校・社会との調整 ●親子分離
思春期	成長・第二次性徴に伴う心身の変化	病気受容 ●患者の生活制限に対する抵抗の受け止め ●反抗期と病気共存への影響 ●自己管理への引き継ぎ
青年期	就職・結婚・出産	遺伝的問題 ●社会的自立への支援 ●新たな家族形成への調整
成人期・壮年期	社会的立場・家族内の責任	協力・意識の乖離 ●患者自身の悪化防止・予防への再認識 ●家族間の協力体制の再構築
老年期	セルフケア能力の低下	疾病管理の再来 ●症状コントロール・治療管理の再依存 ●キーパーソンの不在

生活パターン，ライフイベント ……………

<生活パターンとは>

● ふだんの患者の過ごし方のことをいう．

● 生活パターンに含まれるおもな内容を以下に示す．

①起床，就寝時間

②食事時間，内容，場所

③通勤，通学時間

④おもな移動手段（徒歩，バス，電車，自転車，バイク，車など）

⑤仕事の内容と時間帯（家事，育児，介護などを含む）

⑥学校や塾の予定

⑦趣味や習い事

⑧平日と休日とのパターンの違い

● 生活パターンのなかにセルフケアを組み入れていく．

● 生活パターンを画一的なセルフケアに合わせると継続することが難しくなる．

<ライフイベントとは>

● ふだんの生活と異なるイベントが発生することをいう．

● 生活パターンが変化しやすいため，セルフケアも同様に変化しやすく，血糖コントロールに影響を及ぼすことが多い．

● ライフイベントには社会的役割の変更と季節性のイベントがある．

● 患者の生活からどのようなライフイベントが発生するのか予測したり，患者に確認することで対処が可能となる．

経済状況 ……………………………………

<セルフケアと経済状況>

● 糖尿病は治癒ではなく，コントロールしていく病気であり，医療機関に継続して受診することがセ

ルフケアの1つである.
● バランスのとれた食事は，炭水化物だけの食事よりも費用がかかる.
● 経済的な困窮により治療中断に至るケースは少なくない.
● 経済的に困窮していても医療者に相談する患者はまれである.
● 患者の健康保険の種類を把握し，医療費の定期的な負担額はどの程度となるかおおよそ把握しておく.
● 必要時は医療ソーシャルワーカーと連携できるよう準備をする

<糖尿病治療によりかかる経済的負担 (表3, 4)>

・診察代 (初診, 再診料)
・検査代 (血液・尿検査など)
・薬代 (調剤基本料, 調剤料, 薬剤料など)
・在宅自己注射指導管理料, 導入初期加算, 在宅妊娠糖尿病患者指導管理料などの指導管理料
・注入器加算, 注入器用注射針加算, 血糖自己測定器加算などの保険診療資材にかかわる加算

表3◆糖尿病治療にかかる費用①

診察	
再診料	730円
外来管理加算	520円
特定疾患療養管理料	2,250円
処方せん料	680円
特定疾患処方管理加算	660円
検査料など	4,470円
合計	9,310円

自己負担が3割の場合, 支払金額は2,790円

薬代	
基本調剤料	420円
調剤料 (2剤)	1,560円
薬歴管理料	530円
薬剤料 (ビグアナイド薬)	1,680円
(DPP-4阻害薬)	4,680円
合計	8,870円

自己負担が3割の場合, 支払金額は2,660円

表4◆糖尿病治療にかかる費用②

診察	
再診料	730円
外来管理加算	520円
在宅自己注射指導管理料	7,500円
血糖自己測定指導加算	8,300円
処方せん料	680円
特定疾患処方管理加算	660円
検査料など	4,470円
合計	22,860円

自己負担が3割の場合，支払金額は6,860円

薬代	
基本調剤料	420円
調剤料	780円
薬歴管理料	530円
薬剤料	
（ヒューマログ注ミリオペン2本）	2,850円
（トレシーバ1本）	2,460円
合計	7,040円

自己負担が3割の場合，支払金額は2,110円

◆**引用文献**
1) 田中聡美：患者の全体像のとらえ方と観察のポイント．
糖尿病看護ビジュアルナーシング（平野勉監，柏崎純子
編），p119，学研メディカル秀潤社，2015

Memo

検体の取り扱い

目的

* 基本的な検体の取り扱いの注意点を知る.
* 糖尿病・代謝領域における, 検体の取り扱いの注意点を知る.
* 各種培養検査の注意点を知る.

方法

● 検体には, 血液, 尿のほか, 喀痰などの分泌液, 糞便, 脳脊髄液, 腹水, 胸水, 胃液などがあるが, ここでは, おもな検体である血液と尿について解説する.

血液検体 ....

● 検体を取り扱う際は, 患者名, 性別, 年齢, 採取年月日, 採取時間の確認を必ず行う.
● 検査項目により採血管の種類が異なるため, 正しい採血管が用意されているか採取前に必ず確認する (**表1**).
● 採取時は手袋を装着し, 感染予防を徹底する.

表1◆採血管の種類

採血管	必要量	おもな検査項目	採血後の氷中保存
血清分離用 (トロンビン入り)	3～5mL	一般的な生化学, Cペプチド, 各種ホルモン, 各種自己抗体, アレルギー検査, 腫瘍マーカー	不要
EDTA-2Na	2mL	血算, intactPTH, HbA1c	不要
クエン酸Na	5mL	血液凝固, 赤沈 (血沈)	不要
フッ化Na	5mL	血糖	不要
ヘパリン (血ガス用注射器)	0.01mL	血液ガス分析 染色体検査	すみやかに撹拌, 測定が必要
EDTA-2Na＋ アプロチニン	3mL	グルカゴン, BNP, PTHrP	要
ヘパリンNa	3mL	アンモニア	要

- 採血管へ分注する際は，針刺しを防ぐために分注デバイスを用いる．
- 採血後は，採血管を軽く数回転倒混和し抗凝固薬と反応させる．
- ホルモンや負荷試験の採血は，日内変動を有するもの，食事，薬剤，体位（立位・臥位），睡眠などの影響を受けるものがあり，採取条件（空腹時，早朝，安静30分後，23時，負荷後○分後など）がきわめて重要なため，事前に確認する（**表2**）．
- 検体の種類により採取後の保存方法が異なる（室温，冷蔵など）ため，事前に確認する．
- **点滴投与中の場合**，補液成分が測定値に影響を与えるため，**必ず点滴と反対側から採取する**．
- ホルモンの採血や負荷試験の際は，穿刺時の疼痛ストレスや頻回穿刺を避けるため，事前に末梢ルートを確保しておく場合がある．
- 末梢ルートからの採血は，ライン内の生理食塩液が混入しないように注意し完全に抜き取ったうえで，採血用の新しいシリンジに付け替え採血をする．また，採取後は，ライン内で血液が凝固しな

表2◆検査値に影響を与える条件

条件差		おもな影響する項目
食事	上昇	血糖，インスリン，Cペプチド，中性脂肪，胆汁酸，白血球
	低下	遊離脂肪酸，無機リン
運動	上昇	クレアチニンキナーゼ（CK），LDH，AST，乳酸，白血球，成長ホルモン，カテコラミン
体位	立位>臥位	総蛋白，アルブミン，総コレステロール，血算，レニン活性，アルドステロン
採血時間	朝>夕	鉄，尿酸，尿素窒素，副腎皮質刺激ホルモン（ACTH），コルチゾール，甲状腺刺激ホルモン（TSH）など
	朝<夕	成長ホルモン（GH），プロラクチン（PRL）
喫煙		CEA，遊離脂肪酸など
ストレス		ACTH，コルチゾール，GH，PRL，カテコラミン

＊上記のほか，性別，年齢，性周期により変動し基準値が異なる検査値もある．

いようすみやかに生理食塩液を満たし，クランプする．

● 血液の逆血が悪かった場合，血管壁にルートの先端が当たっていることもあるが，無理に採取すれば溶血し正確な測定値が得られないため，末梢ルート自体を抜去し，再度，末梢ルートを取り直す．

〈注意点〉

● 採血の際，うっ血時間が長いと検査値に影響を及ぼす可能性があるため，**駆血した後は2〜3分以内に採血する**．

● **真空採血**では，容器の規定採血量より少ない場合，容器内部が陰圧状態のままとなり溶血を引き起こす原因となるため，**必ず採血管に記載のある指定容量を採取する**．

● **シリンジ採血**では，分注の際，溶血を避けるため，無理な圧力や泡立ちを避け採血管の側面に沿わせてゆっくりと注入する．

● そのほか，採取後から検査室へ届けるまで，物理的刺激（極度の高温や低温，振動など）を避けるよう注意する．

● 末梢ルートからの採血の際，ライン内で血液が凝固してしまった場合は，医原性の静脈血栓症の原因となりうるため無理にヘパリン生理食塩液で押さず，末梢ルート自体を抜去する．次回検査の際は，再度，末梢ルートを取り直す．

Memo

血液ガス検体 ·····················

- 血液ガスは，動脈血で採取する場合と静脈血で採取する場合がある.

- 血液の酸素化の状態，換気の状態，酸塩基平衡の状態を知ることができ，動脈血の場合は通常は医師が実施する.

- 集中治療室や手術室などで動脈カニューレが挿入されており，動脈圧がモニタリングされている場合は，三方活栓やコネクターから看護師によって採血されることもある.

- いずれの場合も，空気が混入しないように注意する.

- ガス分析装置内で血液が凝固しないように，ヘパリンコーティングされた血液ガス分析専用の採血キット，もしくはヘパリンで外筒内側を濡らした1〜5mLのシリンジを使用する.

- 採血後は，軽く撹拌し，ヘパリンが混ざるようにする.

- 検査値に影響が出ないよう，できる限り採血後15分以内に測定する.

- 15分以内に測定できない場合は，氷中内に検体を保存する.

Memo

....

....

....

....

....

....

尿検体

- 一般的な随時尿検査のほか，24時間蓄尿検査がある．
- 蓄尿では，尿沈渣は評価できない．

〈随時尿（部分尿）〉

- 50〜100mLを紙コップに入れ提出する．
- 随時尿は，最初と最後の尿は採取せず，中間尿を採取する．
- 早朝尿は，濃縮され沈渣成分が多く腎機能をよく反映する．

〈24時間蓄尿〉

- 24時間蓄尿検体は，電解質やタンパク，クレアチニンの1日排泄量のほか，糖尿病領域ではインスリン分泌能検査の1つである尿中Cペプチド排泄量，内分泌領域では尿中カテコラミン測定のために行う場合がある．
- 蓄尿開始時に完全に排尿し（廃棄する），それ以降，翌日同時刻までに排尿した尿のすべてを蓄尿容器に採取する．検査終了時には，尿意がなくても排尿し，その分まで尿を採取する．
- 測定値に影響を与えるため酸性蓄尿（尿中カテコラミン）や防腐剤（Cペプチド）が必要な場合があり，事前に確認する．
- 蓄尿中の検体は蓄尿容器に蓋をして冷暗所に保存する．終了後，24時間尿量を確認したうえでよく混和し，蓄尿の一部を提出する．

培養検査

- 感染症が疑われる場合，感染源の特定，起因菌の特定のため，抗菌薬投与前に適切な検体を採取する必要がある．検体としては，血液，喀痰，尿，糞便，分泌物，創部などがある．検査の種類には，

塗抹検査，培養検査，同定検査，薬剤感受性検査がある．

● 培養検査の際は，目的とする原因菌以外の細菌混入を防ぐため，無菌操作をし，各検体専用の滅菌スピッツ，滅菌容器を用いる．

〈血液培養検査〉

● 血液培養を行うことで，本来無菌である血液中に細菌の存在を証明し，薬剤感受性検査を行うことで正しい抗菌薬を選択する．

● 70％アルコール綿，10％ポビドンヨード液，滅菌手袋，ディスポーザブルシリンジ，注射針，分注管，培養用ボトル（好気ボトル，嫌気ボトルの2本1セット）を準備する．培養ボトルは使用期限を確認する．

● ヨード，アルコールに対するアレルギーがないか確認する．

● 皮膚常在菌混入のリスクが上がるため，血管内留置カテーテルからの採血は行わない．

● 血液培養は検出率向上のため2セット採取が推奨されており，それぞれ採取部位を替える．

● 培養ボトルには必ず患者名，採取日時，採取部位を記入する．

● 採血の手順は以下のとおりである．

①**採取部位の消毒：**穿刺部を70％アルコール綿で十分に消毒し，10％ポビドンヨード綿球で穿刺部を中心に同心円状に外側の周辺部位まで消毒し自然乾燥させる（2分以上放置する）．

②**採血器，培養ボトルの準備：**培養ボトルのキャップを外し，ゴム柱部分をアルコール綿で消毒する．20mL以上のディスポーザブルシリンジと注射針を用意する．

③**採血：**滅菌手袋をはめ清潔操作に注意し行う．乾燥した消毒部位から約20mL採血する（小児は1

37

～3mL），嫌気ボトル，好気ボトルに血液を等量（8～10mL）ずつ分注する．分注の際は嫌気ボトルにエアーを入れないよう，嫌気→好気ボトルの順で行い，静かに混和する．

・終了後，採血部位のヨードをアルコール綿で拭き取り，異常がないか確認する．

● 採取後は，すみやかに検査室に提出する．やむを得ず保管する場合は，35℃または室温で保存する．冷蔵庫での保存は厳禁である．

〈喀痰培養検査〉

● 下気道感染の起因菌を知るための検査であり，唾液ではなく気道からの喀痰を採取することが必要である．採取法を患者によく説明し協力を得ることが必要である．

● 朝起床直後に採取するのがもっともよいが，採取後ただちに検査を行うことが望ましいため，外来での検査の場合はできるだけ来院時に採取する．採取前に歯磨きを行い，口腔内常在菌の混入を最小限にする．

● 咽頭粘液は喀痰の代用とはならない．喀痰が出にくい場合は，3%高濃度食塩水の超音波ネブライザー吸入を行い，誘発させ採取する．

● 採取された喀痰の性状観察を行い，培養に検体が適しているか判断する．

● 採取後は，ただちに細菌検査室に提出する．やむを得ず保管・保存する場合は冷蔵庫（4℃，24時間以内）で保存し，室温で長時間放置しない．

● 喀痰の喀出時は，病原体が飛散する可能性があるため，隔離された部屋で採取する．立ち会う場合は，個人防護具（PPE）を着用し感染予防をする．

● 結核が疑われる場合は，患者を陰圧室へ隔離し，入室者はN95マスクを着用する．

喀痰が出にくい場合の対応

. . . .

. . . .

. . . .

. . . .

. . . .

〈尿培養検査〉

- 尿路感染症の診断のために尿を採取する場合，男性は中間尿，女性はカテーテル尿採取が望ましい．ただし，適切な手順で採取可能であれば，女性も中間尿で構わない．
- 採取前に手を洗い，採取コップの内側に手指，衣類が触れないように十分注意する．
- 外尿道口を消毒綿でよく消毒し，滅菌水をガーゼに染み込ませ2〜3回よく拭き消毒液が混入しないようにする．最初と最後の尿は採取せず，中間尿を採取する．
- 採取後は，1〜2時間以内に検査することが望ましい．やむを得ず保管する場合は，冷蔵庫（4℃）で保存する．ただし，淋菌の検出を目的とする場合は，低温で死滅するためただちに検査室へ提出する．

〈便培養検査〉

- 便培養検査は，腸管感染症の起因菌を同定するための検査である．起因菌としては，細菌のほか，ウイルス，寄生虫などがある．
- 自然排便が望ましく，滅菌容器を直接肛門にあて便を採取する．採取した便をよく観察し，血液，膿，粘液部分があればその部分を提出する．水様便は滅菌スポイトで採取する．

- 排便が困難な場合は，滅菌綿棒を肛門から約2.5cm挿入し直腸採取する．
- 検体はできるだけ多量に採取し乾燥を防ぐ．
- 採取後は，ただちに検査室へ提出することが望ましい．やむを得ず保管する場合は，保存用培地を用いて室温保存（24時間以内）する．24時間を超える場合は，常在菌の増殖防止を優先し冷蔵保存（4℃）する．ただし，カンピロバクターやビブリオは低温に弱い．寄生虫は低温で運動性を失うため，ただちに提出する．ウイルス検査は，外部に委託することが多いため一般的には冷蔵保存する．
- 病原微生物の感染には十分注意が必要であり，検体採取，汚染物処理にはPPEを着用する．

◆参考文献
1) SRL総合検査案内
   http://test-guide.srl.info/hachioji/ より2019年12月26日検索
2) 高木康：新訂版 看護に生かす検査マニュアル，第2版（中村雅彦編），p10-88，サイオ出版，2016
3) 成瀬光秀ほか編：〈内分泌シリーズ〉内分泌機能検査実施マニュアル，改訂第2版，p4-9，診断と治療社，2011

Memo

....

....

....

....

....

....

家族とのコミュニケーション

目的

* 家族の患者への療養支援体制を整え，強化する．
* 患者と家族がともに生活を再構築し，安定した生活を送ることができるようにする．

実際

療養支援体制の整備・強化 ....

- 家族とは，社会を構成する最小単位であり，社会と相互に作用している．
- 患者自身も家族の構成員の1人として存在しており，衣食住を共にし，互いに影響を受けながら生活している．
- 糖尿病は長期間にわたる治療が必要であり，生活そのものが治療となるため，病型や年齢を問わず，生活を共にする家族を巻き込んだ療養環境の整備が必要となる．
- 患者のみならず家族も，「糖尿病」という疾患や患者の身体状態とそれに見合った療養法を理解し，支援できるような体制を整え，強化する．

生活の再構築，安定した生活への支援 ....

- 糖尿病患者の家族は，介護者としての役割や義務，責任を果たすことを期待され，家族もそのような期待や患者への愛情から，何らかの形で患者の療養を支えようとする．
- 一方で，家族自身も家族員の糖尿病発症や進展による心理的な動揺，療養生活の長期化による疲弊，家族全体の役割や関係性の変化など，さまざまな体験をし，時に問題を抱える．
- このような問題を乗り越えるには，多くの困難があり，**家族もケアの対象となる**．

41

- さまざまな変化のなかで，患者と家族が生活を再構築し，糖尿病による影響を最小とし，安定した生活を送ることができるよう支援する．

> 家族は患者に関する情報源や支援の資源ではなく，家族も患者と同様にケアの対象であることを理解し，かかわることが大切

観察のポイント

- 上述の目的を果たせるよう支援するためには，家族の全体像を描き理解することが重要となる．
- 家族の全体像を描くためには，患者や家族からだけではなく，かかわるさまざまな職種からも情報を得て，共有することも重要となる．
- 以下に，糖尿病患者の家族を知る視点を挙げる（**表1**）．

<患者が糖尿病になったことで生じる問題とそれが家族にどのような影響を与えているか>

- 家族の1人が糖尿病になったことで，家族内で役割を変更せざるを得なくなり，家族員全体の将来の見通しに影響を与えていることがある．
- 患者の糖尿病による健康問題がどのようなものなのか，その問題によって家族にどのような出来事が起こり，影響を受けているかについて情報を得る．

<家族の身に起こった出来事への対応能力がどれほどあるか>

- 家族に起こった出来事や影響に対して，家族にどの程度の対応能力があるかを把握する．
- 家族の対応能力について情報を得てアセスメントする際は，「弱み」ではなく「強み」に着目することが，後に患者・家族をエンパワーメントするこ

とにつながる.

<家族の発達段階と発達課題は何か>

● 個人に発達段階・課題があるように，家族にも発達段階・課題がある（**表2**）.

● 人々の価値観やライフスタイルが多様化している現代には**表2**にあるような発達課題は当てはまらない点もある. しかし，養育や老化・介護などの問題は今日でも共通した課題であり，これらを念頭に置いて家族をみること，患者を含めた家族全体が課題を達成しながら発達し続けられるよう支援することが重要となる.

<過去の危機や問題にどのように対処してきたか>

● 家族が過去にどのような危機や問題に直面し，どのように乗り越えてきたのか，その経験をどのようにとらえているのかを知ることが，現在の問題に対する家族の考えや行動を理解することにつながる.

<現在の危機や問題にどのように対応しているか>

● 患者のセルフケアに対する意欲や態度によって，家族の支援意欲，負担感も変化する.

● そのため，患者自身のセルフケア状況と家族の反応を理解する.

● また，家族が患者の健康問題をどのようにとらえているか，医師からの説明の理解，それに対する情緒的な反応（食事療法が必要なのは理解しているが，食事制限をするのは可哀想など）を把握する.

● その他，健康問題への対処意欲や，解決することが難しい問題や事態に対し，とらえ方や見方を変えてみるという認知的努力，家族間の意見調整（家族間で病気や治療法について互いの意見を伝

表1 ◆家族像を形成するための情報収集の内容

[1] 健康問題の全体像

①健康障害の種類（診断名など）
②現在の患者の日常生活力（生命維持力，ADL，セルフケア能力，社会生活能力）
③医師の治療方針
④予後・将来の予測
⑤家族内の役割を今後も遂行できる可能性
⑥経済的負担

[2] 家族の対応能力

A. 構造的側面
①家族構成（家族成員の性，年齢，同居・別居の別，居住地）
②家族成員の年齢
③職業
④家族成員の健康状態（体力，治療中の疾患）
⑤経済的状態
⑥生活習慣（生活リズム，食生活，余暇や趣味，飲酒，喫煙）
⑦ケア技術を習得する力
⑧住宅環境（間取り，広さ，設備）
⑨地域環境（交通の便，保健福祉サービスの発達状況，地域の価値観）

B. 機能的側面
①家族内の情緒的関係（愛着・反発，関心・無関心）
②コミュニケーション（会話の量，明瞭性，共感性，スキンシップ，ユーモア）
③役割構造（役割分担の現状，家族内の協力や柔軟性）
④意思決定能力とスタイル（家族内のルールの存在・柔軟性，キーパーソン）
⑤家族の価値観（生活信条，信仰）
⑥社会性（社会的関心度，情報収集能力，外部社会との対話能力）

[3] 家族の発達課題（育児，子どもの自立，老後の生活設計等）

[4] 過去の対処経験（育児，家族成員の罹患，介護経験，家族成員の死等）

[5] 家族の対応状況

①患者・家族成員のセルフケア状況
②健康問題に対する認識
③対処意欲
④情緒反応（不安，動揺，ストレス反応）
⑤認知的努力
⑥意見調整
⑦役割の獲得や役割分担の調整
⑧生活上の調整
⑨情報の収集
⑩社会資源の活用

> 観察ポイントがたくさんあるように感じるが，普段の患者とのコミュニケーションから得られる情報もある

[6] 家族の適応状況

①家族成員の心身の健康状態の変化
②家族の日常生活上の変化
③家族内の関係性の変化

> すべての情報がなければ，アセスメントやケアができないわけではない．患者・家族との関係性を築きながら少しずつ理解し，情報収集が目的にならないように注意する

文献1）p64 より引用，一部改変

え，話し合えているか），役割変化をどのように
調整しているかを把握する．

<家族の取り組みの結果，家族全体が新たな状態に適応できているか>

● 家族の1人が糖尿病となったことで生じた問題に
家族が取り組んだ結果，家族1人ひとりが心身の
健康や家族間の関係性を維持できているか，生活
への影響が最小にとどめられているか，そして，
取り組み後の新たな状態に適応しているか否かを
把握する．

ケアのポイント

<家族とコミュニケーションを図る機会をつくる>

● 患者が小児であれば，家族とコミュニケーション
を図る機会は比較的得られやすい．

● 一方，成人や高齢患者の場合，療養行動全般にお
いて患者自身に委ねられていたり，家族も高齢で
あることが多く，家族の頻繁な面会や外来通院時
の同行などは少ない．

● そのため，医療者が家族とコミュニケーションを
図る機会も少なくなる傾向にある．

● 糖尿病と診断された時，治療法が変更となった時
など，さまざまな場面をとらえて家族の来院を求
め，積極的に家族とコミュニケーションを図る機
会をつくる．

● また，普段外来受診に同行することのない家族が
一緒に外来に来た時は，家族が何らかの支援を必
要としている可能性がある．その機会をとらえ，
積極的にコミュニケーションを図る．

<糖尿病や治療法を理解できるよう，教育的支援・情報提供を行う>

● 糖尿病の病態生理や食事・運動・薬物療法に対す

表2◆家族の発達課題

家族の発達段階	発達課題
第1段階 **家族の誕生**	・お互いに満足できる結婚生活を築く ・調和のとれた親族ネットワークを築く ・家族計画を立てる
第2段階 **出産家族** (年長児が2歳6か月になるまで)	・子ども，母親，父親それぞれの発達ニーズを満たす ・家族メンバーが新しい役割（例えば，父親・母親）を学習する ・家族で役割の調整を行い，家族機能や家族関係を拡大する ・家族計画を立てる
第3段階 **学齢前期の子どもを持つ家族** (年長児が2歳6か月から5歳になるまで)	・子どもが役割を取得できるように育てる ・子どもの事故や健康障害を予防する ・第1子のニーズを満たしながら，第2子のニーズを満たす ・親役割と夫婦役割を調整する ・親子関係を調整する（親の子離れ，子の親離れ）
第4段階 **学童期の子どもを持つ家族** (年長児が6歳から13歳になるまで)	・子どもの社会化 ・子どもが学業に励むように配慮する ・円満な夫婦関係の維持 ・子どもが親から分離できるように促す
第5段階 **10代の子どものいる家族**	・子どもの自由や責任を認める ・子どもを巣立たせる準備をする ・家族の統合を徐々に緩め，子どもを解き放していく ・両親と子どもとの間に開放的なコミュニケーションを確立する
第6段階 **新たな出発の時期にある家族** (第1子が家庭を巣立ってから末子が巣立つまで)	・第1子の巣立ちを援助する ・その他の子どもが巣立つ準備をする ・子どもの結婚により新しい家族員を迎え，家族を拡張する ・子ども夫婦のライフスタイルや価値観を認める ・夫婦の役割を調整し再確立する
第7段階 **壮年期の家族** (空の巣から退職まで)	・成長した子どもとの関係を再定義しながら子どもから独立することに取り組む ・健康的な環境を整える ・年老いた両親や孫との有意義な関係を維持する ・夫婦関係を強固なものにする
第8段階 **退職後の高齢者家族** (配偶者の退職から死まで)	・満足できる生活状態を維持する ・減少した収入での生活に適応していく ・夫婦関係を維持する ・配偶者の喪失に適応する ・家族の絆を統合させたものとして維持する ・人生を振り返り自分の存在の意味を見出す

文献2）より引用

る理解が得られるよう，糖尿病教室や栄養指導などへの参加を促し，患者への教育支援と同様の内容を家族にも行う．

● 家庭のなかで患者自身が食事などの家事役割を担っている場合，治療のほとんどが本人に任され，患者以外の家族が糖尿病について十分に理解していないことがある．

● そのため，家族に対しても「患者と家族が長期にわたり付き合っていく病気」であることを教育することが重要となる．

＜家族の思いを傾聴し受け止め，労う＞

● 家族は患者と時間を共にするなかで，さまざまな体験をしている（**表3**）．

表3◆糖尿病患者と家族の体験

発症初期の段階	・不安，不確かさ ・コントロール感の脅かし ・スティグマの存在
治療継続の段階	・家族内の隔たりの形成 ・互いへの気遣い
合併症発症時の段階	・衝撃，罪悪感，怒り ・コントロール感の脅かし ・コントロール感の再獲得

文献3）p34 より引用

「将来どうなっていくのだろう」
「家族に迷惑はかけたくない，自分でがんばるしかない」
「心配だけど，自分でちゃんと管理してほしい」
「がんばってきたのに，なぜ合併症が起こってしまったのか」
患者と家族は療養生活のなかで，さまざまな感情を抱き，さまざまな体験をしている！

● このような体験の過程で，家族は患者の療養を支援するエネルギーを失っていることもある．
● 家族の機能を維持していくためには，その時々の家族の思いを傾聴し受け止め，労う必要がある．

- また，看護師は，家族に対して患者の支援者としての役割を遂行することを求めてしまうことが多い．
- 家族が看護師から責められず，「わかってもらえている」と安心感を得られるよう，家族の気持ちに寄り添う対応が重要となる．

＜患者と家族の体験と思いの共有を図り，エンパワーメントする＞

- 患者と家族は互いに気遣いながらも，その思いが伝わらず，気持ちに隔たりやズレが生じ，それが家族の力を低下させてしまうことがある．
- 患者が家族から支援を受けていると感じられること，また，家族が患者の力を信じていること，そしてそれらを互いに伝え合うことが重要である．
- さらに，互いの気遣いやすれ違っている思いに気づくことが，患者として家族としての役割を再認識し，効果的な療養行動の選択につながる．
- 患者と家族の思いを共有し，調整する場をつくるとともに，家族の機能を維持していくために，家族の患者への療養支援を支持し，患者の変化も伝え，患者や家族の療養への意欲を高めていく．

> 看護師は家族が患者を支援するのは当たり前と，ついつい多くのことを求めてしまい，それに応えられない家族に批判的になってしまうことがある．
> しかし，家族にはそれぞれの事情や，培ってきた関係性や価値観，文化がある．
> それらを知り，看護師の価値観で家族を判断せず，患者と家族の力を発揮できるようなケアを目指そう！

◆引用文献

1) 鈴木和子, 渡辺裕子：家族看護アセスメント. 家族看護学 理論と実践, 第5版. p62-81, 日本看護協会出版会, 2019

2) 中野綾美：家族発達に関する考え方. 家族エンパワーメントをもたらす看護実践（野嶋佐由美監, 中野綾美編）. p105, へるす出版, 2005

3) 長戸和子：糖尿病患者と家族のエンパワーメント. 家族看護 11 (2)：32-38, 2013

◆参考文献

1) 井上玲子：ライフコースからみた糖尿病とともにある家族の体験. 家族看護 11 (2)：16-22, 2013

2) 野嶋佐由美：家族看護学と家族看護エンパワーメントモデル. 家族エンパワーメントともたらす看護実践（野嶋佐由美監, 中野綾美編）. p1-15, へるす出版, 2005

3) 渡辺裕子ほか：家族成員に対する援助. 家族看護学 理論と実際, 第4版. p138-142, 日本看護協会出版会, 2012

4) 黒江ゆり子：家族とのかかわりと人間関係. 糖尿病患者のQOLと看護（河口てる子編）. p49-58, 医学書院, 2001

Memo

報告の仕方

* 病院では病棟や外来を問わず，高血糖や低血糖を呈した患者に対応することが多い．血糖値はさまざまなことから影響を受け，変動するものである．
* 血糖の異常値を認めた時は，その理由をアセスメントし，患者の身体や生活にどのように影響しているかを把握する．
* そのうえで，医師に簡潔・明瞭に報告し，医師から指示を受け，より適切な対処を行う必要がある．

血糖値に影響を与える要因を理解する

● 血糖値は食事や身体活動，糖尿病治療薬など糖尿病の治療に直接的に関連することのみならず，糖尿病治療薬以外の薬剤や身体疾患，ホルモンなど多くの要因の影響を受け，変動する（**表1**）．

表1 ◆ 血糖値に影響を及ぼす要因

食事	内容（糖質，炭水化物の摂取の有無，バランス），摂取量，摂取時間
身体活動	内容，強度，実施時間
薬物	・糖尿病治療薬 ・糖尿病治療薬以外で血糖値に影響する薬剤
シックデイ	感染症による発熱・下痢・嘔吐，外傷，手術，歯科治療などの身体的ストレス
消化吸収機能	胃切除後のダンピング現象，経管栄養や高カロリー輸液の注入速度など
血糖測定時間	食事摂取後や糖尿病治療薬投与後どのくらいで測定したか
その他	精神的ストレス，月経・妊娠などのホルモン分泌の変化（ソモジー効果，暁現象など）

食事

● 三大栄養素別の食後高血糖への影響は，糖質が最も強く，次いでタンパク質，脂質の順となる．
● 炭水化物はそのほとんどがブドウ糖に変換され，

食後の血糖値上昇に大きく影響する.
●一方, タンパク質は約50%, 脂質は約10%程度
であるが, 脂質は胃からの排泄が遅いため, 食後
かなり時間が経過した後の血糖値に影響を与え
る.

身体活動

●身体活動は, さまざまな機序で血糖降下作用を示
し, 血糖値に影響を及ぼす (**表2**).

表2◆身体活動が血糖値に及ぼす影響

血糖値への影響	理由
急性血糖降下作用	食後の運動により筋肉や脂肪での糖の取り込みが促進
運動の持続効果による血糖降下作用	インスリン感受性が亢進し, インスリンによる糖の取り込み促進効果が持続
トレーニング効果による血糖降下作用	GLUT4の増加によるインスリン感受性の高まり
運動後遅発低血糖	長時間の運動により, 筋肉や脂肪での糖の取り込みが促進された状態が長時間に及び血糖値が下がる

文献 1) より引用

薬物療法

●糖尿病治療薬は, すべて血糖値に影響を及ぼす.
●とくにスルホニル尿素 (SU) 薬や速効型インスリ
ン分泌促進薬, インスリン製剤は投与のタイミン
グ, 作用時間 (発現時間, 最大作用時間, 持続時
間) が食事と身体活動と関連し, 血糖値に大きな
影響を与える (p.175, 188参照).
●糖尿病治療薬以外にも, 多くの薬剤が血糖値に影
響を及ぼす (p.14**表1**参照). とくに経口血糖降
下薬やインスリン製剤を使用している場合, 薬剤
の相互作用により血糖値の上昇や低下をまねく.
●高齢患者では, 複数疾患を同時に抱え, 多剤併用
をしている場合も多い. 患者の既往歴と糖尿病治
療薬以外の薬剤使用も把握しておく必要がある.

シックデイ

- シックデイ時は，インスリン拮抗ホルモンや炎症性サイトカインの分泌増加によって，インスリン抵抗性が増大し，血糖値は上昇傾向となる．
- 一方で，薬物療法中の患者の場合，食欲不振，嘔吐・下痢などにより摂取カロリーが不足するため，低血糖を起こすなど，非日常的に高血糖や低血糖を起こしやすい状態となる．

その他

- 高カロリー輸液や経管栄養の投与量や注入速度が血糖値に影響を及ぼす．
- 通常，糖尿病患者の血糖値は食後1〜2時間がもっとも高値となり，その後は時間経過とともに低下する．そのため，血糖測定の時間も測定結果を判断するのに重要な情報となる．

高血糖や低血糖を起こしている患者の状態を把握する

- 高血糖や低血糖を認めた場合は，患者の血糖コントロール状態や糖尿病の治療内容，既往歴などを確認し，それらに照らし合わせながら，血糖値に影響を及ぼす要因（**表1**）について情報収集を行う．
- 高血糖や低血糖がいつから出現し，どの程度の頻度で起こっているのか，高血糖が続いている場合は高血糖症状が出現していないか，高血糖・低血糖にどのように対処しているかなどについて確認する．
- 高血糖や低血糖を起こしていることで患者が不安を抱いていないか，日常生活に支障が生じていないかを確認する．
- これらの情報から患者の状態を把握し，緊急度を判断することが重要となる．

実際

● 医師への報告は，内線電話や院内PHSなど非対面の状態で行うことが多い．互いに相手がどのような状況で報告し，報告を受けているかわからない状態である．

● 報告では，**簡潔かつ明瞭に，自分がなぜ報告しているのか，どうしてほしいと思っているのかを伝える必要がある．**

● わかりやすく相手に伝えることに加え，コミュニケーションエラーによるインシデントを防止するため，報告する際には**「I-SBAR-C」の考え方を利用して報告する（表3, 4）．**

表3 ◆ 患者の状態を把握するための情報

- 血糖コントロール状態
- 高血糖や低血糖が起こっている頻度・期間
- 血糖値に影響を及ぼす要因（**表1**）の有無や状況
- 高血糖症状の有無
- バイタルサインやその他の身体状態
- 高血糖・低血糖への患者の対処方法
- 高血糖や低血糖を起こすことによる，患者の生活への支障，不安の有無・程度

◆ 引用文献

1) 竹山聡美：血糖パターンマネジメント（血糖値の見方）．糖尿病看護ビジュアルナーシング（平野勉監，柏崎純子編），p234，学研メディカル秀潤社，2015
2) 日本糖尿病学会 編・著：糖尿病治療ガイド2018-2019，p52-58，p68，p69，文光堂，2018
3) 竹山聡美：病気と治療に影響する血糖値の読み方．糖尿病まるわかりガイド（林道夫監），p27，p66-73，学研メディカル秀潤社，2014

◆ 参考文献

1) 竹山聡美：血糖パターンマネジメント（血糖値の見方）．糖尿病看護ビジュアルナーシング（平野勉監，柏崎純子編），p234-239，学研メディカル秀潤社，2015
2) 菊原伸子：シックデイの対応．糖尿病看護ビジュアル

表4 ◆ I-SBAR-Cによる報告内容

I (Identify)	報告している自分の所属・氏名 報告の対象者と患者の同定	・報告している自分の所属・氏名 ・報告の対象である患者の氏名・性別・年齢など	A病棟の看護師Bですが、外来通院中のDさんについてご相談があります。 先生の外来通院中のEさんについてご相談があります。
S (Situation)	患者状態	・(とりあえずの)状況の結論/自分が問題としている事柄 (状態の急激な変化や新たな症状の出現) ・血糖値/バイタルサイン(異常所見を中心に)	2日前から起床時の血糖値が200台、食後の血糖値も300~400台と上昇しているそうで、診察を希望して外来に来ています。 (現在の血糖値 バイタルサインを伝える)
B (Background)	患者背景・臨床経過	・現病歴・既往歴 それぞれの治療内容 ・最近のイベント〈血糖値に影響を及ぼす要因(表1)に関連する事柄の有無や程度〉 ・直近の経過	2年前に1型糖尿病を発症していて、現在、超速効型を各6単位、持効型を10単位投与しています。3日前から発熱と咳嗽が続いていて、口渇・多飲の高血糖症状が出ています。昨日からは食事・水分も摂取できていないようです。
A (Assessment)	アセスメント	・報告者の考え/患者の状態・状況に関する報告者の評価 (何が起こっているか明確にはわからないが、患者の状態が悪化している、何らかの処置が必要)	シックデイによる高血糖で、インスリン投与量の調整が必要だと思います。
R (Request)	依頼・要請 提言	・報告者の希望(「~をお願いします」「~が必要ですか」など) ・対処についての提言(「~しますか」「~を準備しておきますか」など)	診察をお願いします。 診察までに、何か準備をしておきますか。
C (Confirm)	口頭指示の復唱確認	・医師から口頭指示を復唱して確認する(メモを取り復唱する)	採血、点滴の準備ですね。

ナーシング（平野勉監，柏崎純子編），p218，学研メディカル秀潤社，2105

3) 小池伸享：ドクターコールのタイミングと報告の仕方．緊急度判定に活かすアセスメント"力"超入門（木澤晃代編），p38-43，メディカ出版，2014
4) 阿部弥生：報告をする―I-SBAR-Cを用いたコミュニケーションの取り方．Nursing Today 28（2）：24-25，2013

報告の仕方

Memo

....

....

....

....

....

....

....

....

....

....

....

....

....

....

···Column···

チーム医療 ―チーム医療とは―

チーム医療とは，「医療に従事する多種多様な医療スタッフが，おのおのの高い専門性を前提に，目的と情報を共有し，業務を分担しつつも互いに連携・補完し合い，患者の状況に的確に対応した医療を提供すること」[1] である．

糖尿病治療は，食事療法や運動療法，薬物療法など患者指導の項目が多岐にわたるうえ，長期間の治療継続が必要であり，患者自身が治療法を十分に理解し，日常生活のなかで実践していく必要があるため，医療専門職によるチーム医療が有効である．チーム医療により，糖尿病患者の生涯にわたる身体的，社会的，そして精神的にも健やかで豊かな人生を送るための，きめ細かなサポートが可能となる[2]．

糖尿病治療におけるチーム医療実践のためには，チームメンバー間の緊密な連携が重要であり，定期的なチームカンファレンスを開催し，患者に関する情報や治療内容，療養指導に対する意思や目標を検討し，共有する必要がある．

医療チームには，医師，看護師，保健師，管理栄養士，薬剤師，臨床検査技師，理学療法士，健康運動指導士，臨床心理士などが加わる．看護師は他職種よりも長い時間患者のそばにいる専門家として，患者の情報をチームメンバーへ提供するほか，チームメンバーのコーディネートや協働を促す役割が求められる．

◆引用文献
1) 厚生労働省：チーム医療の推進について（平成22年3月19日）
   https://www.mhlw.go.jp/shingi/2010/03/dl/s0319-9a.pdf より2019年6月21日検索
2) 日本糖尿病学会 編・著：糖尿病治療ガイド2018-2019, p39, 文光堂, 2018

第1章

糖尿病・代謝内科領域の看護ケア

糖尿病の診断のための検査
75g 経口ブドウ糖負荷試験
(75g OGTT)

目的

* 糖尿病や糖尿病予備群であるかを調べる.

準備物品

● 自施設で使用される物品を記載

おさえておきたいポイント

● 75g経口ブドウ糖負荷試験 (OGTT) の一番の目的は, 治療介入が必要となる初期の2型糖尿病の患者と糖尿病予備群の患者を見つけることである.

● これらの患者は, 食事の後にだけ血糖値が高くなることが特徴で, 健康診断で行われる空腹時の血液検査では発見されにくいという問題がある.

● この検査では, 決められた量のブドウ糖を飲んで血糖値が上がりやすい状況をつくる.

● 糖尿病が疑われる患者を調べるためにもっとも有効な検査である.

対象
①空腹時の血糖値が正常よりも高い, もしくは尿糖陽性などから糖尿病が疑われる患者.
②糖尿病の家族歴, 高度肥満などから糖尿病になる危険性が高い患者.

検査の流れ

検査前日 ……………………………………
● 検査開始の10時間以上前から絶食してもらう（飲水は可能）.

検査当日 ……………………………………
1. ブドウ糖試験薬（トレーランＧ液75ｇ）とスピッツが用意できているかを確認する.
2. ブドウ糖試験薬を摂取する前（負荷前）の採血・採尿を行う.
3. 採血・採尿後5分以内にブドウ糖試験薬を飲み切ってもらう.
・検査終了まで水以外の飲み物・食べ物を摂取しないこと, できるだけ安静にして過ごすこと, 禁煙することを確認する.
4. 内服開始から30分後, 60分後, 90分後, 120分後に採血・採尿を行う.
5. 採血・採尿がすべて終了したら, 患者に検査が終了したことを伝える.

〈ポイント〉
● 採血の回数が多いので, 検査を開始する前にすべての物品が揃っているかを必ず確認する.
● 血糖値（グルコース値）の測定にはフッ化ナトリウム（NaF）の入ったスピッツを使用する. フッ

化ナトリウムの入ったスピッツを使用しないと，赤血球がグルコースを消費してしまうため，測定値が本当の値よりも低めに出てしまう．

- 採血の時間は患者によって異なる．糖尿病の診断には，負荷前と負荷後120分後の血糖値を用いるため，この2点の採血はどの患者でも必要となる．しかし，ほかの時間の採血が必要かどうかは患者によって異なるため，必ず検査開始前に確認する．

- 負荷前と負荷後30分の採血はインスリン値を測定することがある．その際には生化学検査用のスピッツを使用する．

- 採尿の時間は患者によって異なる．採尿は糖尿病の診断には必要ではないが，血糖値が正常でも尿糖が陽性となる腎性糖尿などの鑑別に役立つことがある．尿検査が必要であるか，必要な場合にはどの時間に行うかを必ず確認する．

- **表1**に検査項目のまとめを示す．

表1◆検査項目のまとめ

	負荷前	30分	60分	90分	120分	180分	それ以降
血糖	◎	○	○	△	◎	△	△
インスリン	○	○	△	△	△	△	△
尿糖	△	△	△	△	△	△	△

◎：診断に必要，○：インスリン抵抗性やインスリン分泌能の計算に必要，
△：患者によっては行う

Memo

_____

_____

_____

_____

_____

評価方法

負荷前と負荷後120分の血糖値 ……………

● 負荷前と負荷後120分の血糖値は糖尿病の診断に使用する（**表2**）.

表2◆負荷前と負荷後120分の血糖値による糖尿病の判定区分

		負荷後120分の血糖値 (mg/dL)		
		< 140	140〜199	≦200
負荷前の血糖値 (mg/dL)	< 100	正常	境界型	糖尿病型
	100〜109	正常高値	境界型	糖尿病型
	110〜125	境界型	境界型	糖尿病型
	≦126	糖尿病型	糖尿病型	糖尿病型

〈ポイント〉

● ここでは境界型や糖尿病型のように「型」がつく.

● 糖尿病は「慢性の高血糖」という定義なので, 一度だけ糖尿病型であっても糖尿病とは診断できない.

● 負荷前と負荷後120分の血糖値がともに糖尿病型である場合には, 糖尿病と診断できる.

● 負荷前もしくは負荷後120分のどちらか一方だけが糖尿病型の場合には, 糖尿病とは診断できず, 「糖尿病疑い」となる.

● ただし, 別の日の血糖値が糖尿病型を示している場合, 1〜2か月の血糖値の平均値を示すHbA1c ≧6.5%の場合, 糖尿病の典型的な症状（口渇, 多飲, 多尿, 体重減少）や糖尿病の合併症（糖尿病網膜症）が確認できた場合は, 糖尿病と診断される.

● いずれにも該当しない「糖尿病疑い」では, 3〜6か月以内に血糖値とHbA1cを再検査する.

負荷後30分の血糖値 ………………………

● インスリンの分泌能の評価に使用する.

負荷後60分の血糖値 ……………………………

● 将来の糖尿病のリスクと心血管疾患のリスクの推定に使用する.

● 負荷後60分の血糖値が180mg/dL以上の場合には，将来に糖尿病を発症するリスクが高いため，糖尿病の診断基準には含まれていないが，境界型として対応する.

負荷後90分の血糖値 ……………………………

● 負荷後90分の血糖値が糖尿病の診断に有効であるかどうかについては，まだ明らかになっていない.

負荷後180分／それ以降の血糖値 …………

● 初期の2型糖尿病では，インスリンが効きにくいためにインスリンが過剰に分泌されてしまい，食後に血糖値が低下することがあり，反応性低血糖症とよばれる.

● 低血糖症の原因には見逃してはいけない重篤な疾患が隠れていることが多いため，反応性低血糖症とその他の疾患の鑑別が重要である.

● 反応性低血糖症を調べるために，負荷後180分の血糖値，それ以降の血糖値を測定することがある.

ケアのポイント

● 検査の目的，方法，検査前から検査終了までの注意事項について，患者にわかりやすく説明する.

検査3日前から検査終了までの注意事項 ……

● 絶食や激しい運動など普段と異なる生活をすると検査結果に影響が出るため，検査3日前からは食事や運動など普段どおりの生活をする.

● 検査前3日間は，糖質を150g/日以上含む食事を摂取する.

- 検査の10時間以上前から検査終了までは絶食とし，飲水は可とする．
- 検査当日の服薬は，医師の指示に従う．
- 検査開始から検査終了までは，安静を保ち，禁煙とする．
- 座ったまま時間を潰せる本や雑誌などの読み物などを持参するとよい．
- 乳幼児を連れての検査は安静が保てない可能性があるため控える．
- 検査前，検査中の授乳は血糖値へ影響を与えるため可能なかぎり控える．

◆**参考文献**

1) 日本糖尿病学会 編・著：糖尿病専門医研修ガイドブック，改訂第7版，p55-58，135-136，診断と治療社，2017

Memo

糖尿病の病型を評価するための検査
インスリン分泌能の評価

目的

* 患者のインスリンを分泌する能力を評価し，治療法の選択に役立てる.

※インスリン分泌には，空腹時の「基礎分泌」と食後の「追加分泌」がある. 初期の糖尿病では追加分泌が低下して食後に血糖値が上昇する. その後に基礎分泌も低下して空腹時にも血糖値が上昇する.

おさえておきたいポイント

● 糖尿病の原因には，インスリンが出にくい「インスリン分泌不全」とインスリンが効きにくい「インスリン抵抗性 (p.71参照)」の2つがある.

● インスリン分泌不全とインスリン抵抗性のどちらが主体であるかを調べることは，適切な治療法を選択するうえで重要になる.

● とくにインスリン分泌が高度に低下している場合には，インスリン療法が必要になる.

方法・評価

● インスリン分泌能の評価にはさまざまな方法がある. 代表的なものに，基礎分泌と追加分泌の総和を評価する「24時間蓄尿中Cペプチド値」がある.

● 追加分泌を評価するためには負荷試験が必要であり，75g経口ブドウ糖負荷試験 (OGTT) を用いる「インスリン分泌指数」と，グルカゴン負荷試験を用いる「グルカゴン負荷後Cペプチド値，ΔCペプチド」がある.

● また，基礎分泌を評価する「HOMA-β」と「Cペプチド指数」がある.

基礎分泌を評価する方法 ·······················

● 空腹時の血糖値とともに，インスリン値もしくは
　Cペプチド値を用いて計算する.
● インスリン分泌能が正常であれば，血糖値が高く
　なるほどインスリンの分泌が刺激される. インス
　リン分泌能が低下している場合には，血糖値が上
　昇しているにもかかわらずインスリン値やCペ
　プチド値が低いままであることを利用した評価方
　法である.

〈HOMA-β〉

● 空腹時の血糖値とインスリン値を用いて計算する.

【計算式】
（360×空腹時インスリン値［μU/mL]）÷
（空腹時血糖値［mg/dL］－63）

● 極端に血糖値が高い場合にはインスリン分泌が一
　時的に低下し，この現象は糖毒性とよばれる.
● 糖毒性が疑われる場合には，血糖値が改善した後
　に再評価する必要がある.
● インスリン治療中の患者には使用できない.

〈Cペプチド指数〉

● 空腹時の血糖値とCペプチド値を用いて計算する.
● C peptide index を略してCPIとよぶこともある.
● CPI＜0.8でインスリン治療を必要とすることが
　多い.

【計算式】
100×［空腹時Cペプチド値（ng/mL）］
÷［空腹時血糖値（mg/dL）］

追加分泌を評価する方法 ·····················

- インスリンの追加分泌は，食事由来のグルコースやアミノ酸，ホルモンのグルカゴンによって生じる.
- ブドウ糖の経口負荷やグルカゴンの静脈注射を行い，インスリン追加分泌が生じるようにする.

〈インスリン分泌指数〉
- 75g OGTTで調べる方法である.
- 負荷前と負荷後30分でインスリン値と血糖値を測定して計算する.

···Column···

インスリンとCペプチド

　インスリンは，膵ランゲルハンス島のβ細胞でプロインスリンからつくられるが，その際にインスリンと同じモル比でCペプチドもつくられる（**図**）.

　インスリンは膵臓から分泌された後に，まず肝臓で約50%ほどが消費され，残ったインスリンが全身を循環する．このため，血液検査で評価したインスリン値は，肝臓で消費された後のものであり，インスリン分泌を直接反映しているわけではない.

　一方で，Cペプチドはインスリンと同じ量が産生されるが，臓器では消費されずに腎臓から排泄される．このため，インスリン値よりもCペプチド値のほうがインスリン分泌を鋭敏に反映していると考えられている.

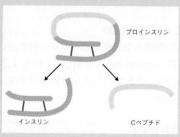

図◆インスリンとCペプチド

【計算式】

（負荷後30分インスリン値[μU/mL]－負荷前インスリン値[μU/mL]）÷（負荷後30分血糖値 [mg/dL]－負荷前血糖値 [mg/dL]）

- 75g OGTTの目的は，負荷前と負荷後120分の血糖値を用いた糖尿病の診断である．
- 同時に，負荷前のインスリン値・負荷後30分の血糖値とインスリン値を測定すると，インスリン分泌指標を計算することができる．
- 血糖値測定のスピッツとインスリン測定のスピッツが異なる点に注意する．

〈グルカゴン負荷後Cペプチド値，ΔCペプチド〉

- グルカゴン1mgの静脈注射で調べる方法である．
- ΔCペプチドは，負荷前と負荷後6分でCペプチド値を測定して計算する．

【計算式】

負荷後6分Cペプチド値 (ng/mL)－負荷前Cペプチド値 (ng/mL)

- ΔCペプチド＜1.0や空腹時Cペプチド＜0.6では，インスリン治療が必要となる．

グルカゴン負荷試験の必要物品

蓄尿検査で評価する方法

〈24時間蓄尿中Cペプチド値〉

- Cペプチドは腎臓で排泄されるため，24時間蓄尿して尿中Cペプチドを測定することで，1日の合計のインスリン分泌量がわかる．

【計算式】

（24時間蓄尿中Cペプチド値 [ng/mL] × 1日尿量 [mL/日]）÷ 1000

- 尿中のCペプチドは，細菌やpHの変化によって分解される．
- 蓄尿中の分解を防ぐために，蓄尿容器には必ずアジ化ナトリウムなどの防腐剤を入れる必要がある．
- これを忘れると，尿中Cペプチドが非常に低い値（偽性低値）になることがあるので注意する．
- 蓄尿を忘れて尿を捨ててしまうと，その分だけ合計のCペプチド値が低い値になってしまう．
- 患者には，「1日のインスリン分泌量を調べるために必要なので，蓄尿容器以外に尿を捨てないようにして下さい」と説明するのを忘れない．
- 24時間蓄尿中Cペプチド値が20μg/日以下であれば，インスリン依存状態と考えられる．

検査結果の評価方法

- 検査結果の評価方法を**表1**に示す．

表1◆検査結果の評価方法

	正常	境界	分泌低下
HOMA-β (%)	40〜60		< 30
Cペプチド指数	> 1.2	0.8〜1.2	< 0.8
インスリン分泌指数	> 1.0		< 0.4
グルカゴン負荷後Cペプチド値 (ng/mL)	> 4.0	2.0〜4.0	< 2.0
グルカゴン負荷後ΔCペプチド値 (ng/mL)	> 2.0	1.0〜2.0	< 1.0
24時間蓄尿中Cペプチド値 (μg/日)	50〜100	20〜49	≦20

文献1）を参考に作成

ケアのポイント

インスリン分泌能の評価 ……………………

- インスリン値やCペプチド値を測定する血液検査は，ブドウ糖負荷試験やグルカゴン負荷試験時にあわせて行われる．
- 検査目的や検査前の絶食，服薬について説明する．

グルカゴン負荷試験 ……………………………

- 検査の目的，手順，検査前の注意事項をわかりやすく説明する．
- 検査当日朝から検査終了まで絶食とし，飲水は可とする．
- 検査当日の服薬についても，医師の指示に従い患者に説明する．
- グルカゴン投与後，正しく6分後に負荷後の採血を行えるようにタイマーをセットし，スムーズに採血できるよう必要物品を揃える．
- グルカゴン投与後には，数秒間ではあるが悪心などの消化器症状をかなりの頻度で呈するため，ベッドに臥床して実施する．
- 褐色細胞腫が疑われる患者には検査を行わないため，検査前に疾患の有無を確認する．

〈グルカゴン取り扱い時の注意点〉

- グルカゴンと専用の溶解液は凍結を避け，冷所（15℃以下）に遮光して保存されている．グルカゴンの保管場所を確認しておく．
- グルカゴンの注射液を作成する際には，グルカゴンは専用の溶解液でないと溶けない点に注意する．
- グルカゴンは分解されやすいので，注射の直前に溶解させる．

尿中Cペプチド測定 ……………………………

● 防腐剤（アジ化ナトリウム, NaN₃）を添加した
24時間蓄尿で測定する.

● 24時間蓄尿は, 開始時の第一尿を廃棄し, 2回
目の尿から24時間蓄尿する. 24時間後に最終尿
を蓄尿し, 検査終了とする.

● 採尿と蓄尿方法をわかりやすく説明し, 必要な容
器を渡す.

● 外出中に排尿がないよう, 外出は控えるか短時間
とするよう説明する.

◆参考文献

1) 日本糖尿病学会 編・著：糖尿病専門医研修ガイドブック,
改訂第7版, p101-110, 134-138, 診断と治療社, 2017

Memo

....

....

....

....

....

....

....

....

....

インスリン抵抗性の評価

目的

＊患者のインスリン抵抗性を評価し，治療法の選択に役立てる．

おさえておきたいポイント

● 糖尿病の原因には，インスリンが出にくい「インスリン分泌不全（p.64参照）」とインスリンが効きにくい「インスリン抵抗性」の2つがある．

● インスリン分泌不全とインスリン抵抗性のどちらが主体であるかを調べることは，適切な治療法を選択するうえで重要になる．

● インスリン抵抗性が強い場合には，内臓脂肪の蓄積（内臓肥満）が原因であることが多く，食事療法と運動療法がとくに重要になる．

方法・評価

● インスリン抵抗性の評価にはさまざまな方法がある．代表的なものに，「空腹時インスリン値」と「HOMA-R」がある．

● インスリン抵抗性ではインスリンが効きにくいため，血糖値を下げるためにインスリンが過剰に分泌される．血糖値に対してインスリンが高値であることを利用して調べる方法である．

● しかし，インスリン分泌不全を伴っている患者では，血糖値を下げるために過剰のインスリンを分泌することができない．そのため，インスリン分泌不全を伴っている患者では，どちらの評価方法でも低めの値になってしまい，インスリン抵抗性を正確に評価することができない点に注意が必要

71

である.

〈空腹時インスリン値〉

● 10時間以上絶食した状態でインスリン値を測定する.

〈HOMA-R〉

● 10時間以上絶食した状態でインスリン値と血糖値を測定して計算する. HOMA-IRと呼ばれることもある

【計算式】

（空腹時インスリン値 [μU/mL]×空腹時血糖値 [mg/dL]）÷405

● 血糖値が140mg/dL以下の場合に, ほかのより正確な方法で求めたインスリン抵抗性の値とよく相関する.

● 空腹時インスリン値もHOMA-Rも75g経口ブドウ糖負荷試験（OGTT）で空腹時の採血を行う際に, 血糖値に加えてインスリン値を測定することで評価することができる.

● 空腹時の採血でインスリン値の測定が必要であるか確認する.

● 血糖値測定のスピッツとインスリン値測定のスピッツが異なる点に注意する.

● 検査結果の評価方法を**表1**に示す.

● インスリン治療中の患者には使用しない.

表1◆検査結果の評価方法

	正常	境界	抵抗性あり
空腹時インスリン値（μU/mL）	5～10	10～15	≧15
HOMA-R	≦1.6	1.7～2.4	≧2.5

ケアのポイント

● インスリン抵抗性の検査は，いずれも空腹時の血液検査である．

● 検査当日は絶食で検査を行うため，検査目的と絶食について患者に十分説明する．

例：血糖値とインスリンを調べる検査です．
　　食事によって数値が変わってしまうので，10時間は何も食べない状態で調べる必要があります．検査は9時から始まりますので，前日の23時以降は何も食べないでください．飲水はしても構いません．

● 検査当日の服薬は医師の指示に従い患者に説明する．

例：検査が終了するまで食事ができません．
　　A薬とB薬はお昼にずらして内服しましょう．
　　C薬はこの日だけ中止になります．

◆参考文献
1) 日本糖尿病学会 編・著：糖尿病専門医研修ガイドブック，改訂第7版，p134-140，診断と治療社，2017

···Column···

インスリン抵抗性が生じる状況

　インスリン抵抗性は内臓脂肪の蓄積以外でも，ステロイド，妊娠，感染，がんで増加する．感染症やがんでは，症状が進行すると血糖値が高くなるのはそのためである．

Memo

....

....

....

....

糖尿病の病型を評価するための検査
膵島関連自己抗体検査

目的

＊1型糖尿病（自己免疫性）の診断のために測定する.
＊抗GAD抗体価は，膵β細胞障害の程度を反映しない.

おさえておきたいポイント

抗GAD抗体 ·····················

- 1型糖尿病患者の血中において，抗GAD抗体,抗IA-2抗体などのさまざまな膵島に存在する抗原に対する自己抗体の存在が知られている.

- 1型糖尿病で検出される自己抗体は，インスリンを分泌する膵β細胞の破壊をもたらす原因でなく，膵β細胞の破壊の結果，血液中に漏出したGADなどの抗原に対して生産され，免疫システムが機能不全を起こして発症した自己免疫機序による1型糖尿病であることを診断するマーカーである.

- 2型糖尿病としてフォローされている場合でも，経過中に数年の間でインスリン依存状態へ進行する場合には，緩徐進行1型糖尿病（SPIDDM）を疑い測定する. 抗GAD抗体が低値陽性のSPIDDM患者のなかには，インスリン分泌能が長期間保たれることもある.

抗IA-2抗体 ·····················

- 抗GAD抗体にくらべ低年齢層の1型糖尿病患者での陽性率が高いとされ，また抗GAD抗体に抗IA-2抗体を組み合わて測定を行うことにより，1型糖尿病の診断および将来の1型糖尿病発症予知

に効果的であると報告されている.

● 抗GAD抗体を測定した結果, 陰性が確認されても, 臨床的に1型糖尿病を強く疑う場合に測定する.

方法・評価

抗GAD抗体 ⋯⋯⋯⋯⋯⋯⋯⋯⋯⋯⋯⋯⋯

● 抗GAD抗体(EIA)で測定し, 基準値は5.0U/mL未満である.

抗IA-2抗体 ⋯⋯⋯⋯⋯⋯⋯⋯⋯⋯⋯⋯⋯

● 抗IA-2抗体 (EIA) で測定し, 基準値は0.6U/mL未満である.

ケアのポイント

● 糖尿病の診断時やインスリン分泌能低下時に行われる血液検査である.

● 絶食などの必要はないが, ほかの血液検査とともに行われることが多い.

● 検査の目的や結果について, 患者に不明点があれば, わかりやすく説明する.

● 検査結果が陽性の場合, 生涯インスリン治療が必要である1型糖尿病と診断されるため, 心理的支援が必要である.

◆参考文献
1) 日本糖尿病学会 編・著：糖尿病専門医研修ガイドブック, 改訂第7版, p121-127, p129, 388, 診断と治療社, 2017

Memo

⋯⋯⋯⋯⋯⋯⋯⋯⋯⋯⋯⋯⋯⋯⋯⋯⋯⋯⋯⋯⋯⋯⋯⋯⋯⋯⋯⋯⋯⋯⋯⋯⋯⋯⋯⋯⋯

⋯⋯⋯⋯⋯⋯⋯⋯⋯⋯⋯⋯⋯⋯⋯⋯⋯⋯⋯⋯⋯⋯⋯⋯⋯⋯⋯⋯⋯⋯⋯⋯⋯⋯⋯⋯⋯

⋯⋯⋯⋯⋯⋯⋯⋯⋯⋯⋯⋯⋯⋯⋯⋯⋯⋯⋯⋯⋯⋯⋯⋯⋯⋯⋯⋯⋯⋯⋯⋯⋯⋯⋯⋯⋯

⋯⋯⋯⋯⋯⋯⋯⋯⋯⋯⋯⋯⋯⋯⋯⋯⋯⋯⋯⋯⋯⋯⋯⋯⋯⋯⋯⋯⋯⋯⋯⋯⋯⋯⋯⋯⋯

糖尿病の病型を評価するための検査
血糖値の評価

目的

* 糖尿病を診断するために，「持続する高血糖」の存在を明らかにする．
* 糖尿病の臨床診断のために，血糖値（静脈血漿ブドウ糖濃度）と HbA1c（NGSP 値）を測定する．

おさえておきたいポイント

● 糖尿病と診断されたら，食事療法，運動療法，薬物療法などの治療がスタートする．

● 糖尿病の診断はおもに血糖値に基づいて行い，治療効果も血糖値で確かめる．

● 血糖値は食事に影響されやすいため，検査の前に食事を控えれば，本来のライフスタイルは反映されない．

● そこで，血糖値だけではなく，平均血糖値を反映する指標を用いる．

方法・評価

HbA1c ....

● HbA1c値は，糖尿病性細小血管障害の発症進展の最重要予測因子であることから，慢性高血糖の指標として定期的に測定する．

● HbAは，成人のヘモグロビンの約90％を占め，HbA1は，ヘモグロビンに糖が非酵素的に共有結合したもので，糖化ヘモグロビン（グリコヘモグロビン）とも呼ばれる．

● HbA1cはHbA1のなかの最大の分画で，過去1〜2か月の平均血糖値を反映する．

● 基準値は4.6〜6.2％である．6.5％以上では糖

尿病が疑われる（p.4 **図3**参照）.

グリコアルブミン（glycoalbumin：GA）……

- 血清蛋白は，血液中に存在する時間と血糖値に依存して糖化を受ける.
- GAはその際の血清アルブミンの糖化産物である.
- 総アルブミンに占める比率であるため，血清蛋白濃度の影響は比較的少ない.
- 基準値は11〜16％である.
- 過去約2週間の平均血糖値が反映される.HbA1cより血糖コントロールに迅速に反応するため，治療開始時や治療を変更した際，その短期効果を判定するのに適している.
- 出血，溶血，脾機能亢進症などにより赤血球寿命が短縮している時や，異常ヘモグロビン血症などグリコヘモグロビンによる血糖コントロール評価が困難な場合，GAで評価を行う.
- ネフローゼがあると，実際の血糖値より低下傾向が認められる.
- 肝硬変（アルブミン合成が低下するため）があると，実際の血糖値より上昇傾向が認められる.
- コントロールが安定している状態では，GAとHbA1cは良好な正の相関を示し，GA/HbA1c比は約3となる.

Memo

....

....

....

....

....

....

1,5-AG（1,5-アンヒドログルシトール）····

- 1,5-AGは，腎尿細管において1,5-AG/マンノース/フルクトース共輸送体により大部分が再吸収される．HbA1cやGAよりも短期間の血糖変動や食後高血糖を反映する．

- この再吸収機構はブドウ糖と共通しているため，ブドウ糖の尿細管への流入が増加すると，1,5-AGの再吸収が競合的に阻害されるので，**1,5-AGはほかの指標とは逆に，糖尿病状態が悪化すると低値となる**．

- 尿糖陰性であった患者が尿糖を排泄するようになった（コントロールが悪化した）場合には，GAの上昇に先がけてすみやかに減少する．

- SGLT2阻害薬を内服している場合は，尿糖排泄が増加するために，血糖コントロールの指標とならない．

- **基準値は14.0μg/mL以上であり，10μg/mL以上が優良，1.9μg/mL以下はきわめて不良とされる**．

尿糖 ·······

- 尿糖の測定には定性法と定量法がある．

- 定性法である試験紙法には，グルコースオキシダーゼ法が用いられる．測定の感度は30〜100mg/dLであり，通常，健常人にみられるブドウ糖排泄量は感度以下となり，陰性となる．

- 定性法では陰性から3+まで段階的に評価される[2]．

- 尿糖排出量を数値で確認できるデジタル尿糖計を使用してもよい．

- 尿糖出現の有無により食後高血糖を間接的に確認する「尿糖自己測定」は，市販されている試験紙やデジタル尿糖計を利用し，食後に尿検査を行うだけという簡便さで注目されている．

- 尿糖の測定は，糖尿病診断基準に含まれていない

が，糖尿病のスクリーニングには有用である．

● 食前に排尿したうえで食後2時間の尿を用いる．

● 長期間の放置，高温環境により，菌の繁殖から偽陰性となることもあり，尿の取り扱いに関しては，できるだけ新鮮尿を使用し，検体の保存に注意する必要がある．

● **尿糖は，血糖値がおよそ160〜180mg/dLを超えると陽性となる．**

ケアのポイント

● HbA1c，GA，1,5-AGともに血液検査である．

● HbA1c，GA，1,5-AGは直前の食事などの影響は受けないため，絶食の必要はない．

● 糖尿病治療において，血糖コントロールの指標となる検査であるため，検査方法や検査値の見方を患者が理解できるよう説明し，自己管理への活用を促す．

● 1,5-AGはほかの指標と異なり，血糖値が高い場合1,5-AGが低値となることに留意し，説明する．

● 尿糖測定は，血液を用いて検査を行う血糖値にくらべ侵襲が少なく，簡便に行えるという利点があり，糖尿病のスクリーニングや血糖自己測定を行わない患者のセルフモニタリングとして活用できる．

● SGLT2阻害薬を服用している場合は，血糖値が160mg/dL以下でも尿糖陽性となるため，尿糖検査は適さない．

● 糖尿病のスクリーニング目的での尿糖検査では，食前に排尿したうえで食後2時間の尿を用いるのが効率的である．

● 糖尿病患者の尿糖セルフモニタリングでは，食前の尿糖陰性化を目指し，コントロール良好な場合は，食後2時間の尿糖陰性化を目指す．

◆引用文献
1) 日本糖尿病学会 編・著：糖尿病治療ガイド2018-2019，p29，文光堂，2018
2) 日本糖尿病学会編：糖尿病専門医研修ガイドブックー日本糖尿病学会専門医取得のための研修必携ガイド，改訂第7版，p129，診断と治療社，2017

◆参考文献
1) 日本糖尿病学会 編・著：糖尿病専門医研修ガイドブック，改訂第7版，p110-116，p173，p388，診断と治療社，2017

Memo

....

....

....

....

....

....

....

....

....

....

....

....

糖尿病の病型を評価するための検査
代謝異常評価

目的

* 致死率の高い急性合併症である糖尿病ケトアシドーシス（DKA）を早期に診断し，すみやかに治療を開始する.
* DKAと高浸透圧高血糖状態（HHS）の鑑別を行い，治療方針を決定する.

おさえておきたいポイント

● 血液ガス分析のデータを解析し，アシドーシスの程度を評価する．ケトアシドーシスの治療経過がモニターできる.

● 血中浸透圧の調節がどのように行われているかを知り，患者の脱水の程度や原因・他の併存疾患の有無を推測する.

方法・評価

血液ガス分析 ……………………………………

● 血液ガス分析とは，体内の酸や塩基が過剰に蓄積していないかを検査する方法である.

● 酸が過剰に蓄積していればアシデミア（acidemia），塩基が過剰に蓄積していればアルカレミア（alkaremia）である.

● 酸や塩基はおもに呼気からのCO_2（水に溶けると炭酸という酸になる），尿からのH^+（体内の老廃物に含まれるシュウ酸やリン酸などの酸）排出により体内の量が決められ，一定のpHになるように調節されている．ホメオスタシスの一種である.

＜測定方法＞

● 血液酸素濃度に重点を置く場合は，酸素濃度の高い動脈血から採血を行う必要がある．

● 糖尿病ケトアシドーシス（DKA）の場合は，酸素濃度よりも血中の過剰な酸を検出することが主目的であるため，静脈血でも構わない．

● 近年の採血管（**図1**）はプラスチック製であり，空気の透過率がガラスにくらべて高いため，採血後はすみやかに血液ガス分析機で検査を行う．

● 採血管内にはヘパリンが抗凝固薬として入っているため，採血後はよく混和する必要がある．

● 検体の氷冷の必要はない．

● 検査時には採血管内部の気泡を十分抜いておかないと，酸素濃度などに誤差が生じる（代謝性疾患の否定には必ずしも重要ではない）．

● 基準値を**表1**に示す．

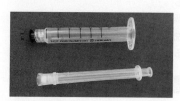

図1 ◆採血管

表1 ◆血液ガス分析の基準値

検査項目	基準値
pH	7.40±0.05
pCO_2	40±5mmHg
HCO_3^-	24±2mEq/L
アニオンギャップ（AG）	12±2 mEq/L

＜糖尿病ケトアシドーシス（DKA）時の数値の変化＞

● **pH**……正常値より低ければアシドーシス，高ければアルカローシスである．糖尿病ケトアシドー

シスの場合，pH＜7.0では重炭酸ナトリウム（メイロン®）の投与を考慮する．それ以上であれば適切なインスリンとブドウ糖の投与によりすみやかにアシドーシスは改善することが多い．

- **pCO₂**……DKAなどのアシドーシスの状態では，蓄積した酸（ケト酸など）を代償するためにCO_2を体外に吐き出すために大きく深い呼吸を呈していることが多い（Kussmaul呼吸）．pCO_2は低下する．
- **HCO₃⁻**……H^+（酸）が体内にたまると，HCO_3^-（アルカリ）が中和のため消費され，DKAでは低下する．
- **アニオンギャップ（AG）**……「特別な陰イオン（乳酸やケト酸など）−特別な陽イオン」で計算される．DKAの場合はケト酸の上昇に伴い，アニオンギャップは大きくなる（開大する）．

血清ケトン体（ケトン体分画）

- インスリン欠乏状態では，ブドウ糖の細胞内への取り込みが阻害され，細胞内のTCA回路（エネルギーをつくる回路）の材料が不足するため，ブドウ糖がエネルギーとして使用できなくなる（**図2**）．

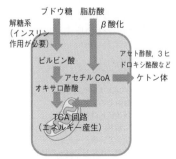

インスリン不足ではブドウ糖の取り込みが阻害され，エネルギー生成のためのTCA回路がうまく回らず，脂肪酸由来のケトン体産生が増加する．

図2◆TCA回路

- その代わり体内の脂肪を分解し，脂肪酸をエネルギーとして使うようになる．
- 脂肪酸は分解産物としてアセト酢酸やケト酸などのケトン体を産生し，血中のケトン体濃度が上昇する．

<測定方法>

- 血液採取後はすみやかに検査室へ搬送し，冷却遠心分離したのち，酵素法により測定する．

<評価>

- DKAでは，血中ケトン体が高値を示す．この際インスリン欠乏の程度が大きければ，アセト酢酸（AcAc）から3ヒドロキシ酪酸（3-OHB）への変換が多く行われるため，3-OHB/AcAc比は大きくなる傾向がある（図3）．
- ケトアシドーシスではインスリン欠乏が病態の中心であるため，血中総ケトン体が3mM以上（3-OHB/AcAc＞3.0）であるが，高浸透圧高血糖状態ではインスリン欠乏はごくわずかで脱水が主要な病態であるため，血中総ケトン体は0.5〜2mM程度ですむことが多い．
- ちなみに，尿中ケトン体試験紙はアセトンに対しては反応するが，βヒドロキシ酪酸には反応しないため，βヒドロキシ酪酸が蓄積するケトアシドーシスの際にも尿中ケトン体の反応がはっきり

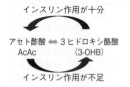

図3◆アセト酢酸（AcAc）から3ヒドロキシ酪酸
　　（3-OHB）への変換

と出ないことがある．そのため，尿中ケトン体の
みで糖尿病ケトアシドーシスの有無を評価しては
ならない．

血漿浸透圧，尿浸透圧 ……………………

- 濃度の濃い液体は薄い液体から水分を引っ張るこ
  とができ，この「引っ張る力」のことを浸透圧と
  いう．
- 血漿浸透圧は，血液の濃さと同じような意味合い
  であり，濃い血液では血管外から水分を引っ張っ
  てこようとする力が強くなり，血液と血管外の濃
  度を一定に保とうとする．
- 血漿浸透圧（血液の濃さ）は，視床下部の口渇中
  枢と下垂体からの抗利尿ホルモン（ADH）により
  決められている．
- 高浸透圧血症（濃い血液）では，口渇中枢が刺激
  され，飲水が促される．
- 尿浸透圧が100mOsm/L未満の場合，ADHは効
  果を発揮しておらず（分泌されておらず），100
  mOsm/L以上であれば，少なからずADH作用
  により腎臓で尿が濃縮されている証拠になる．
- 体内が低浸透圧血症（薄い血液）の場合，下垂体
  からのADH分泌は抑制され，低浸透圧尿（薄い
  尿）がたくさん出ることで，水分を体外に排出し
  て，血液を濃くするようにはたらいている．

<測定方法>

- 血漿浸透圧，尿浸透圧は専用の測定器で測定され
  るが，下記の式で簡単に計算することも可能であ
  る．

【計算式】
- 血漿浸透圧＝2×（血清Na）＋血糖/18＋尿
  素窒素/2.8（基準値は280〜290mOsm/L）

・尿浸透圧≒尿比重の小数点以下3, 4桁×15
～40

● 血漿浸透圧が上昇するためには, 上記の血漿浸透
圧の式中の「血清Na」「血糖」「尿素窒素」が増加す
ることが条件であり, 高Na血症（医原性Na負荷
や尿崩症など）・高血糖・脱水症などが原因であ
ることが多い.

<評価>

● 血漿浸透圧が上昇すれば口渇中枢が刺激されるた
め, 意識がある患者では飲水が促進され, 血清
Naが150mEq/Lを超すような高浸透圧血症に至
ることは稀である.
● 逆に, 意識障害がある場合は, 高浸透圧血症およ
び高Na血症が出現しやすい.
● 低浸透圧血症を呈する場合, 多くは体内の水分過
剰によるものである.
● うっ血性心不全やネフローゼ症候群, 心因性多飲
症が原因として多い.
● 上記の病態では, 下垂体からのADH分泌は抑制
されていることが多い.
● ADH不適合分泌症候群（SIADH）は, 炎症や悪
性腫瘍などの原因により, 低Na血症（薄い血液）
であるにもかかわらず, 下垂体からADHが分泌
され続けるため, 水分が保持され続ける（濃い尿
が排出される）状態である. 治療は原疾患の治療
もしくは飲水制限となる.
● DKAでは血漿浸透圧は正常～300mOsm/L, 高
浸透圧高血糖症候群では350mOsm/L以上を呈
する.
● 慢性的な高血糖では, 代償的に血管外から血管内
に水分が移動し, 低Na血症となることが多いが,
浸透圧は正常である. 血糖が100mg/dL上昇す

るごとに血清Naは1.6mEq/Lずつ低下する.

ケアのポイント

- 高血糖の患者では，DKAや高浸透圧高血糖状態について，すみやかに診断治療を開始するために，迅速な検査実施が重要である.

- 患者が高血糖であれば，すぐに検査を実施できるよう必要物品を準備し，患者へ検査の目的や方法を説明し，検査の実施や介助を行う.

- 慌ただしく検査が実施されるため，患者・家族の不安が増強されないよう説明し，適宜安心できるような声かけをしていく.

- 代謝異常があると倦怠感があると考えられるため，配慮しながら検査する.

- 必要な治療がすぐに開始されるよう，検査結果が出たらただちに医師に報告する.

- 動脈から採血した場合は，必ず5分以上の圧迫止血を行う.

◆参考文献
1) 日本糖尿病学会 編・著：糖尿病専門医研修ガイドブック，改訂第7版. p128-129, p269-274, 診断と治療社, 2017

Memo

....

....

....

....

....

....

神経障害を評価するための検査
末梢神経障害

目的

* 糖尿病三大合併症のなかで，最も早期に発症する神経障害を自覚症状と検査で早期に判定する．

準備

● 自施設で使用される物品を記載

おさえておきたいポイント

● 糖尿病神経障害は，糖尿病による慢性的高血糖を基盤として全身の末梢神経系が障害される慢性合併症である．

● 糖尿病三大合併症のなかで，もっとも早期に発症する．

● 糖尿病性末梢神経障害は，多発神経障害（広汎性左右対称性神経障害）と単神経障害に分類され，臨床的に高頻度に認められるのは多発神経障害である（表1）．

● 神経症状と検査結果から総合的に診断する必要がある．

表1 ◆糖尿病神経障害の分類

広汎性左右対称性神経障害 （多発神経障害）
感覚・運動神経障害
自律神経障害

単神経障害
脳神経障害
体幹・四肢の神経障害
糖尿病筋萎縮

文献1）より引用

多発神経障害

- 高血糖の持続により発症・進展し，主として両足の感覚・運動神経障害を呈する．
- 厳格な血糖コントロールにより，その発症・進展を抑制することができる．
- 初期の症状として，おもに以下を呈する．
- ・感覚症状：両側下肢末端・足底のしびれ感
- ・感覚徴候：振動覚や痛覚低下
- ・運動徴候：小足筋（短趾伸筋など）筋萎縮
- 多発神経障害を簡易に診断する目的で作成された簡易診断基準（**表2**）が参考になる．

Memo

表2◆多発神経障害の簡易診断基準

必須項目（以下の2項目を満たす）
1. 糖尿病が存在する．
2. 糖尿病性多発神経障害以外の末梢神経障害を否定しうる．

条件項目（以下の3項目のうち2項目以上を満たす場合を"神経障害あり"とする．）
1. 糖尿病性多発神経障害に基づくと思われる自覚症状．
2. 両側アキレス腱反射の低下あるいは消失．
3. 両側内踝の振動覚異常．

注意事項
1. 糖尿病性多発神経障害に基づくと思われる自覚症状とは，
   1）両側性
   2）足趾先あるいは足底の「しびれ」「疼痛」「異常感覚」のうちいずれかの症状
      を訴える．
   上記の2項目を満たす．
   上記の症状のみの場合および「冷感」のみの場合は含まれない．
2. アキレス腱反射の検査は膝立位で確認する．
3. 振動覚低下とはC128音叉にて10秒以下を目安とする．
4. 高齢者については老化による影響を十分考慮する．

参考項目（以下の参考項目のいずれかを満たす場合は，条件項目を満たさなくと
も"神経障害あり"とする．）
1. 神経伝導検査で2つ以上の神経でそれぞれ1項目以上の検査項目（伝導速度，
   振幅，潜時）の明らかな異常を認める．
2. 臨床症候上，明らかな糖尿病性自律神経障害がある．しかし自律神経機能
   検査で異常を確認することが望ましい．

文献2）p.109より引用

方法・評価

アキレス腱反射

- ハンマー（打腱器）を用いて，**図1**のようにアキレス腱を叩打し，反射運動の低下や消失を検出する．
- 膝蓋腱反射も補足的に用いることもある．
- 以下のように評価する．
- ・正常：アキレス腱叩打によって力強い足蹴り運動が誘発される．
- ・低下：足蹴り運動が弱い，あるいは連続叩打に対して足蹴り運動が欠如する．
- ・消失：背筋や肘の伸展運動（Jendrassik増強法）を行っても，まったく足蹴り運動を認めない．

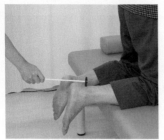

図1◆アキレス腱反射
文献3) より引用

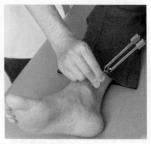

図2◆振動覚検査
文献3) より引用

振動覚検査

- 深部感覚障害をみるもっとも一般的な方法である.
- アルミ製の大型C128Hz音叉（**図2**）を使用し，強く叩打して振動させた音叉の柄を内踝や外踝に軽く押し当て，振動の減衰に伴って患者が振動を感じなくなった時点で「はい」と合図してもらうことで，患者の音叉振動感知力を判定する.
- 通常は10秒以上感知される.
- 神経障害を伴う場合はその時間が短縮し，10秒以下の場合を「低下」，5秒以下を「高度低下」と判定する.
- ただし，70歳以上80歳未満では9秒以下，80歳以上の高齢者では8秒以下を「低下」とすることが妥当である.

モノフィラメント圧覚検査

- ナイロン製の細い糸（モノフィラメント）（**図3**）を足底部に垂直に押し付け，90°曲がるまで感覚低下をチェックする.

Memo

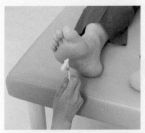

図3◆モノフィラメント圧覚検査
文献3）より引用

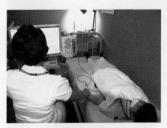

図4◆末梢神経伝導速度検査
文献3）より引用

末梢神経伝導速度検査（図4）

- 運動・知覚神経を電気で刺激し，刺激が伝わる速さを筋電計で測定する．
- 上肢では尺骨神経・正中神経，下肢では脛骨神経・腓骨神経で末梢神経伝導速度を測定する．

ケアのポイント

アキレス腱反射

- アキレス腱反射の検査は，患者ができるだけリラックスした状態で実施する．
- 膝立ち位で不安定になることで，転倒リスクが高まるため注意する．
- 患者には背筋を伸ばすとともに，肘関節をまっすぐ伸ばし壁を押すように説明する．

振動覚検査（音叉法）

- 閉眼してもらうと効果的である．
- 加齢に伴い左右同様に低下するため，評価には注意が必要である．
- 肥満がある場合，皮下脂肪により振動を感じにくくなることがあるため，評価には注意が必要である．
- 音叉には異なる大きさのものがあるが，適切に評価するためにC128Hzを使用する．

圧覚，触覚，痛覚検査 ……………………………

- 圧覚にはモノフィラメント，触覚にはティッシュペーパーなど，痛覚には竹串や爪ようじを使用するが，検査内容の理解を深めるために検査用具を見せながら説明する.
- 検査器具は感染予防の観点から，できるかぎりディスポーザブルなものを使用する.
- 検査時は患者に閉眼してもらい，刺激した部分を見せないようにすると効果的である.
- 刺激したり刺激したふりをして進めると，より効果的である.
- 痛覚の検査では「チクチクする」「先が尖ったもので突かれている」ことがわかる強さで軽く突く.
- 患者が痛がるような強さにならないように注意する.
- 胼胝のある部分では，角質化のため正しく評価できないことがある.

末梢神経伝導速度検査 ……………………………

- 神経に電気的刺激を与える検査であるが，痛みは軽度であることを説明し，不安の軽減に努める.

その他 …………………………………………

- 神経障害は早期に出現する合併症であるが，進行に気がつかない場合も多い.
- 検査結果を知ることは，患者自身が客観的に自分の神経障害の程度を認識できるきっかけとなる.
- 看護師が診断のためだけでなく療養指導の場面でも，アキレス腱反射や振動覚検査，痛覚検査を行うことで，患者自身の身体状態の理解を促すことができる.

◆**引用文献**
1) 日本糖尿病療養指導士認定機構編・著：糖尿病療養指導ガイドブック2019. p172, メディカルレビュー社, 2019
2) 糖尿病性神経障害を考える会：糖尿病性多発神経障害の簡易診断基準. Peripheral Nerve末梢神経 23：109-111, 2012
3) 金子貴美江：糖尿病慢性合併症②糖尿病神経障害. 糖尿病看護ビジュアルナーシング（平野勉監, 柏崎純子編）, p139, 学研メディカル秀潤社, 2015

Memo

....

....

....

....

....

....

....

....

....

....

....

....

....

....

神経障害を評価するための検査
自律神経障害

目的

* 症状が無自覚に潜行的に進行するため，早期に検査を行い，神経障害を判定する．

準備

● 自施設で使用される物品を記載

おさえておきたいポイント

● 糖尿病自律神経障害は，症状が無自覚に潜行的に進行していくため，見逃されがちである．

● 進行すると血糖コントロールやQOL，時に生命予後にも重大な影響をもたらすため，その診断と治療は重要である[1]．

● 自律神経障害が出現すると，自律神経に関与する心血管，消化器，泌尿器，生殖器，皮膚，瞳孔など，全身臓器の機能異常をきたす．

● まずは家族歴の糖尿病の有無・既往歴・ほかの神経徴候や臨床徴候の有無を把握することが大事である．

- 血圧では起立性低血圧の判定，心電図では心拍数変動と低下の判定を行う．
- 自律神経障害の客観的評価方法として次のようなものが有用である．
①起立試験〔シェロング（Schellong）テスト〕
②心拍数変動検査（心電図R-R間隔変動係数，CV_{R-R})
③MIBG (metaiodobenzylguanidine) 心筋シンチグラフィー
④胃機能検査
⑤膀胱エコー
⑥ウロフローメトリー
⑦QSART
⑧赤外線電子瞳孔計
- 日常診療において糖尿病自律神経障害の有無を把握するうえでは，①シェロングテストと②心拍数変動検査がとくに重要である．

シェロングテスト

- 起立性低血圧は糖尿病自律神経障害のなかで交感神経障害を代表する疾患であり，糖尿病の後期に出現する進行した合併症の1つである．
- シェロングテストは，この診断に用いられる検査法である．
- 起立負荷の方法として患者をベッド上安静仰臥位の状態で，血圧と脈拍を2分ごとに3回測定する．その後，静かに起立させ，直後から2分間隔で10分間，血圧と脈拍を測定して評価する．
- 起立後3分以内に収縮期血圧20mmHg以上の低下，あるいは拡張期血圧で10mmHg以上の低下を陽性としている．
- すべての糖尿病患者に対して起立直後のめまい，脱力，視力低下，眼前暗黒感など，起立性低血圧

に伴う症状のスクリーニングも忘れずに行う.

心拍数変動検査（R-R間隔検査）

● 自律神経障害を有する糖尿病患者において心電図におけるR-R間隔変動の著明な低下が報告され，R-R間隔（心拍）変動の評価が糖尿病心自律神経障害の診断として重要であることが提唱された.

● わが国ではR-R間隔変動の時間領域解析法としてCV$_{R-R}$が普及している.

● 安静時および深呼吸時に心電図を3分間記録して，連続した100心拍のR-R間隔の平均値と標準偏差（SD）を算出して，変動係数CV$_{R-R}$＝標準偏差/平均値×100％を求める.

● 健常人でも加齢に伴いCV$_{R-R}$値は低下するが，安静時において2.0％未満であれば心自律神経障害の存在が考えられる.

〈パワースペクトル解析〉

● R-R間隔変動の周波数解析法として，周波数別にパワー化し，交感・副交感神経活性を同時に定量化するパワースペクトル解析という方法もある.

● 低周波成分（LF：0.04～0.15Hz），高周波成分（HF：0.15～0.40Hz）に分類し，算出する.

● LFは副交感神経下での交感神経活性を反映し，HFは純粋な副交感神経活性を反映する.

● 心血管自律神経障害を有する糖尿病患者では，LF・HFと両方ともにパワーの低下を認める.

MIBG心筋シンチグラフィー

● 心筋シンチグラフィーとは，静脈に放射性同位元素を注射し，放出される放射線を撮影して，放射線量をコンピュータ処理して画像にし，心筋の血流やエネルギー代謝などをイメージングする検査である.

- 負荷検査が容易に行え，検査成功率がきわめて高い．
- 侵襲性が低く，腎機能に影響を与えにくい．
- 定量評価が可能である．
- ただし，検査費用が高価であり，放射線被曝の影響で核医学専用の設備・施設が必要となる．

ケアのポイント

シェロングテスト ・・・・・・・・・・・・・・・・・・・・・・・・・・・・
〈検査中〉
- 心拍数に影響するため，できるかぎり静かな環境で検査を実施し，検査中は患者と会話などをしない．
- 立位保持時には，何かにつかまったり寄りかかったりしないように説明する．
- めまいや目の前が暗くなる，吐気などの気分不快感の出現により転倒，転落が起こらないように注意し，看護師はすぐに支えられる位置で観察する．また，すぐに臥床できる環境で検査を実施する．

心拍数変動検査（R-R間隔検査）・・・・・・・・・・・・・・・
〈検査前〉
- 検査前は心拍に影響を及ぼすコーヒーやお茶の飲水，飲酒や喫煙は避けるように説明する．
- 検査前はできるかぎり安静にするように説明する．
- 筋電図が入らないように身体の力を抜くように説明する．衣服を持ち上げるのみでは腕や腋に力が入るため，上半身の衣服は脱いでもらう．
- 心電図検査時には，通常時に胸痛や動悸，胸部違和感などの自覚症状がないか問診を行う．

〈検査後〉
- 糖尿病患者では，胸痛などの症状が出ない無症候性心筋梗塞を起こす可能性があることを説明し，

少なくとも１年に１回の定期的な心電図検査が必要であることを説明する.

MIBG心筋シンチグラフィー

〈検査前〉

● 放射性薬剤を静脈注射した直後と，３〜４時間後の撮影がある.

● 食事制限はないが検査前の食事は早めにとり，その後検査終了までは食事をしないように説明する.

● 三環系抗うつ薬など心筋の集積を阻害する薬剤は休薬する必要があるため，お薬手帳などで内服薬を確認する.

その他

● 糖尿病心因性膀胱では尿回数の減少，排尿困難，残尿感を確認する.

● 膀胱内圧測定では尿意を感じたらすぐに知らせてほしいことと，なるべく我慢してから排尿するように説明する. また，検査中は腹圧が上がるため，咳をしたり身体を動かしたりしないように説明する.

● 勃起障害（ED）ではエレクチオメータやスタンプ法などの検査もあるが，糖尿病の罹患期間や血糖コントロール状態，合併症の有無，精神的なストレスなど患者の生活状況とあわせて診断される. 諦めや羞恥心などから医療者へ言い出せないでいる患者が多いため，患者との会話からEDが予測される場合には医療者からはたらきかけるなど，患者が話しやすい環境を整えることが重要である.

◆引用文献
1) Vinik AI et al：Diabetic autonomic neuropathy. Diabetes Care 26(5)：1553-1579, 2003

自律神経障害

糖尿病網膜症を評価するための検査

目的

* 糖尿病網膜症の評価・治療方針を決定する.
* 糖尿病網膜症が進行すると高度の視力障害・失明に至るため, 眼科での定期的な検査・診察により進行状況を把握し, 視機能維持に必要な治療方針決定の手がかりとする.

おさえておきたいポイント

● 糖尿病により網膜細小血管障害が起こり, 糖尿病網膜症が発症する.

種類

● 一般的な視力・眼圧・細隙灯顕微鏡検査に加え, 眼底診察 (特殊なレンズや写真撮影をして網膜を診察) および蛍光眼底造影検査 (FAG), 光干渉断層計 (OCT) がある.

検査の流れ

● 眼底検査は基本的に, 散瞳状態で受けるものである.

● 検査に使用する点眼薬は, 緑内障発作を誘発するなど, 使用に注意を要する場合もある. 検査室で視力・眼圧測定後, いったん診察室で医師が眼球の状態を診察してから, 散瞳薬の使用可否を判断, 指示する.

● 医師の許可のもと, 散瞳薬を点眼する. この時, 点眼後は4〜5時間ほど羞明を感じピント調節が不能になるため, とくに車の運転などは控えるよう患者に説明することが重要である.

● 点眼から約30分後, 看護師が散瞳状態を確認できれば改めて眼底検査の診察や検査室で眼底撮影

などが行われる.

方法・評価

蛍光眼底造影検査 (FAG)

- 造影剤で網膜の血管をより詳細に描出し,血流の状態を評価し,糖尿病網膜症の病期を判定する.
- 検査薬はフルオレセイン色素を造影剤として用いる.
- 腕の静脈に確保した点滴ルートの側管から造影剤を注入すると,心臓→大動脈→眼動脈を経て数十秒で脈絡膜・網膜の血管に入る.この時に特殊フィルターを入れた眼底カメラでシャッターを押すと,網膜血管・色素上皮および脈絡膜の循環状態が白黒写真として撮影される.
- FAG写真では血管と血管外に漏れた造影剤が白く写り,血管が閉塞して造影剤が充盈(じゅうえい)していない部分や出血は黒く写る.この状態を時間経過とあわせて確認する (**図1**).

光干渉断層計 (OCT)

- とくに網膜黄斑部の形態をとらえる.
- 短時間,無痛,場合により無散瞳でも行えるため,FAGよりも低侵襲で,外来診察においては通常

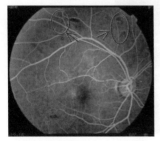

図1◆FAG画像
通常の眼底写真では見つけられない微小な血管漏出を認める (赤色矢印).

の経過観察にも適している.

- FAGは眼底を正面から面状に観察するのに対し, OCTでは網膜の断層画像を撮影・観察できる利点がある.
- そのためOCTでは, 病巣が網膜のどの層にあるのか深さを確認することができ, さらには連続撮影して得た断層像を一連に再構成して立体画像をつくることができるため, 患者に対して, よりわかりやすい説明を行うことができる (**図2, 3**).

ケアのポイント

精密眼底検査 ....
〈検査前〉

- 眼底検査には検査前に散瞳薬を使用する. 散瞳薬は緑内障患者に禁忌であり, 白内障や反対側の眼が失明している場合には相対禁忌である. 使用前には既往歴を問診する必要がある.
- 散瞳薬の効果は4〜5時間持続する. そのため, 検査後は羞明感やピントが合わせにくくなることで視力の低下を感じる. **検査後は車や自転車の運**

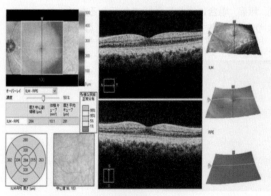

図2◆正常眼底の黄斑部OCT画像
水平方向断面 (上) と垂直方向断面 (下).

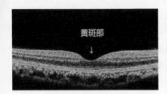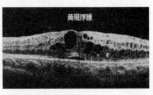

黄斑部

黄斑浮腫

図3◆正常な網膜黄斑部（左）に対し，網膜内に血液成分が漏出して黄斑部に溜まった状態（右）
FAGで黄斑浮腫の範囲を確認して，OCTではその程度（深さや網膜の厚み）を確認することができる.

転を禁止し，事前に通院手段も確認する. 検査後は必要時サングラスの使用を促し，歩行や作業には注意するように説明する.
- 散瞳薬点眼時は手指消毒を行い，点眼薬の先端が眼瞼や睫毛にあたらないようにする.
- 点眼後，眼から流れたものは清潔なガーゼやティッシュペーパーで拭き取る.
- 散瞳薬点眼後20〜30分で効果が得られる. 検査に十分な散瞳が得られているか確認する（瞳孔径7mm以上）.
- 散瞳薬の重大な副作用にアナフィラキシーショックがあるので観察を十分に行い，発疹や呼吸困難感，血圧低下，眼瞼浮腫などの症状に注意する.

〈検査後〉
- 検査後，急な頭痛，眼痛が起こった場合や，翌日になっても瞳孔が散瞳している場合，羞明感や視力低下が改善しない場合には，すぐに病院に連絡するか受診するように説明する.

蛍光眼底造影検査（FAG）
〈検査前〉
- 血圧のコントロールに注意し，検査前には血圧を測定する.

- 造影剤の副作用としてアナフィラキシーショックがあるため，十分に観察し，症状が出現した場合にただちに救急処置がとれるよう準備しておく．
- 検査前に水分を多めに摂取することで副作用の発生頻度が減少するといわれているため，水分摂取を促す（水分制限がないか確認する）．
- 以下の場合は検査中止となる．
  ・狭心症や心筋梗塞発症後6か月以内である．
  ・肝機能低下がある．

〈検査後〉

- 検査後は造影剤の排泄を促すため，多めに水分摂取するように説明する．
- 遅発性の副作用が出現する場合もあるため，発疹，瘙痒感，嘔気などの症状出現時や気分不快時には，すぐに病院への連絡や受診をするように説明する．
- 検査後は尿が黄色になるが，造影剤の影響であり心配ないことを説明する．

その他

- 無症状で進行する網膜症を早期発見するためには，定期的な眼底検査が重要である（表1）．
- 患者に検査の必要性を説明し，病期に合わせた適切なタイミングで眼底検査を受けることができるように指導する．
- たとえば，1回/年であれば，「誕生日がきたら眼科検診に行きましょう」など患者自身が忘れない

表1 ◆定期的な眼底検査の目安

正常（網膜症なし）	1回/6～12か月
単純網膜症	1回/3～6か月
増殖前網膜症	1回/1～2か月
増殖網膜症	1回/2週間～1か月

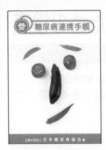

図4 ◆ 糖尿病連携手帳
文献 1) より引用

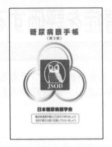

図5 ◆ 糖尿病眼手帳
日本糖尿病眼学会「糖尿病眼手帳」より

ように指導する.

● 眼科受診時には糖尿病連携手帳（**図4**）や糖尿病眼手帳（**図5**）を持参し, 検査結果を記載するように指導する.

● これらの手帳は専門医とかかりつけ医の連携や, 患者自身が検査結果から自身の身体の状態を把握するツールとなる.

● 看護師は定期的に患者とともに, 網膜症の進行がないかを確認する.

◆**引用文献**
1) 日本糖尿病協会
   https://www.nittokyo.or.jp/modules/patient/index.
   php?content_id=29 より 2019年9月1日検索
2) 日本糖尿病眼学会「糖尿病眼手帳」
   http://www.jsod.jp/techo/index.html より 2019年9月
   1日検索

Memo

糖尿病腎症を評価するための検査

目的

* 糖尿病による合併症の1つである腎症を評価する.
* 腎症の病期に応じ，進展抑制のためにできる治療・ケアを検討する.

おさえておきたいポイント

● 糖尿病腎症は，尿アルブミン値とeGFRを用いて病期を評価する.
● 腎症の病期により，食事療法，運動療法，薬物治療が異なる場合があるため，医師と治療方針について確認する.

方法・評価

● 血液検査を行って，腎機能＝推定糸球体濾過量（eGFR）を評価する.
● 早朝尿検査を行い，尿アルブミン値あるいは尿蛋白値を評価する.
● 糖尿病腎症の病期分類を表1に示す.

〈注意すべき点〉

● 尿アルブミン値は日を変えて測定し，3回中2回以上微量アルブミン尿が確認できれば，早期腎症と診断する.
● 日中の尿検査では誤差が増加する可能性があり，尿アルブミン値をスポット尿で検査する場合には早朝（午前中）に採取した尿検体を用いる.
● 尿アルブミン値の測定は，月経時の女性，過度の運動，過労・感冒などの状況では控える.
● 血尿を伴う，糖尿病網膜症がない（糖尿病罹患期間が短い），eGFR低下にくらべて尿アルブミン値あるいは尿蛋白値が低値である，突然の大量の

表1 ◆ 糖尿病性腎症病期分類2014[注1]

病期	尿アルブミン値 (mg/gCr)あるいは尿蛋白値 (g/gCr)	GFR (eGFR)(mL/分/1.73m²)
第1期(腎症前期)	正常アルブミン尿 (30未満)	30以上[注2]
第2期(早期腎症期)	微量アルブミン尿 (30～299)[注3]	30以上
第3期(顕性腎症期)	顕性アルブミン尿 (300以上)あるいは持続性蛋白尿 (0.5以上)	30以上[注4]
第4期(腎不全期)	問わない[注5]	30未満
第5期(透析療法期)	透析療法中	

注1：糖尿病性腎症は必ずしも第1期から順次第5期まで進行するものではない．本分類は，厚労省研究班の成績に基づき予後（腎，心血管，総死亡）を勘案した分類である（URL：http://mhlw-grants.niph.go.jp/, Wada T, Haneda M, Furuichi K, Babazono T, Yokoyama H, Iseki K, Araki SI, Ninomiya T, Hara S, Suzuki Y, Iwano M, Kusano E, Moriya T, Satoh H, Nakamura H, Shimizu M, Toyama T, Hara A, Makino H ; The Research Group of Diabetic Nephropathy, Ministry of Health, Labour, and Welfare of Japan. Clinical impact of albuminuria and glomerular filtration rate on renal and cardiovascular events, and all-cause mortality in Japanese patients with type 2 diabetes. Clin Exp Nephrol. 2013 Oct 17. [Epub ahead of print])

注2：GFR 60mL/分/1.73m²未満の症例はCKDに該当し，糖尿病性腎症以外の原因が存在し得るため，他の腎臓病との鑑別診断が必要である．

注3：微量アルブミン尿を認めた症例では，糖尿病性腎症早期診断基準に従って鑑別診断を行った上で，早期腎症と診断する．

注4：顕性アルブミン尿の症例では，GFR 60mL/分/1.73m²未満からGFRの低下に伴い腎イベント（eGFRの半減，透析導入）が増加するため注意が必要である．

注5：GFR 30mL/分/1.73m²未満の症例は，尿アルブミン値あるいは尿蛋白値に拘わらず，腎不全期に分類される．しかし，特に正常アルブミン尿・微量アルブミン尿の場合は，糖尿病性腎症以外の腎臓病との鑑別診断が必要である．

【重要な注意事項】本表は糖尿病性腎症の病期分類であり，薬剤使用の目安を示した表ではない．糖尿病治療薬を含む薬剤特に腎排泄性薬剤の使用に当たっては，GFR等を勘案し，各薬剤の添付文書に従った使用が必要である．

文献1）より転載

蛋白尿を示す，といった患者では，糖尿病以外の腎機能障害の可能性がないかを考える．

● 高齢で筋肉量が少ない患者では，血清クレアチニン値によるeGFR評価では過大評価（実際の腎機能よりもよい検査結果になる）となる可能性があり，その場合にはシスタチンCによる評価も考慮する．

尿中アルブミン ···

- 看護師は尿中アルブミンとeGFRの変化を確認し，病期を把握する．
- 尿蛋白では早期腎症の把握が困難であるため，尿中アルブミン値（微量アルブミン尿）を確認する．また，その必要性を患者にも説明する．

ヘモグロビン ···

- 第3期以降になると腎性貧血が出現しやすくなるため，ヘモグロビン値を確認し，ふらつきや呼吸困難感などの貧血症状もあわせて確認する．
- 貧血が進行している場合にはHbA1c値と平均血糖値が乖離するため，血糖値の評価にはグリコヘモグロビンを確認する．

尿素窒素，血清クレアチニン ·····················

- 第4期では尿素窒素，血清クレアチニン値が上昇し，尿毒症症状が出現する．患者に出現している症状を確認する．
- 溢水により体重増加や浮腫の増加，呼吸困難感の出現や悪化がないか確認する．

血清カリウム ···

- 腎機能低下に伴い電解質調節が障害されるため，ナトリウムやカリウム，クロールの値を確認するとともに，倦怠感や足のつりやすさなどの自覚症状も確認する．カリウム値が高値となった場合には，心電図変化に注意が必要である．
- カリウム値が高値の場合，腸管でのカリウムの吸収を抑制する高カリウム血症治療薬が開始される．服用しにくい薬剤であるため，専用のフレーバーを使用するなどの工夫が必要である．また，自己中断につながる場合もあるため，服用状況を

確認していく.

● カリウム値が高値の場合には, 食事がカリウムの多い内容になっていないか確認する. また, カリウムが含まれる食材の理解や食事の工夫について管理栄養士と連携しながら指導する.

血清リン

● 腎機能低下に伴い, 尿中へのリンの排泄機能が低下し高リン血症となるため, 血清リン値を確認する.

● リンは, 体内のカルシウムと結合して骨を丈夫にするため, 高リン血症が持続することで骨がもろくなり骨折しやすくなる.

● リンとカルシウムが骨以外の血管などに沈着して動脈硬化を進行させるため, 脳梗塞や心筋梗塞のリスクも高まる.

● 高リン血症治療薬は消化管内でリンと結合してリンの吸収を抑制する. 服用のタイミングが食直前や食直後であるため, 服用方法を指導する.

血圧

● 腎機能低下に伴い, 血圧調整機能が障害される. 高血圧は糸球体の硬化を進め腎症の進行を助長するため, すべての病期で血圧コントロールが必要である.

● 来院時の血圧の確認に加え, 家庭血圧の確認が必要となる (白衣高血圧やさまざまな要因で血圧が変動し, コントロール状況の判断が難しいため).

● 血圧の数値だけでなく, 自宅で正しく血圧測定ができているか, 血圧測定方法の確認や降圧薬の服薬状況, 食塩制限の実施状況などを確認し, 患者自身がセルフモニタリングできるように指導する.

胸部X線 ·····

● 溢水状態から心不全を引き起こす危険性がある.

● 体重や浮腫の増加, 息切れや起坐呼吸の状態を確認するとともに, 胸部X線で心胸郭比 (CTR) や肺水腫, 胸水の所見を確認する.

その他 ·····

● 24時間蓄尿で得られる推定の蛋白排出量やナトリウム量の結果は, 食事療法に活用できる. 食事の影響を大きく受けるため, 蛋白排出量やナトリウム量が低下していた場合には患者の努力が検査結果に反映されていることを伝え, 行動が継続できるように支援する.

◆**引用文献**

1) 糖尿病性腎症合同委員会報告：糖尿病性腎症病期分類2014の策定 (糖尿病性腎症病期分類改訂) について. 糖尿病 57 (7)：529-534, 2014

Memo

....

....

....

....

....

....

....

....

動脈硬化を評価するための検査

目的

*糖尿病患者の主要な死因として，虚血性心疾患や脳梗塞などの血管障害がある．
*動脈硬化の有無や程度を評価する．適切な治療を行うことで，それらの発症を予防することができる．

おさえておきたいポイント

● 糖尿病では，非糖尿病と比較して，冠動脈疾患や脳血管障害などの動脈硬化性疾患の頻度は3〜4倍に上昇する．

● 動脈硬化の進展度を把握し，それに応じた治療を行うことは，心血管疾患を予防することにつながる．

● それは，健常人と同様なQOLを保ち，健常人と変わらない寿命をまっとうすることにおいて重要である．

● 全身の動脈硬化性変化を評価するために確立された検査として，足関節上腕血圧比（ABI），脈波伝播速度（PWV），心臓足首血管指数（CAVI），頸動脈超音波検査などがある．

● ABIは末梢動脈疾患（PAD）の診断および重症度の評価に有用である．

● PWVは区域的な動脈スティフネスを測定することにより，機能的な血管障害の評価に有用である．

● PWVは血圧の影響を受けるが，血圧の影響を受けにくい機能的血管障害の検査としてCAVIがある．

● 頸動脈超音波検査は，非侵襲的に粥状動脈硬化を形態学的に評価するのに有用な検査である．

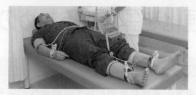

図1◆ABIの測定　　文献1）より引用

$$ABI = \frac{足関節収縮期血圧（mmHg）}{上腕収縮期血圧（mmHg）}$$

表1◆ABIの評価方法

評価基準	評価
ABI ≦ 0.9	狭窄または閉塞の疑い
ABI ≦ 0.8	高率で狭窄または閉塞の疑い
0.5 ＜ ABI ＜ 0.8	閉塞が1か所ある可能性
ABI ≦ 0.5	閉塞が複数か所ある可能性
1.3 ≦ ABI	動脈石灰化の疑い

Memo

....

....

....

....

....

....

....

....

方法・評価

足関節上腕血圧比（ABI），脈波伝播速度（PWV）…

● 臥位となり，両上腕側と両足関節に血圧計のカフ，両手首に心電図の電極，胸に心音マイクを装着し，上腕と足首の血圧を測定する（**図1**）．

〈足関節上腕血圧比（ABI）〉

● 足関節で測定された収縮期血圧を上腕収縮期血圧（左右高いほうを用いる）で除した比で算出される．評価方法を**表1**に示す．

〈脈波伝播速度（PWV）〉

● 脈動を体表面2か所で記録し，2点間の距離と脈動の時間差からPWVを算出する．

● 上腕動脈—大腿動脈間PWV（ba-PWV）では，ba-PWV 18m/秒が心血管症の予後不良の基準として提唱されている．

頸動脈超音波検査 ……………………………

● 臥位または坐位の状態で，超音波診断装置を用いて総頸動脈，内頸動脈，外頸動脈における内膜中膜複合体厚（IMT）を測定する（**図2**）．

● 狭窄があれば，その狭窄率を測定する．

● IMTが1.1mm以上の際に異常肥厚とし，プラークと定義する．

● 左右総頸動脈，頸動脈洞，内頸動脈における最大のIMT厚を最大内膜中膜複合体厚（max IMT）とする．

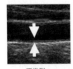 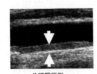

正常例　　　　　　IMT肥厚例

図2◆総頸動脈における IMT の測定　　文献1）より引用

- 頸動脈の複数点のIMTの平均値を平均内膜中膜複合体厚（mean IMT）とする.
- 内頸動脈に50％以上の狭窄を認めれば，NASCET法やECST法で測定する.

ケアのポイント

足関節上腕血圧比（ABI）

〈検査前〉

- ABIはシャントがある場合や血圧測定禁止部位がある場合には，禁忌となるか別の方法で測定することがあるため，検査前に確認する.
- 高度の中膜石灰化（メンケベルク型動脈硬化）がある場合には，動脈が十分に圧縮できず偽高値となることがある. その場合には，石灰化が少ない第1足趾の血圧を測定する足趾上腕血圧比（TBI）を実施する.

脈波伝播速度（PWV）

- 高血圧を合併した患者の場合，数値が高く出る可能性があるため，注意して評価する.

頸動脈超音波検査

- 頸動脈超音波検査でIMT 1.1mm以上の場合には，脳血管障害や虚血性心疾患のリスクが高いことを説明する.

血管造影検査

〈検査前〉

- 血管造影検査は，侵襲的な検査である. 検査の目的や内容，合併症に関しての説明を患者が十分に理解できているか確認し，不足があれば説明する.
- 抗血栓薬（抗凝固薬，抗血小板薬）を投与されている場合，医師の指示どおり休薬されているかを確認する.

● 血管造影検査では，ヨード造影剤を使用する．ヨード造影剤のアレルギーの有無や腎機能，気管支喘息や甲状腺機能亢進症の既往を確認する必要がある．

● ヨード造影剤使用時には，腎機能低下によりビグアナイド薬（メトホルミン塩酸塩）の排泄低下が生じ，乳酸アシドーシスを起こす可能性があるため，ビグアナイド類を検査の前後2日間は休薬とする．

● 検査前にはビグアナイド薬の服用の有無を確認する．また，確実に休薬し，検査後再開できるように患者の服薬管理状況をアセスメントし，患者指導を行う必要がある．

● 検査当日は，造影剤の副作用で嘔吐した時の誤嚥予防や消化管の腸蠕動亢進を防ぐため，絶飲食となる．

● 脱水は循環器系への負担，造影剤の腎排泄不良，血管穿刺困難などを引き起こすため，脱水に注意する．

● 低血糖にも注意が必要である．

〈検査中，検査後〉

● 合併症の早期発見のために以下の観察を行う．
・圧迫固定の状態，出血，血腫の有無，疼痛，足背動脈の触知，足のしびれ，冷感，チアノーゼ，胸部の違和感，胸痛の有無，尿量

● 嘔気，熱感，発赤，かゆみなど，造影剤の副作用の症状がないか観察する．

その他 ……………………………………………

● 動脈硬化性疾患では末梢動脈性疾患（PAD）が多い．検査とあわせて観察・問診が重要である．下肢の冷感，しびれの有無，間欠性跛行，疼痛や潰瘍の症状を観察する（Fontaine分類；**表2**）．

● 動脈の触診では大腿動脈，膝窩動脈，後脛骨動脈，
　足背動脈を行うが，左右差の有無の確認が重要で
　ある．また，足の皮膚温，色，変形，足の太さや
　脱毛の有無や左右差も観察する．

表2 ◆ Fontaine分類

I度	軽度	冷感，しびれ
II度	中等度	間欠性跛行
III度	高度	安静時疼痛
IV度	重度	潰瘍，壊死

◆ 引用文献
1) 金子貴美江：動脈硬化（糖尿病大血管障害）．糖尿病看護
　ビジュアルナーシング（平野勉監，柏崎純子編），p180，
　学研メディカル秀潤社，2015

◆ 参考文献
1) 日本脳神経超音波医学会ほか：超音波による頸動脈病変
　の標準的評価法2017，p27，2017
　https://www.jsum.or.jp/committee/diagnostic/pdf/
　jsum0515_guideline.pdfより2019年12月16日検索

Memo

....

....

....

....

....

....

....

....

第1章

糖尿病・代謝内科領域の看護ケア

糖尿病の食事療法
糖尿病の食事療法の基本

目的

* 糖尿病患者が，健常人同様の日常生活を送るために必要な栄養素を摂取する．
* エネルギー摂取量を適正化することにより，肥満を是正しインスリン作用不足を解消して，合併症の発症予防や進展を抑制する．

おさえておきたいポイント

● 糖尿病の治療は，食事療法，運動療法，薬物療法を基本とする．

● そのなかでも食事療法は，インスリン依存状態，非依存状態にかかわらず，すべての糖尿病患者において治療の基本となり，患者自身が行わなければならない治療法である．

● 食事療法を実践することにより，総エネルギー摂取量が適正化され，体内におけるインスリン作用不足を解消し，血糖コントロールが改善される．

● 糖尿病の食事は特別な食事ではなく，健康長寿食といわれている．

● 過食や偏食を控え，1日に必要なエネルギー量の中で炭水化物，タンパク質，脂質，ビタミン，ミネラルを過不足なく，バランスよくとることが大切である．

糖尿病の食事の基本

● 糖尿病の食事において，食べてはいけない食品はなく，健康食品やサプリメントを含め "糖尿病が治る" という食品もない．

● 特定保健用食品（トクホ）も予防の手段として期

待できるもので，糖尿病が治るわけではない．

● 糖尿病の食事療法は，以下の３つを基本とし，特別なことをする必要はない．

① 患者個々に適した適正なエネルギー量の食事とする．

② 栄養バランスのよい食事とする．

③ 規則正しく，３食均等に，ゆっくり食べる．

患者個々に適した総エネルギー摂取量の食事 ……

● 日常生活に必要なエネルギー摂取量を確保し，過剰な摂取にならないように注意することが重要である．

● 患者の年齢，性別，合併症，身体活動量などを考慮し，個々の患者に適した１日の総エネルギー摂取量が決定される．

● 総エネルギー摂取量の目安の算出方法を**図1**に示す．

| 総エネルギー摂取量
(kcal/日) | = | 目標体重(kg)[*1] | × | エネルギー係数
(kcal/kg) |

<目標体重 (kg) の目安>
　総死亡が最も低いBMIは年齢によって異なり，一定の幅があることを考慮し，以下の式から算出する．
　　　65歳未満：[身長(m)]²×22
　　　65歳から74歳：[身長(m)]²×22〜25
　　　75歳以上：[身長(m)]²×22〜25[*2]
　　※2：75歳以上の後期高齢者では現体重に基づき，フレイル，(基本的)ADL低下，併発症，体組成，身長の短縮，摂食状況や代謝状態の評価を踏まえ，適宜判断する．

<身体活動レベルと病態によるエネルギー係数 (kcal/kg)>
　　①軽い労作（大部分が坐位の静的活動）：25〜30
　　②普通の労作（坐位中心だが通勤・家事，軽い運動を含む）：30〜35
　　③重い労作（力仕事，活発な運動習慣がある）：35〜
　　高齢者のフレイル予防では，身体活動レベルより大きい係数を設定できる．また，肥満で減量を図る場合には，身体活動レベルより小さい係数を設定できる．いずれにおいても目標体重と現体重との間に大きな乖離がある場合は，上記①〜③を参考に柔軟に係数を設定する．

※1 原則として年齢を考慮に入れた目標体重を用いる．

図1 ◆総エネルギー摂取量の目安の算出方法

栄養バランスのよい食事 ……………………

- 栄養バランスのよい食事とは，五大栄養素（炭水化物，タンパク質，脂質，ビタミン，ミネラル；**図2**）がバランスよく含まれた食事のことである．
- 食後の血糖上昇抑制に有効である食物繊維も不足しないようにする．
- 具体的には，毎食に主食（炭水化物），主菜（蛋白質），副菜（ビタミン，ミネラル）を取り揃えるようにする．
- バランスのよい食事の例を**図3**に示す．

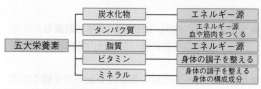

図2◆栄養素の種類とはたらき

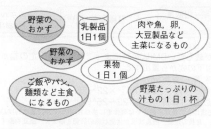

図3◆バランスのよい食事例

Memo

〈各栄養素のはたらき〉

①炭水化物

● 炭水化物は，ヒトの消化酵素で消化される「糖質」と，消化されない「食物繊維」をあわせた栄養素の総称である．

● 糖質は1gで4kcalのエネルギーを産生する．脳ではブドウ糖がおもなエネルギー源になるため，極端に不足しないようにする．

● 逆に，過剰摂取は体脂肪として蓄積されるため，肥満をまねく．

②タンパク質

● タンパク質は，筋肉や臓器など身体を構成する重要な成分で，酵素，ホルモン，免疫抗体などの原料にもなる．

● タンパク質は1gで4kcalのエネルギーを産生する．タンパク質が不足すると，筋肉量の減少や免疫能の低下，発育障害などが起こる．

● 逆に，タンパク質の過剰摂取は腎臓に負担をかける．

③脂質

● 脂質は1gで9kcalのエネルギーを産生し，炭水化物，蛋白質，脂質のうちもっとも高エネルギーである．

● 脂質の過剰摂取はエネルギー過多につながり，肥満や生活習慣病の原因となりやすい．

● 逆に，脂質の不足はエネルギー不足になるほか，血管や細胞膜が弱くなったり，皮膚炎の原因にもなる．

Memo

④ビタミン

- ●ビタミンは，生命活動を維持するために必要不可欠な微量栄養素で，脂溶性ビタミン4種類と水溶性ビタミン9種類の13種類に分類され（**表1**），糖質，タンパク質，脂質の代謝を円滑に行わせる．

⑤ミネラル

- ●ミネラルはビタミン同様，生命活動を維持するために必要不可欠な微量栄養素で，体内で合成することができないため，食事から摂取することが必須であり，必須ミネラルとして16種類が知られている（**表2**）．

表1◆ビタミンの種類

脂溶性ビタミン	ビタミンA，ビタミンD，ビタミンE，ビタミンK
水溶性ビタミン	ビタミンB₁，ビタミンB₂，ビタミンB₆，ビタミンB₁₂，ナイアシン，葉酸，パントテン酸，ビオチン，ビタミンC

表2◆必須ミネラルの種類

主要ミネラル	ナトリウム（Na），カリウム（K），カルシウム（Ca），マグネシウム（Mg），リン（P），硫黄（S），塩素（Cl）
微量元素	鉄（Fe），亜鉛（Zn），銅（Cu），マンガン（Mn），ヨウ素（I），セレン（Se），クロム（Cr），モリブデン（Mo），コバルト（Co）

〈栄養素の配分〉
①三大栄養素の比率

- ●糖尿病の食事療法における三大栄養素の比率は，患者個々の食習慣に配慮する必要があるが，糖尿病診療ガイドラインでは「炭水化物50〜60%エネルギー，タンパク質20%エネルギー以下を目安とし，残りを脂質とするが，脂質が25%エネルギーを超える場合は，多価不飽和脂肪酸を増やすなど，脂肪酸の構成に配慮をする」とされている[1]．

②食物繊維

● 食物繊維には食後の高血糖，高インスリン血症の抑制効果や，コレステロールの腸管吸収抑制効果があり，炭水化物摂取量とは無関係に20g/日以上を目標とする．

③脂質摂取量

● 高脂肪食はインスリン抵抗性をもたらす原因になり，肥満の原因にもなる．

● 糖尿病診療ガイドラインでは，「糖尿病における脂質摂取比率は20～30％エネルギーとし，SFA（飽和脂肪酸）摂取比率は7％エネルギー以下とするが，脂質の比率が25％を超える場合は，SFAを減じるなど脂肪酸組成に留意する」とされている[2]．

● すなわち，飽和脂肪酸（動物性脂質）を控え，一価不飽和脂肪酸（植物性脂質）や多価不飽和脂肪酸（植物性，魚油性脂質）を摂取するようにする．

④食塩相当量

● 食塩の摂取は高血圧や心血管疾患の予防から，成人男性8.0g/日，成人女性7.0g/日未満を目標とし，高血圧や腎症を合併している場合は6.0g/日未満を目標とする．

● 食塩の過剰摂取は合併症のリスク上昇のみならず，食欲亢進作用により過食をまねく可能性もある．

Memo

....

....

....

....

規則正しく３食均等にゆっくり食べる……

● 食事療法を効果的に行うためには，１日３食を基本とする．

● １日の指示エネルギーを朝食，昼食，夕食の３回の食事にほぼ均等に分割することが望ましい．

● 食事時間も一定の時間を空けて規則的にとり，欠食しないことが重要である．

● 間食は食事と食事の間に食べるため，血糖値が下がりきらないうちに次の食事をすることになり，食後高血糖となりやすい．

● 間食することにより，膵臓がインスリンを分泌するため，膵臓を疲弊させ，インスリン分泌能が低下する原因にもなる．

● 早食いは満腹感を得にくく，過食の原因となり，肥満になりやすい．

● 規則正しい食習慣は，食後の血糖変動を少なくし，高血糖や低血糖を避けることに役立つ（**図4**）．

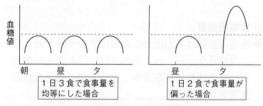

図4◆１日３食と２食の場合の血糖変動の違い

◆**引用文献**
1) 日本糖尿病学会編・著：糖尿病診療ガイドライン2019，p38，南江堂，2019
2) 日本糖尿病学会編・著：糖尿病診療ガイドライン2019，p41，南江堂，2019

糖尿病の食事療法
食品交換表

目的

* 食品交換表は同じ表内の同一単位の食品は似たような成分で構成されているため，簡単で理想的な栄養バランスを保ちながら食事内容を多彩にするために用いる.

おさえておきたいポイント

● 食事療法を行う際に，何を，どのくらい食べたらよいか，わからないことが多い.

● 日本糖尿病学会が作成した「糖尿病食事療法のための食品交換表」は，誰でも簡単に糖尿病の食事療法が実践できるようにつくられた本である.

● 食品交換表（**表1**）は，食品をおもに含んでいる栄養素により6つの表と調味料に分類し，80kcalを1単位として，それぞれの食品1単位分の重さ（g）を示している.

表1 ◆ 食品分類表

	食品の種類	多く含む栄養素	1単位（80kcal）あたりの栄養素の平均含有量		
			炭水化物（g）	蛋白質（g）	脂質（g）
表1	穀物，いも，炭水化物の多い野菜と種実，豆（大豆を除く）など	炭水化物	18	2	0
表2	果物		19	1	0
表3	魚介，大豆とその製品，卵，チーズ，肉	蛋白質	1	8	5
表4	牛乳と乳製品（チーズを除く）		7	4	4
表5	油脂，多脂性食品（ベーコン，バラ肉など）	脂質	0	0	9
表6	野菜（炭水化物の多い一部の野菜を除く），海藻，きのこ，こんにゃく	食物繊維ビタミン・ミネラル	14	4	1
調味料	みそ，みりん，砂糖など		12	13	2

文献1）p.13より改変

- それぞれの表から指示された単位の食品を選ぶことにより，適正なエネルギーで，栄養バランスのよい食事を摂取することが可能になり，自分の好みに応じて献立を自由に組み合わせることができる．

食品交換表の使い方

食品交換表の原則 …………………………
①1単位を80kcalとする
- 日常の生活でよく食べる量が80kcalまたはその倍数になっているため，1単位を80kcalとしている．

②同じ表の中の食品同士を交換する
- 食品交換表は，食品をおもに含んでいる栄養素により分類されているので，異なる表の食品はエネルギーが同じであっても含まれている栄養素が異なるため，基本的には交換できない（図1）．
③同じ表の食品を同じ単位ずつ交換する

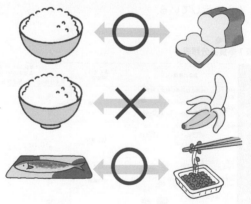

図1◆食品の交換

文献1）をもとに作成

● 同じ表の食品は，1単位中のエネルギーと栄養素がほぼ同じになっているので，どの食品でも同じ単位で交換できる．

食品交換表の使い方 ··································

①1日の指示単位を求める

● 主治医より指示されたエネルギーを1単位の80kcalで割り，1日の指示単位を求める．
　　例：指示エネルギーが1,600kcalの場合，
　　　　1,600kcal÷80＝20単位となる．

②どの表から何単位とるかを決める

● 主治医は患者の肥満度，合併症，嗜好，食習慣を考慮しながら，炭水化物の割合を60％，55％，50％から選択する（**表2**）．

表2 ◆ 1,600kcal（20単位）の炭水化物60％，55％，50％の1日の単位配分例

炭水化物の割合	1日の各表の指示単位						
	表1	表2	表3	表4	表5	表6	調味料
60％	10	1	4.5	1.5	1	1.2	0.8
55％	9	1	5	1.5	1.5	1.2	0.8
50％	8	1	6	1.5	1.5	1.2	0.8

文献1）p.29，31，33より改変

● 炭水化物の割合を55％や50％と選択した場合，蛋白質の割合が標準体重1kgあたり1.2gを超えてしまうことがあり，腎症3期以降の患者には不適切な場合がある．
● 炭水化物の割合が決まったら，配分例を参考にして単位配分を決める．

③②で配分された単位数を，朝，昼，夕，間食へ配分する

● なるべく3食均等になるように配慮する（**表3**）．

表3 ◆ 1,600kcal（20単位）の炭水化物60％の各食事の配分例

	表1	表2	表3	表4	表5	表6	調味料
朝食	3		1			0.4	
昼食	3	1	1.5	1.5	1	0.4	0.8
夕食	4		2			0.4	
間食	－		－		－	－	－

文献1）p29より改変

● 表1の食品分類表中の「表2」の果物，「表4」の
　乳製品に関しては，患者の食習慣，嗜好にあわせ，
　間食にしてもかまわない．

◆引用文献
1）日本糖尿病学会 編・著：糖尿病食事療法のための食品交
　換表，第7版．p13, 15, 29, 31, 33，日本糖尿病協会・
　文光堂，2013

Memo

糖尿病の食事療法
カーボカウント

目的

* 食事中の炭水化物の量を把握し，食後の血糖値を調整する．
* 食事の炭水化物の量とその炭水化物を代謝するために必要なインスリンの量を知ることにより，食後の血糖値を安定させる．

おさえておきたいポイント

● カーボカウントは，糖尿病の食事療法の1つである．
● 食後の急激な血糖上昇に大きく関与しているのが炭水化物であることから，エネルギー計算はせず，食事中の炭水化物の量を計算して，食後の血糖を管理する方法である．
● 血糖変動が大きい患者，外食や中食が多い患者，食事の自由度を上げたい患者に適している食事療法である．
● 炭水化物は糖質と食物繊維で構成され，食物繊維はヒトの消化酵素では消化吸収されないため，血糖値には影響を与えない．
● そのため，実際にカーボカウントでカウントするのは糖質であるが，ほとんどの食品で食物繊維は少量であり，炭水化物≒糖質として考えて問題はない．

Memo

- カーボカウントには，基礎カーボカウントと応用カーボカウントの2つがある．
- 基礎カーボカウントは，毎食の糖質摂取量を一定にすることで血糖値の乱高下を防ぎ，食後の血糖値を安定化させることを目的とし，すべての糖尿病患者が適応となる．
- 応用カーボカウントは，食事中の糖質の摂取量と食前のインスリン量を調整し，食後の血糖値をコントロールすることを目的とし，1型糖尿病患者や，強化インスリン療法中の2型糖尿病患者が適応になる．

カーボカウントの使い方

- 米国では1カーボを糖質15gとしているが，わが国では糖質10gを1カーボとしている場合が多い．
- これは，食品交換表の1単位が80kcalで糖質20gに相当することから，1カーボ糖質10gのほうが計算しやすくなっている．
- 本書でも糖質10gを1カーボとし，最小量は0.5カーボ単位で数える．
- 応用カーボを行う際は，インスリン/カーボ比(ICR)または糖質/インスリン比(CIR)を用いて計算するが，本書ではICRで説明する．

Memo

....

....

....

....

....

....

【指示エネルギー 1,800kcal の場合】

炭水化物の目標量を指示エネルギー60%とした場合…

① 1,800 kcal × 60 % = ② 1,080 kcal

1日の炭水化物量は ② 1,080 kcal ÷ 4 kcal = ③ 270 g

炭水化物1gから4kcalのエネルギーがつくり出されるため

1食の炭水化物量は ③ 270 g ÷ 3食 = ④ 90 g

カーボ数に換算すると ④ 90 g ÷ 10 = ⑤ 9 カーボ

炭水化物10g＝1 カーボ

図1 ◆指示エネルギーのカーボ数への換算

①1日の糖質摂取量を求める

● 主治医より指示された1日のエネルギー量と炭水化物の割合をかけて4で割り，1日の糖質摂取量を求める.

②1日の糖質摂取量を3食均等に配分する

③食事中の糖質量をカーボ数に換算する

● 指示エネルギーをカーボに換算するまでを**図1**に示す.

Memo

....

....

....

....

....

....

....

....

④食事中の糖質の量を計算する

● 食事中の糖質の量を求める簡易計算式を**表1**に示す.

表1 ◆ 食事中の糖質の量を求める簡易計算式

	主食		副食
1食中に含まれる糖質の量 =	米飯 もち・パン ゆで麺・イモ類 乾麺	重量の40% 重量の50% 重量の20% 重量の70%	+ 20g

文献 1) より一部改変

⑤インスリン/カーボ比(ICR)を求める

● インスリン/カーボ比(ICR)とは,1カーボ(糖質10g)の食品を食べるのに必要な超速効インスリン量である.

〈50ルール〉

● 以下の計算式で求める.

ICR = 1日の総インスリン量(TDD)÷50

・たとえばTDDが50単位であれば,50÷50=1単位で,10gの炭水化物を食べるのに1単位のインスリンが必要となる.

・そのため,1食の炭水化物量が60gの食事では,6単位の超速効型インスリンを打てば3〜4時間後に食前血糖に戻っていると考える.

⑥インスリン効果値を求める

● 高血糖を是正するためのインスリンを補正インスリンと呼び,1単位の超速効インスリンを打つことにより血糖の下がる値をインスリン効果値という.

〈1,700ルール〉

● 以下の計算式で求める.

インスリン効果値＝ 1,700 ÷ TDD

・たとえばTDDが50単位であれば，1,700÷50＝34で，端数が出た場合は低血糖予防の観点から切り上げる.

・1日の総インスリン量が50単位であればインスリン効果値が40で，1単位の超速効インスリンを打つことにより約3～4時間後に血糖値が40mg/dL低下すると考える.

● カーボカウントによるインスリン量の計算例を**図2**に示す.

> TDD30 単位の場合
> インスリン / カーボ比：0.6 　　インスリン効果値：57
> 　食前血糖値 260mg/dL 　　　目標血糖値：120mg/dL
> 　食事中の炭水化物量 72 g

インスリン / カーボ比：0.6

> 食事中のカーボ数：7 カーボ
> 7×0.6＝4.2≒4 単位

インスリン効果値：57

> 260－120＝140mg/dL 血糖値を下げる
> 140÷57＝2.4≒2 単位

> 4 ＋ 2 ＝ 6 　　合計 6 単位のインスリンを打って食事をする

インスリン / カーボ比やインスリン効果値は患者個人個人によって異なるので，個々に設定する.

インスリンの効き方の傾向

インスリンの効き方が時間帯によって違う
・早朝～午前中　　→　　効きにくい時間
・午後　　　　　　→　　効きやすい時間
インスリンの効きやすい日
・運動量（活動量）の多い日や運動した翌日（運動効果は 3 日以内に低下）
・食事量が少ない日，気温が高い日など
インスリンの効きにくい日
活動量の少ない日，食事量が多かった日，気温の低い日，ストレスがかかった日
感冒などで熱のある日，（女性は）月経の始まる前 1 週間など

図2◆カーボカウントによるインスリン量の計算例

文献2）より引用

・インスリン/カーボ比やインスリン効果値は患者個人個人によって異なるので，個々に設定する．
・インスリンの効き方の傾向を**図2**に示す．

◆引用文献
1) 黒田暁生ほか：カーボカウントと糖質摂取．糖尿病　59 (1)：24-26，2016
2) 日本糖尿病学会 編・著：[医療者のための] カーボカウント指導テキスト「糖尿病食事療法のための食品交換表」準拠．2017，p40，文光堂，2015

Memo

....

....

....

....

....

....

....

....

....

....

....

....

....

糖尿病の食事療法
妊娠糖尿病の食事療法

目的

* 良好な血糖コントロールを行うための食事療法が基本となる.
* 制限をするというよりは, 適切な栄養素を適切な量摂取することが重要となる.

おさえておきたいポイント

必要栄養量 ・・・・・・・・・・・・・・・・・・・・・・・・・・・・・・・・・・・・・・

● 非肥満妊婦では, 標準体重×30kcalに妊娠時の付加量として,
  ・初期：50kcal
  ・中期：250kcal
  ・後期：450kcal
  ・授乳期：350kcal
  が一般的だが, 血糖コントロール, 体重増加を勘案して調節する.

● 肥満妊婦の場合は, 医師の指示に従い, 初期・中期・後期・授乳期それぞれ摂取エネルギー量を調節し, 体重増加をコントロールする (約5kgが目安).

● エネルギーコントロールを行うために食事を抜くことは, 胎児の成長に必要な蛋白質・ビタミン・ミネラルが不足するため, 欠食はしない.

● 栄養素は以下を目安に配分する.
  ・炭水化物：必要栄養量に対して50％
  ・蛋白質：必要栄養量に対して20％
  ・脂質：必要栄養量に対して30％

食事時間

- 食事は原則3食とし，間隔を一定にする．
- 食事を抜いたり，時間が不規則だと血糖値が安定しない．

食事の量

- 1日の必要栄養量を3等分する．
- 食後1時間後ないし2時間後の血糖を測定し，高血糖が頻回な場合は5〜6回の分食とする（分食は医師の指示があった場合）（**図1**）．

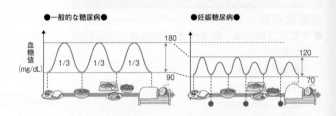

●補食　補食は食事と食事の間にとる

図1 ◆ 一般的な糖尿病と妊娠糖尿病での食事法の比較

食事の内容

- 主食，主菜，副菜が揃うことが理想である．
- 食品のバランスに気をつける．
- ・赤，緑，白，黄，黒の5色の食品を1食の中で摂取できると，バランスをとりやすい（**図2**）．
- 食塩を控える．
- ・食塩摂取が多くなると，食事量も自ずと増え，体重増加につながりやすい．
- ・過剰な食塩摂取は血圧上昇にもつながるため，減塩を心がける．

分食

- 食後の血糖値が高い場合は，1食のエネルギー量

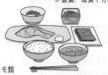

主菜：筋肉，血液をつくる
食品：肉，魚，卵，大豆製品
　　　蛋白質食品．1食に多
　　　く摂取しすぎないよう
　　　にする

副菜：身体の調子を整える
食品：野菜，キノコ類，海藻，
　　　コンニャク類，ビタミン
　　　・ミネラル・食物繊維
　　　が豊富．毎食十分摂取する

調味料
砂糖や醤油，油は使いす
ぎると慢性疾患に罹患す
る可能性があるため，適
量にする

主食：身体を動かす原動力
食品：ご飯，パン，麺類，イモ類
　　　炭水化物を多く含む
　　　必要熱量に合わせて適量摂取

果物，乳製品
1日の食事に組み合わせる

目安量：必要栄養量の50～60%
　　　　ご飯 120g－200kcal
　　　　　　 180g－300kcal

目安量：果物－片手にのる量
　　　　牛乳－コップ1杯

図2◆妊娠糖尿病での食事内容例

を減らし，分割して少量ずつ食べる工夫をする．

● 炭水化物（とくにGI値*が高いもの）は糖の吸収
が早く，血糖値を急上昇させるため，乳製品や蛋
白質をメインに摂取する．

　　*　GI値：血糖値の上昇率を表す指標．ブドウ糖摂取後の血糖値
　　　　上昇率を100として示す．

つわりの時 ……………………………………………

● つわりの程度には個人差があるため，臨機応変に
対応する．

● 食べられるものを確認し，血糖値への影響を考慮
しながら摂取量を考慮する．

◆**参考文献**

1）　日本病態栄養学会：病態栄養専門管理栄養士のための病
　　　態栄養ガイドブック．改訂第6版．南江堂，2019

糖尿病の食事療法
タンパク質制限

目的

* 糖尿病腎症（DKD）患者におけるタンパク質制限は，腎機能低下の進行抑制，尿毒症，電解質異常などの合併症の予防・改善のために重要である．

おさえておきたいポイント

タンパク質の基礎知識 ⋯⋯⋯⋯⋯⋯⋯

- タンパク質は，アミノ酸が多数結合してできた化合物である（アミノ酸→ペプチド→タンパク質）．
- 日本人の平均摂取量は，1日あたり70.4gである（男性76.7g，女性64.9g）[1]．
- 摂取源は，「主菜＞主食＞副菜＞その他」の順に多い（**表1，図1**）．
- アミノ酸スコア（タンパク質の「質」）は，動物性食品で高く，植物性食品で低い傾向にある（**表2**）．
- タンパク質含有量の多い食品は，リン，カリウム含有量も多い傾向にある．

表1◆食品分類と例

食品分類	食品例
主 菜	肉，魚，乳製品，卵，大豆製品
主 食	ご飯，パン，麺類など
副 菜	野菜，海藻，きのこ，芋類，果物など
その他	調味料，菓子類など

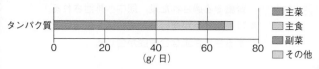

図1◆タンパク質の摂取量（食品群） 文献2）をもとに作成

表2◆各食品のアミノ酸スコア

食品	アミノ酸スコア
鶏卵（全）	
牛乳	
豚肉	100
アジ	
大豆	
ほうれん草	64
精白米	61
小麦粉	42

文献2）をもとに作成

タンパク質の代謝（図2）

● タンパク質は炭水化物，脂質と並び三大栄養素の1つであり，エネルギー源となる．

● 細胞の構成成分であり，身体づくりにも利用される．

● アンモニアをはじめとする窒素代謝産物（毒素）が産生される．

● アンモニアは肝臓で毒性の低い尿素に変換され，

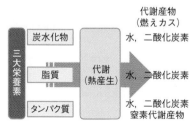

図2◆三大栄養素の代謝と特徴

腎臓でろ過された後，尿中へ排泄される.
- 腎機能低下が進行した場合は，尿毒症をはじめとするさまざまな合併症が生じる.

タンパク質制限の基本概要 ·····················

- タンパク質制限は，尿毒症の予防・改善をはじめとした臨床効果が報告されている（**表3**）.
- ガイドラインで慢性腎臓病（CKD）ステージ別に制限量が定められている．実際には，患者ごとの病態を加味して，適宜調整される（**表4, 5**）.
- 摂取量の評価方法は，24時間蓄尿での評価が最も正確である（**表6**）.

表3◆タンパク質制限のおもな効果

1.	腎機能低下の進行抑制
2.	尿毒症の改善
3.	尿タンパクの減少
4.	リン制限
5.	カリウム制限

表4◆糖尿病腎症病期分類とCKDの重症度分類との関係

アルブミン尿区分			A1	A2	A3
尿アルブミン定量			正常アルブミン尿	微量アルブミン尿	顕性アルブミン尿
尿アルブミン/Cr比（mg/gCr）			30未満	30～299	300以上
（尿タンパク定量）					（もしくは高度タンパク尿）
（尿タンパク/Cr比）（g/gCr）					（0.50以上）
GFR区分（mL/分/1.73m²）	G1	≧90	第1期（腎症前期）	第2期（早期腎症期）	第3期（顕性腎症期）
	G2	60～89			
	G3a	45～59			
	G3b	30～44			
	G4	15～29	第4期（腎不全期）		
	G5	<15			
	（透析療法中）		第5期（透析療法期）		

文献3）より改変

表5 ◆ CKDステージによる食事療法基準

ステージ (GFR)	エネルギー (kcal/kgBW/日)	タンパク質 (g/kgBW/日)	食塩 (g/日)	カリウム (mg/日)
ステージ 1 (GFR≧90)	25～35	過剰な摂取をしない	3≦ ＜6	制限なし
ステージ 2 (GFR 60～89)		過剰な摂取をしない		制限なし
ステージ 3a (GFR 45～59)		0.8～1.0		制限なし
ステージ 3b (GFR 30～44)		0.6～0.8		≦2,000
ステージ 4 (GFR 15～29)		0.6～0.8		≦1,500
ステージ 5 (GFR＜15)		0.6～0.8		≦1,500
5D (透析療法中)	別表			

注）エネルギーや栄養素は，適正な量を設定するために，合併する疾患（糖尿病，肥満など）のガイドラインなどを参照して病態に応じて調整する．性別，年齢，身体活動度などにより異なる．
注）体重は基本的に標準体重（BMI=22）を用いる．

別表　CKD ステージによる食事療法基準

ステージ 5D	エネルギー (kcal/kgBW/日)	タンパク質 (g/kgBW/日)	食塩 (g/日)	水分	カリウム (mg/日)	リン (mg/日)
血液透析 (週3回)	30～35注1,2)	0.9～1.2注1)	＜6注3)	できるだけ少なく	≦2,000	≦タンパク質(g)×15
腹膜透析	30～35注1,2,4)	0.9～1.2注1)	PD除水量(L)× 7.5+尿量(L)×5	PD除水量+尿量	制限なし注5)	≦タンパク質(g)×15

注1）体重は基本的に標準体重（BMI=22）を用いる．
注2）性別，年齢，合併症，身体活動度により異なる．
注3）尿量，身体活動度，体格，栄養状態，透析間体重増加を考慮して適宜調整する．
注4）腹膜吸収ブドウ糖からのエネルギー分を差し引く．
注5）高カリウム血症を認める場合には血液透析同様に制限する．

文献 4）より引用

表6 ◆ タンパク質摂取量の評価方法について

方法	特徴・目的
a) 聞き取り	・最も簡便だが不正確
b) 食事記録，計量，栄養計算	・習慣的な食事内容の把握が可能 ・患者教育の一環（摂取食品の特徴を知る）
c) 24時間蓄尿からの算出	・最も正確な方法（Maroniの式より算出） ・外来で行うための体制づくりが必要

【Maroni の式】
1 日のタンパク質摂取量（g/ 日）
= [尿中尿素窒素排泄量（g/ 日）＋体重（kg）× 0.031] × 6.25

- 食品成分表を活用することにより，食品中のタンパク質含有量を患者自身で把握できる．
- 患者の知識・技術が不十分な場合はエネルギー不足による栄養障害が生じたり，不必要な食品制限が増えてQOLが低下しやすいため，注意が必要である．

栄養指導について

- 栄養指導の目的は，患者の栄養状態，QOLを良好に維持しながら，食事療法の治療効果を得ることである．
- 食品の種類の制限ではなく，量の管理であることを説明することがポイントである．
- 表7をもとに，エネルギーの重要性や食品群別の特徴と摂取目安量を示して説明する．

表7◆食品群別の摂取目安量（タンパク制限40g/日）

		目安量	タンパク質
主食	ご飯 パン （麺）	1日3食摂取	10〜15g ↓ ※1〜2g
副菜	果物	1日100gまで	2〜3g
〃	芋類	1日100gまで	
〃	野菜，海藻，きのこ	1日200〜250g程度	3〜5g
主菜 肉，魚，卵 乳製品，大豆製品など （タンパク質6g）		1日5品 卵（小1個）　　　　　50g 肉　　　　　　　　　30g 魚　　　　　　　　　30g 納豆（小パック）　　35g 豆腐（1/4丁）　　　90g チーズ 　スライス（1.5枚）25g 　パルメザン（大さじ2杯）14g 牛乳　　　　　　200mL ヨーグルト　　　200g	30g

※主食を1日3食低タンパク製品にした場合

栄養指導の実際（例：タンパク質40g/日）

主食（最も重要なエネルギー源）

- 1日3食摂取すると，タンパク質は1日約10〜15gとなる．
- 「タンパク調整食品」は食品からタンパク質を大幅に除去した製品である（**図3**）.
- タンパク調整食品で減らした分を主菜の動物性タンパク質にまわすことができる（**図4**）.

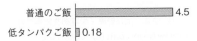

図3◆ご飯1膳（180g）あたりのタンパク質含有量（g）の比較

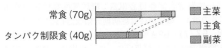

図4◆「タンパク調整食品」を用いたタンパク質制限食

副菜（ビタミン，ミネラル，食物繊維の供給源）

- 副菜からのタンパク質摂取量は，5〜8g程度となる．
- 過剰摂取は高カリウム血症の原因となるため，摂取目安量を参考にする．

主菜（タンパク質の摂取源）

- 主食にタンパク調整食品を利用した場合，残り30g利用可能である．
- 主菜はタンパク質6g単位でまとめてある．
- 主菜目安量の中から，1日5品選択可能となる（タンパク質30g≒6g/品×5品）.
- 食品選択（肉，魚，卵など）や1日の配分は自由である（朝—昼—夕：1-2-2，0-1-4品など）.

その他 (独居，調理経験のない患者の対応) ‥‥

● 主食の「タンパク調整食品」の利用を推奨する (エネルギーが減らず，副食も変わらない).
● 副食は中食 (コンビニエンスストア，スーパー) の品でも調整可能である.
● 治療食の宅配も検討する.
● 大手コンビニエンスストアでは治療食の店舗受け渡し (送料無料) も行っている.

◆**引用文献**

1) 厚生労働省：平成29年 国民健康・栄養調査結果の概要 https://www.mhlw.go.jp/content/10904750/000351576.pdf より2019年6月12日検索
2) 香川明夫：七訂増補食品成分表 資料編，p73-90，女子栄養大学出版部，2019
3) 糖尿病性腎症合同委員会報告：糖尿病性腎症病期分類2014の策定 (糖尿病性腎症病期分類改訂) について，糖尿病 57 (7)：529-534，2014
4) 日本腎臓学会：慢性腎臓病に対する食事療法基準2014年版．日本腎臓学会誌 56 (5)：563-564，2014 https://cdn.jsn.or.jp/guideline/pdf/CKD-Dietaryrecommendations2014.pdf より2019年6月12日検索

Memo

....

....

....

....

....

....

....

糖尿病の食事療法
食塩制限

目的

* 食塩の過剰摂取は血管障害，高血圧，浮腫の悪化因子である．
* 上記のリスク軽減のため，食塩制限が重要となる．

おさえておきたいポイント

食塩（NaCl）の基礎知識

- 食品学的分類では，生体にとって必要な無機質（ミネラル）の1つである．
- 生理学的分類では生体内では電解質（Na^+，Cl^-）としてはたらく（**表1**）．
- 99％小腸で吸収され，大部分が尿中から排泄される（**表2**）．
- 過剰摂取や腎機能低下に伴う排泄障害は，浮腫や高血圧の増悪因子である（**図1**）．

表1 ◆ Naの概要

- ・原子番号11，原子量23
- ・細胞外液の主たる陽イオン
- ・おもな生体内でのはたらき
  - ① 細胞外液量を規定する
  - ② 神経の興奮・伝導

表2 ◆ Naの代謝

吸収	摂取したNaの大部分は小腸から吸収される
排泄	腎から尿中へ排泄される

①食塩の過剰摂取
　尿中の Na 排泄の低下

②生体内の Na 量増加

③生体内の水分量増加

④組織間液の過剰貯留：浮腫
　循環血漿量の増加：高血圧

図1 ◆ 食塩過剰摂取による浮腫，高血圧のおもな機序

日本人（成人）の食塩摂取状況 ……………

- 年次推移としては，平均摂取量は10年間減少傾向である（2007年11.1g/日，2017年9.9g/日）[1]．
- 年齢別では，20代が最少（約9.2g/日）で[1]，60代が最多（約10.6g/日）である．
- 性差は，女性よりも男性で多い（**表3**）．
- 個人差が大きい（標準偏差±3.8）[1]．
- 地域差があり，東北・関東・北陸・中国地方では10g/日以上と多く，北海道・東海・近畿・四国・九州では10g/日未満と少ない[1]．
- アジア地域は世界で最も多い（日本11位/106か国）[2]．

表3◆食塩摂取量の概要

日本人の食塩摂取量	平均9.9g/日 （男性10.8g/日，女性9.1g/日）
食塩制限の目標量	6g/日未満
健常人の最低必要量（食塩換算）	約1.5g/日

文献1）3）4）をもとに作成

食塩摂取量の把握（表4）

- 24時間蓄尿からの算出が最も正確な評価方法である．
- 食事記録や聞き取りは，定量評価は困難だが，過剰摂取の原因精査に役立つ．

表4◆食塩摂取量の評価方法

	信頼性	利便性
24時間蓄尿（尿中Na排泄量からの換算*）	◎	△
随時尿・早朝尿による推定方法	△	○
患者からの聞き取り	△	◎
その他（食物摂取頻度調査，食事記録など）	―	―

*推定食塩摂取量(g/日)＝Na(mEq/日)÷17.1

患者への説明（減塩指導のポイント）

● 患者への説明は**表5**に示したポイントに沿って行う.

● 患者の食塩の摂取状況の聞き取りのポイントは, **表6**の通りである.

表5◆減塩指導のポイント

1. 食塩の生体内での役割を理解する
2. 食塩の過剰摂取と疾患のかかわりを理解する
3. 自らの食生活のなかで食塩過剰摂取の原因を把握する

表6◆患者からの聞き取りのポイント

・味付けの好み（薄い, 普通, 濃い）

・自炊, 中食, 外食の割合

・食卓の調味料（塩, 醤油）の利用頻度（利用しない, 時々, 毎食）

・漬け物の摂取量とその頻度（○○g/回, ○回/日・週）

・汁物の摂取頻度（○杯/日・週）

・麺類の摂取頻度と汁の摂取状況（○回/日・週, 汁：飲まない, 半分程度, 飲み干す）

減塩の具体的な方法について

● 調味料（塩, 醤油, 味噌）の使用量を確認する（**表7**）.

● 塩蔵品や汁物の摂取量, 頻度を確認する（**表7**）.

● 調味料, 料理ごとの食塩含有量の違いを理解する（**表8, 9**）.

● 香辛料や薬味など, 食塩含有量の少ない食品をふんだんに利用する（**表10**）. 脂質の過剰摂取は肥満, 脂質異常症の悪化につながるため注意する.

表7◆減塩のおもなポイント

・食卓での調味料（塩, 醤油, 味噌）の使用量を減らす

・漬物の摂取量を減らす

・汁物（みそ汁など）を減らす

・麺類の汁は残す

147

表8◆小さじ1杯に含まれる食塩含有量

食塩	6.0g	ウスターソース	0.5g
薄口しょうゆ	1.0g	とんかつソース	0.4g
濃口しょうゆ	0.9g	中濃ソース	0.3g
豆みそ	0.7g	ケチャップ	0.2g
米味噌	0.4g	マヨネーズ	0.1g

表9◆外食の食塩含有量

ラーメン	7g	ざるそば	3g
かけそば	5g	餃子 (6個)	2g
牛丼	5g	ハンバーガー	2g
カレー	4g	みそ汁	2g
チャーハン	3g	漬物 (30g)	1g

表10◆おいしく食べるための工夫

だしの利用	カツオ, 昆布, しいたけなど
香辛料の利用	胡椒, 山椒, 唐辛子, ハーブ類など
薬味の利用	ネギ, ゴマ, ショウガ, ニンニクなど
酸味・酢の利用	酢, レモンなど
油の利用	オリーブオイル, ゴマ油, マヨネーズなど

表11◆Naから食塩 (NaCl) の換算式

Na(mg) × 2.54 ÷ 1,000 ＝食塩 (g)

- 加工食品は食品成分表示で食塩相当量を把握する.
- Na (mg) は食塩 (g) に換算する (**表11**).

〈患者への説明の例〉

　日頃, ○○さんが召し上がっている麺類は, 汁を飲み干すと7gの塩分摂取になってしまいます. 汁物も1日2杯飲むと4gの塩分摂取になります.

　減塩の工夫として, 麺類を食べる時は汁を残したり, 汁物は1日1杯に抑えるとよいでしょう. 塩蔵

品（漬物，塩辛，キムチなど）は塩分が多いので，1日1食，箸休め程度を心掛けましょう．定食屋さんで小皿に盛られてくるくらいの量を意識してください．

香辛料，薬味，酢などにはほとんど塩分が入っていませんので，好みのものがあればふんだんに利用しても構いません．

◆ 引用文献
1) 菱田明ほか：日本人の食事摂取基準　2015年版．p247-251，第一出版，2014
2) Powles J et al：Global, regional and national sodium intakes in 1990 and 2010: a systematic analysis of 24 h urinary sodium excretion and dietary surveys worldwide. BMJ Open 3 (12)：e003733, 2013
3) 厚生労働省：平成29年　国民健康・栄養調査結果の概要 https://www.mhlw.go.jp/content/10904750/000351576.pdf より2019年6月12日検索
4) 日本高血圧学会：高血圧治療ガイドライン2019，p39-44，ライフサイエンス出版，2019

Memo

....

....

....

....

....

....

....

....

....

糖尿病の食事療法
カリウム制限

* 糖尿病性腎臓病（DKD）患者では，腎機能の低下に伴い高カリウム血症の発症頻度は増加する．
* 食事からの過剰摂取は原因の1つであるため，カリウム制限を行う．

おさえておきたいポイント

カリウム（K）の基礎知識 ・・・・・・・・・・・・・・・・・・・・・・・・
● 食品学的分類では，生体にとって必要な無機質（ミネラル）の1つである（**表1**）．

表1 ◆ Kの生理作用

・原子番号19，原子量39
・細胞内液の主たる陽イオン
・おもな生体内でのはたらき
　① 体液の浸透圧を規定する
　② 神経・筋肉の興奮・伝導
　③ 酸・塩基平衡の維持

日本人（成人）のカリウム摂取状況 ・・・・・・・・・・・・・
● 日本人（成人）の平均摂取量は，1日2,315mg/日（男性2,382mg/日，女性2,256mg/日）である[1]．
● 摂取源は，野菜，魚介類，芋類，果物などさまざまである（**図1**）．
● 食品100gあたりの含有量は，芋類，きのこ，海藻，野菜の順に多い（**図2**）．

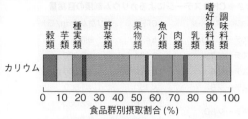

図1◆カリウムの食品群別摂取割合　　文献3) をもとに作成

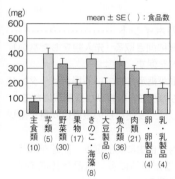

図2◆食品群別のカリウム含有量 (100gあたり)

高カリウム血症 ‥‥‥‥‥‥‥‥‥‥‥‥

- 高カリウム血症は不整脈, 心停止などの原因となる.
- 腎機能低下の進行に伴い, 高カリウム血症の発症頻度は増加する.
- 慢性腎臓病 (CKD) ステージ別にカリウムの制限量が設けられている (**表2**).

表2◆CKDステージによるカリウム制限の目標量

CKDステージ	GFR	カリウム (mg/日)
ステージ1-3a	≧45	制限なし
ステージ3b	30〜44	≦2,000
ステージ4	15〜29	≦1,500
ステージ5	<15	≦1,500
ステージ5D	血液透析	≦2,000
	腹膜透析	制限なし

文献2）をもとに作成

カリウム制限のポイント

- 患者の話を正確に聞き取る（先入観をもたない），食事記録の記入を促す．
- タンパク質制限が指示されている場合は，タンパク質制限そのものが強力なカリウム制限になる[4]．
- 摂取量の見直しは，食品群別の摂取目安量を確認し行う（**表3**）．
- 制限量の範囲内で自由に食品選択，調理を行う．
- カリウム含有量が特別に多い食品は控える（青汁，玉露など）（**表3**）．
- 食品成分表の数値を活用する．

表3◆カリウム制限のための食品群別の摂取目安量

芋類：1日100g （小鉢1つ分）	じゃが芋 中1個，里芋 小2〜3個，長芋（カレースプーン2〜3杯）など
果物：1日100g （小鉢1つ分）	オレンジ中1個，グレープフルーツ1/2個 など バナナ，メロン，キウイフルーツは50gまで
野菜類：1日250g前後 （小鉢4〜6つ分）	青菜類，たけのこ，ブロッコリー，カリフラワー，かぼちゃ，れんこんなどの食べ過ぎに注意する．その他アボカドにも注意が必要である
海藻類	こんぶ，わかめ，ひじきなどの海藻類は，少量に
干したもの	干し芋，ドライフルーツ，切干大根などはごく少量に
インスタントコーヒー	1日2杯以内
青汁，玉露	要注意

患者への説明

● 患者への説明は**表4**に示したポイントに沿って行う.

表4◆カリウム制限の指導のポイント

1. タンパク質制限≒カリウム制限となる
2. 食品群別の摂取目安量を参考にする （摂取目安量の範囲内で自由に食品を選択する）
3. カリウム含有量が特別に多い食品は摂取を控える

実際

● カリウムを"摂らない"ではなく"摂り過ぎない".
・カリウムは生き物が生きていくうえで必須の栄養素であり, ほぼすべての食品に含まれている.
● 食べられない食品は基本的にない.
・食品の選択肢を狭める必要はない。
● 個々の食品ではなく, 食品群別に管理する.
・カリウムが多い野菜, 少ない野菜など, 個々の食品を気にしていくと選択肢の幅が狭まる.
● 摂取目安量を参考にして自由に食品を選択する.
・食事のおいしさ・楽しさを損なわず, 料理の幅を広げることができる.
● カリウム制限（〜中等度）を指示された場合は, 摂取目安量は芋類, 果物はそれぞれ1日100g程度である.
・野菜, 海藻, きのこはあわせて1日250g程度となる.
● 高度の高カリウム血症の場合は, 一時的に果物, 芋類などの摂取は控える.
● 野菜の茹でこぼしは, 5分茹でた場合でもカリウムの流失量は10%程度と思いのほか少ない.
・野菜の摂取量そのものが増えたり, カリウム含有量の多い野菜の選択が多くなったりして, カリウム摂取量が増えてしまうこともしばしばである.

● カリウム含有量が特別に多い食品は要注意である（アボカド，抹茶，青汁，干し芋，ドライフルーツなど）．

栄養指導（患者への説明例）

患者：医師から高カリウム血症といわれました．外食でデザートにリンゴ1切れ食べちゃったから，それが原因かな．

栄養士：リンゴ1切れに含まれるカリウムはたった60mg程度ですよ．食事記録をみると，昼にさつまいも1本から700mg，夕食にお肉から400mgとっていますね．

患者：知らなかったです．サンドウィッチのレタスもさっと茹でたから大丈夫だと思ってたけど……．

栄養士：野菜を5分茹でた場合でも，流れ出るカリウムは10%程度です．湯通しはほとんど効果がありません．長時間茹でた場合は，ビタミンなどの栄養素も流れ出てしまいますし，摂取量が増えて制限にならないことも多いです．まずは，摂取上限量に注意しましょう（**表4**）．

毎朝の青汁も余分なカリウム摂取になるので，控えたほうが身体のためですよ．

患者：生野菜，生果物は一生食べちゃだめかと思っていました．

栄養士：成分表を使って数字を見ると，安心して食べられますよ．サンドウィッチの生レタスは50mg，ほうれん草のお浸しは茹でても300mgです．果物は缶詰にしてもたった30mg程度しか変わりません．シロップが多いので血糖値に悪影響もあります．腎機能，カリウム値の経過をみながら，調整していきましょう．

◆引用文献
1) 厚生労働省：平成29年　国民健康・栄養調査結果の概要 https://www.mhlw.go.jp/content/10904750/ 000351576.pdf より2019年6月12日検索
2) 日本腎臓学会：慢性腎臓病に対する食事療法基準 2014年版. 日本腎臓学会誌　56 (5)：563-564，2014
3) 菱田明ほか：日本人の食事摂取基準 2015年版. p247-251，第一出版，2014
4) Noori N et al：Dietary potassium intake and mortality in long-term hemodialysis patients. Am J Kidney Dis 56 (2)：338–347, 2010

Memo

....

....

....

....

....

....

....

....

....

....

....

....

....

....

....

糖尿病の食事療法
コレステロール制限(脂質異常症)

目的

* 食事の基本は，摂取エネルギー量を抑えること，血中脂質の上昇を抑える食品をバランスよくとることである．

おさえておきたいポイント

コレステロールの基本概要 ……………………
● 血漿中にある脂質 (コレステロール，中性脂肪，リン脂質，遊離脂肪酸) が基準より増加している状態である．
● とくにコレステロール，中性脂肪が増加している場合は，動脈硬化症を誘発しやすい．

コレステロール摂取の基本概要 ………………
● 食物繊維を積極的に摂取する．
● 肉・魚の内臓類の摂取は控える．
● 肉類よりは魚類の摂取を増やす．

コレステロール制限の基本概要 ………………
● コレステロール制限の基本は以下の通りである．
・LDLコレステロール：脂質の摂取を制限する．
・トリグリセリド (TG)：糖質，アルコールの摂取を制限する．
・飽和脂肪酸を減らし，不飽和脂肪酸を増やす．

患者への説明

● テレビや雑誌などの食にかかわる情報を鵜呑みにしないように説明する．

- ●「○○が良い」という情報が，その患者の病態に適切であるかを見極める必要がある.
- ●ココアやきな粉，ゴマなどといった特定の食品をとりすぎることのないよう注意する.

実際

生活習慣の改善 ·····

＜禁煙＞
- ●禁煙し，受動喫煙を回避する.

＜肥満対策＞
- ●過食を抑え，目標体重を維持する.

＜食事療法＞
- ●肉の脂身，乳製品，卵黄の摂取を控え，魚類，大豆製品の摂取を増やす.
- ●野菜，果物，未精製穀類，海藻の摂取を増やす.
- ●食塩を多く含む食品の摂取を控える.

＜運動療法＞
- ●有酸素運動を毎日30分以上行う.

食事療法 ·····
- ●エネルギー摂取量と身体活動量を考慮して目標体重（身長 m^2 ×22）を維持する.
- ●脂肪エネルギー比率を20〜25％，飽和脂肪酸を4.5％以上7％未満，コレステロール摂取量を200mg/日未満に抑える（**表1**）.

表1 ◆ 飽和脂肪酸の多い食品（100gあたりの飽和脂肪酸含有量）(g)

生クリーム	27.6	プロセスチーズ	16.0	ココナッツミルク	13.2
クリームチーズ	20.3	カマンベールチーズ	14.9	輸入牛バラ	13.0
鶏皮	16.3	ベーコン	14.8	豚バラ	13.0
牛サーロイン	16.3	牛テール	13.2	レバーペースト	12.9

表2◆n-3系多価不飽和脂肪酸を含む食品（100gあたり）

食品	α-リノレン酸	食品	EPA	DHA
アマニ油	57,000mg	サバ	690mg	970mg
なたね油	7,500mg	イワシ	780mg	870mg

表3◆アルコール25g相当の量

日本酒	160cc	白ワイン	220cc	焼酎25度	100cc
ビール	540cc	赤ワイン	220cc	ウイスキー	60cc
発泡酒	470cc	紹興酒	140cc	ブランデー	60cc

文献1）より引用

- n-3系多価不飽和脂肪酸の摂取量を増やす. n-3系にはα-リノレン酸, EPA, DHAがある（**表2**）.
- 炭水化物エネルギー比率は50〜60％とし, 食物繊維の摂取を増やす.
- 食塩の摂取は6g/日未満を目標にする.
- アルコールの摂取は25g/日以下に抑える（ほかの合併症を考慮する）（**表3**）.

栄養指導（表4）
<高LDL-コレステロール血症が持続する場合>

- 脂質制限を強化し, 脂質由来エネルギーを総摂取エネルギーの20％以下とする.
- コレステロール摂取を1日200mg以下に制限する.
- 飽和脂肪酸：一価不飽和脂肪酸：多価不飽和脂肪酸の摂取比を3：4：3にする.
- LDLコレステロール値はFriedewaldの式で計算する（ただし, TGが400mg/dL未満の場合）.

【Friedewaldの式】
LDLコレステロール＝総コレステロール(TC)－HDLコレステロール－トリグリセリド(TG)/5

表4◆食行動10項目

1. 1日3食の配分をほぼ均等にし，規則正しく食べる
- 1食の摂取エネルギーが多すぎるともたれて欠食，少なすぎると間食をしがちになる．食事の間隔が短いと欠食，空きすぎると過食しやすくなるため，均等と規則正しくが重要となる
- 主食を減らし，物足りない分を副食で補うと，内容によって，エネルギー，蛋白質，脂質，食塩の摂取量が増え，栄養バランスが崩れる

2. 腹八分目を守る
- 食べすぎはエネルギー，脂質，食塩の過剰摂取につながり，肥満や糖尿病，高血圧のリスクが増大する

3. 早食い・ながら食い・まとめ食いを避ける
- すべて食べすぎにつながる行動であり，エネルギー，脂質，食塩の過剰摂取につながる

4. 食物繊維を先に食べる
- 食物繊維を多く含む食品は野菜・海藻・きのこ・こんにゃくであり，食品そのものは低カロリーである．満足感が得られる，血糖値を上げにくいなどの利点があることから，先に食べることを勧める

5. よく噛んで食べる
- よく噛むことで，満足感が得られるため，摂取量をセーブしやすい

6. 周囲に食べ物を置かない，ダラダラ食べをしない
- 手近に食べ物があると，空腹でなくとも無意識に食べてしまうことがあり，エネルギーやその他の栄養素が過剰となる．ダラダラ食べるのも同様に摂取量が増えやすい

7. 好きなものでも1人前までとし，適正量を守る
- 好きなものは食べすぎる傾向にある．また，高脂肪・高カロリー傾向であれば，摂取量に十分注意する

8. 就寝前の最低2時間は食事を控える
- 食後，胃内停滞時間は消化のよいお粥でも2時間かかる．脂肪含有量が多い食事ほど時間がかかるため，食後から就寝までの時間は十分空ける

9. 食器を小ぶりにする
- 器を小さくすることで，見た目が貧弱にならずに摂取量を抑えることができる
- 視覚的に満足感が得られやすい

10. 外食は丼物よりは定食を選ぶ
- 丼物はメニューによっては野菜が少なく，高カロリーで食塩も過剰傾向である．定食は小鉢で野菜がとれるため，バランスが比較的よい

＜高トリグリセリド（TG）血症が持続する場合＞

- 禁酒とする．
- 炭水化物由来のエネルギーを総摂取エネルギーの50％以下に制限する．
- 単糖類は可能なかぎり制限する．

- TGが400mg/dL以上や食後の場合はnon HDLコレステロールを使用し，その基準はLDLコレステロール＋30mg/dLとする．

> non HDLコレステロール＝総コレステロール（TC）−HDLコレステロール

<高LDL-コレステロール血症と高トリグリセリド（TG）血症がともに持続する場合>

- 上記の<高LDL-コレステロール血症が持続する場合>と<高トリグリセリド（TG）血症が持続する場合>に示した項目を併用する．

<高キロミクロン血症の場合>

- 脂質由来エネルギーを総摂取エネルギーの15％以下に制限する．
- 厳密な脂肪制限においては，以下の食品の摂取には十分に注意する必要がある．
- ・EPA，DHAを多く含む青魚には100gあたりの脂肪含有量は20〜25gである．
- ・イソフラボンが摂取できる大豆製品（豆腐，納豆）は100gあたりの脂肪含有量は5〜10gである．
- ・骨粗鬆症予防で乳製品を摂取すると，100gあたりの脂肪含有量は3〜4gである．
- ・ダイエットに効果があるおやつとして取り上げられるナッツ類の脂肪含有量は100gあたり50〜75gと高脂肪である．

◆引用文献
1) 文部科学省：日本食品標準成分表2015年版（七訂），2015

尿酸制限

目的

* 摂取エネルギーを適正化する（肥満の解消）（1日必要栄養量＝標準体重(kg)×25～30kcal）.
* プリン体の摂取を制限する（表1）. 1日のプリン体摂取は400mg以下が望ましい.

食事や生活面での注意点

● 単位重量あたりでは，肉類よりも赤身の魚にプリン体は多く含まれる.
・とくに生ならばカツオやマイワシ，干物ではアジやサンマのプリン体含有量は多くなる.
● プリン体は水溶性のため，鶏ガラ，かつおだし，コンソメなどには，固形物が入っていなくてもプリン体は高濃度に含まれている場合が多い.
・スープやシチュー，鍋物の汁は，具材からのプリン体が含まれるため飲むことは控える.
● ビールには多量のプリン体が含まれる. 大瓶3本で1日の平均的プリン体摂取量相当となる.
・プリン体OFFのビールが販売されているが，飲

表1◆食品のプリン体含有量（食品100gあたり）

きわめて多い （300mg～）	鶏レバー，マイワシ干物，イサキ白子，アンコウ肝
多い （200～300mg）	豚レバー，牛レバー，カツオ，マイワシ，大正エビ，マアジ干物，サンマ干物
少ない （50～100mg）	ウナギ，ワカサギ，豚ロース，豚バラ，牛肩ロース，牛タン，マトン，ボンレスハム，プレスハム，ベーコン，つみれ，ほうれん草，カリフラワー
きわめて少ない （～50mg）	コンビーフ，魚肉ソーセージ，かまぼこ，焼きちくわ，<u>さつま揚げ，数の子，すじこ，ウインナーソーセージ，豆腐，牛乳，チーズ，バター，鶏卵，とうもろこし，じゃがいも，さつまいも，米飯，パン，うどん，そば，果物，キャベツ，トマト，人参，大根，白菜，海藻類</u>

*下線の食品はプリン体含有量が少ないものの，摂取量によってはエネルギー過剰となり，体重コントロールに支障が出るため，摂取量に注意することが重要である.

みすぎには注意する.

・また, ほかのアルコールであっても, つまみでプリン体を多く摂取する可能性があるため, アルコール摂取は要注意である.

● ほかのアルコールも多量に摂取すると尿酸値の上昇をまねく.

● 清涼飲料水の過飲により高フルクトース血症となり, 高尿酸血症を発来することがある. ショ糖(砂糖)の過剰摂取は避ける.

・コーラやサイダーには500mLのペットボトルあたり約50gのショ糖が含まれる. また, スポーツドリンクなどの水分・イオン補給飲料にもブドウ糖がショ糖換算で35g含まれる. 清涼飲料水の摂取は要注意である.

● 尿路結石防止のため, 水分を十分摂取する. 1日1,200〜2,000mLの水分をとり, 十分な尿量を確保する.

・水分の内容としては, 水・麦茶が望ましい. 難しい場合は, 糖分の含有がない炭酸水や緑茶も可とする.

● 適度に運動する. 有酸素運動は血清尿酸値に影響せず, 体脂肪の減少に伴いインスリン抵抗性の改善, 血圧値の低下, トリグリセリド (TG) 値の低下, HDL-コレステロールの上昇, 耐糖能の改善など高尿酸血症・痛風患者に合併しやすいメタボリックシンドロームの種々の病態を改善させる.

● ストレスを解消する. 強いストレスを受けたり, 疲れている時は血清尿酸値が高くなる. 血管を収縮させ, 腎臓のはたらきを低下させるためと考えられている.

◆ 参考文献

1) 日本病態栄養学会：病態栄養専門管理栄養士のための病態栄養ガイドブック, 改訂第6版. 南江堂, 2019

運動療法

目的

＊骨格筋の筋力向上，筋肉量増加による血糖値の改善，基礎代謝の向上，ADL・QOLの維持，向上を図る．

おさえておきたいポイント

筋肉と糖代謝

● ヒトの骨格筋は体重のおよそ半分を占めており，安静時には循環血液量の15〜20％が骨格筋に供給される[1]．

● 摂取されたグルコースは約40％が骨格筋に，約30％が肝臓に，約10％が脂肪細胞に取り込まれて処理される．

● 骨格筋は約400g，肝臓は約75gのグリコーゲンを貯蔵することができる．骨格筋は最も多くのグルコースを取り込み，最も多くの糖質エネルギーを蓄積する臓器である[2]．

● 2型糖尿病ではサルコペニア[＊1]の有病率が高い[3]．つまり，糖尿病患者では糖代謝に重要な骨格筋が減少している可能性が高く，骨格筋の維持，向上はきわめて重要であり，運動療法が必要となってくるのである．

＊1 サルコペニア：「高齢期にみられる骨格筋量の減少と筋力もしくは身体機能（歩行速度など）の低下」と定義される[4]．

運動の種類

● 運動の種類は大きく分けて，有酸素運動とレジスタンス運動の2つに分類される（**図1**）．

● HbA1c値の改善率は，レジスタンス運動単独＜有酸素運動単独＜レジスタンス運動＋有酸素運動の順に大きくなる[5]．

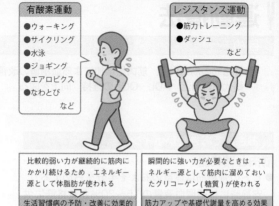

有酸素運動

- ●ウォーキング
- ●サイクリング
- ●水泳
- ●ジョギング
- ●エアロビクス
- ●なわとび

など

レジスタンス運動

- ●筋力トレーニング
- ●ダッシュ

など

比較的弱い力が継続的に筋肉に
かかり続けるため，エネルギー
源として体脂肪が使われる
↓
生活習慣病の予防・改善に効果的

瞬間的に強い力が必要なときは，エ
ネルギー源として筋肉に溜めておい
たグリコーゲン (糖質) が使われる
↓
筋力アップや基礎代謝量を高める効果

図1 ◆ 有酸素運動とレジスタンス運動

有酸素運動

- ● 多くの酸素を取り込むことによって，グリコーゲン，乳酸，脂肪から大量に産生されるアデノシン三リン酸 (ATP) をエネルギー源として利用して，主要な骨格筋を持続的，律動的かつ反復的に10分間以上動かす運動をいう[6]．

  例：歩行やジョギング，水泳など．

レジスタンス運動

- ● 骨格筋に負荷をかけることによって，筋の出力や持久力などの機能を高めるために行う運動をいう[6]．

  例：腹筋やスクワット，つま先立ちなどの運動．

方法

運動の順番

- ● 有酸素運動とレジスタンス運動を組み合わせる場合，レジスタンス運動→有酸素運動の順番で行ったほうがよい．
- ● レジスタンス運動→有酸素運動の順番で行った場

合は，有酸素運動→レジスタンス運動の順番で行った場合と比較して，筋肉の増大に必要な成長ホルモンの分泌量が高く，遊離脂肪酸の分泌も多くなり，筋肉量の増加が促される[7]．

NEAT を増やす

- NEAT（非運動性熱産生；non-exercise activity thermogenesis）とは運動以外の日常生活による消費エネルギーのことで，買い物・通勤などにおける歩行，姿勢保持や家事などの低〜中等度の活動によって生じる[8]（**図2**）．

- NEAT は身体活動によるエネルギー消費の大部分を占めるが，ウォーキングやスポーツなどの運動によるエネルギー消費はわずか5%にすぎず（**図3**）[9]，身体活動性を向上させるためには，NEAT をさらに増加させる必要がある．

- NEAT を増やす例としては，通勤の時に座らないで立つ，階段を使う，テレビのリモコンを使わないなどがある．

- 日常生活に有酸素運動やレジスタンス運動といった運動療法を取り入れるという考えよりも，その患者の心身機能やライフスタイルに合わせて，日常生活の活動量を増やし，消費エネルギーを増加させることを考慮すべきである．

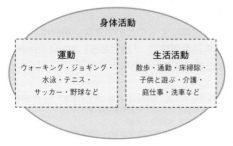

身体活動

運動	生活活動
ウォーキング・ジョギング・水泳・テニス・サッカー・野球など	散歩・通勤・床掃除・子供と遊ぶ・介護・庭仕事・洗車など

図2◆運動と生活活動（NEAT）

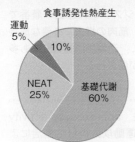

図3◆総エネルギーの内訳
文献9）より引用

運動強度 ·········

- 心肺運動負荷試験（CPX）は呼気ガス分析装置など機器が必要で測定に時間を要するため，心拍数を指標とすることが多い.
- 目標心拍数はカルボーネン法*2を用いる.
- 目標心拍数の設定は細かな数字は忘れてしまう可能性があるため，60歳前後の患者の場合は目標心拍数が100〜120回/分になることが多いことから，パトカーの「110番」と覚えてもらうとよい.
- 自律神経障害を発症している場合，運動負荷に対する心拍数や血圧の反応性が低下したり，β遮断薬服用により運動負荷に対する最大心拍数が減少することがある[10]ため，カルボーネン法が適用できない.
- 心拍数を指標にすることができない場合は，患者の主観的運動強度で，「楽である」または「ややきつい」と感じることを目安とする[11].

*2 カルボーネン法：目標心拍数＝（最大心拍数[注1]−安静時心拍数）×運動強度（%）[注2]＋安静時心拍数
注1）最大心拍数＝220−年齢
注2）運動強度は中等度の強度の40〜60%を設定する

運動頻度

● 可能であれば毎日，少なくとも週に3〜5回，20〜60分間行い，1週間の合計で150分以上の実施が勧められる[11].

ケアの実際

● 有酸素運動とレジスタンス運動の実際を**図4**に示す.

①起立練習orスクワット

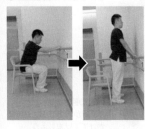

1日10回×3〜10セット
・3秒間かけて立ち上がり，3秒間かけてしゃがみましょう.
・膝が伸びきらない，お尻がつかないところで止めるとさらに負荷は強くなります.

②つま先立ち

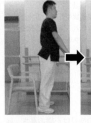 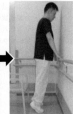

1日20回×3〜5セット
・3秒間かけて踵を上げ，3秒間かけて踵を下げましょう.
・踵が地面につく直前で止めるとさらに負荷が強くなります.

③歩行練習

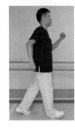

注意：①，②，③息は止めず自然な呼吸で行いましょう. 低血糖症状や関節の痛み，動悸や息切れ，胸痛など見られた場合は中止してください.

1日○○歩目指しましょう.
10分で1000歩の目安です.

④膝伸ばし

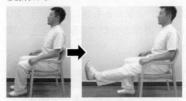

⑤つま先立ち

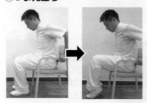

⑥もも上げ

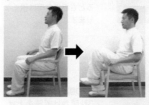

1日20回×3〜10セット
3秒間かけて上げ，3秒間
かけて下げましょう．

注意：④，⑤，⑥息は止めず自
然な呼吸で行いましょう．低
血糖症状や関節の痛み，動悸
や息切れ，胸痛など見られた
場合は中止してください．

⑦家の中でもできる有酸素運動；
ステップウォーキング

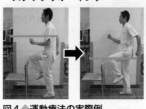

腕の振りは心臓の高さ，膝
はいすの背もたれ，110
歩/分を5分が目安

*⑦膝痛などある方は座って
行ってもよい

図4◆運動療法の実際例

- 指導する運動の種類は多すぎると覚えられないので，3種類程度を提示する．
- 屋内外を問わず実施可能な運動を提示することで，悪天候でも継続できる運動を指導する．
- 運動をゆっくり行うスロートレーニングにより，低負荷な運動でも負荷量を上げることが可能である．

  例：3秒間かけて挙上，1秒静止，3秒間かけて下降[8]．

治療デバイス

- 治療を継続してもらうポイントとして，近年，さまざまな治療デバイスが販売されており，それらを利用することも重要である．

＜ウェアラブル端末（図5）＞

- セルフモニタリングが可能な治療デバイスを用いることは活動量の増加につながる．
- 歩数計を使用することにより1日の歩数が平均2,000歩以上増えることが報告されている．歩数をさらに増やすためには，例えば1日1万歩という高い目標を掲げてモチベーションを上げていくことが重要である[12]．
- 近年，歩数や心拍数のモニタリングとしてウェアラブル端末も発売され，目標歩数や心拍数を設定することで，セルフモニタリングが可能である．このようなデバイスは家電量販店などで購入可能

図5◆ウェアラブル端末

vivosmart®J HR+
（写真提供：ガーミンジャパン）

であり，スマートフォンのアプリケーションでも記録可能である．

<運動機器（図6）>

● 簡易自転車エルゴメーター：座りながら下肢の運動を行うことが可能であり，変形性関節症や身体虚弱で歩くことが困難な場合に有用である．

● ノルディックウォーキング：両手にポールをもって歩くため，膝や腰，脊柱にかかる負荷が軽減され，通常のウォーキングより消費エネルギーが増大するといわれいる[13]．

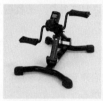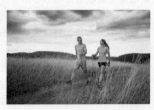

プチトレサイクル
（写真提供：アルインコ）

図6◆簡易自転車エルゴメーターとノルディックウォーキング

食事療法とセットで指導

● 食事療法と運動療法を併用することによって，食事療法単独時と比較して，脂肪筋量は減少し，インスリン感受性は上昇する[14]．

● 運動によってHbA1c値は低下するが，食事療法を併用することによってはじめて効果的となるため，運動療法を指導する際には，食事療法の重要性も指導するよう留意する[15]．

動機づけ

● 糖尿病の治療は，食事療法や運動療法など患者のセルフマネジメントによってなされるため，患者が治療に前向きに取り組むことが重要となる[16]．

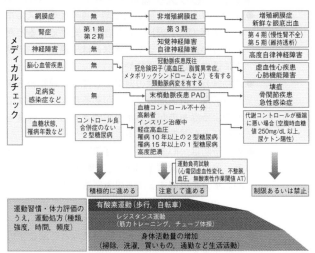

● 主体的な運動行動を引き出すポイントは，「少しずつ強化基準を上げて最終目標に近づけ，そのつど設定した目標行動に近い行動ができたら賞賛し，できないという結果であっても罰とせず，行動を起こすこととそれ自体を賞とし，時にうまくいった結果に対してさらに賞賛を贈る」ことである[17]．

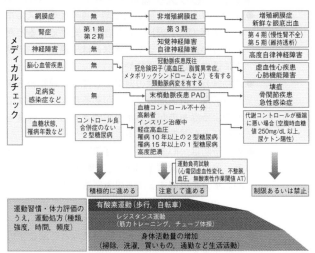

適応基準

● 運動療法の適応基準を**図7**に示す[18]．

● 運動療法が禁忌となったとしても，安静臥床が必要となることはまれであり，日常生活動作が制限されることは少ない[19]．

● 糖尿病患者の運動療法においては，とくに自覚症状に乏しい無症候性（無痛性）心筋梗塞の発症に細心の注意を払う[18]．

● 運動療法の適応と禁忌を**表1**に示す．

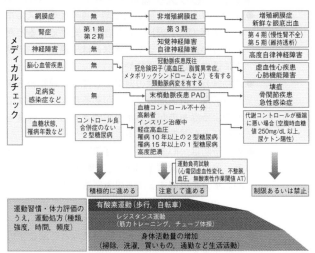

図7◆糖尿病患者の運動療法の適応基準

文献18）より引用

表1 ◆ 運動療法の適応と禁忌

1. 積極的に運動をすすめる例	3. 運動を禁忌とすべき例
・合併症を認めず，血糖コントロールが比較的良好な2型糖尿病	・糖尿病の代謝コントロールが極端に悪い場合（空腹時血糖250mg/dL以上，またはケトン体中等度以上陽性）
2. 注意してすすめていくべき例	・増殖性網膜症による新鮮な眼底出血がある場合（眼科医と相談する）
・糖尿病罹病期間が10年以上	・腎不全の状態にある場合（血清クレアチニン，男性2.5mg/dL以上，女性2.0mg/dL以上）
・メタボリックシンドローム	
・インスリン，経口血糖降下薬服用例	
・高度肥満者	・虚血性心疾患や心肺機能に障害のある場合（各専門医の意見を求める）
・高齢者	
・代謝調節が十分でない例	・骨，関節疾患がある場合（専門医の意見を求める）
・単純性網膜症，早期腎症，糖尿病性神経障害	・急性感染症
・高血圧	・糖尿病壊疽
（160〜179/95〜99mmHg）	・高度の糖尿病自律神経障害
	・重症高血圧（180/100mmHg以上）

文献20）〜23）を参考に作成

注意点

運動によるリスク管理

● インスリン療法や経口血糖降下薬〔とくにスルホニル尿素（SU）類〕による治療を受けているときや激しい運動を行ったときなどは，運動中や運動後に低血糖が誘発されやすい[11]．

● 運動誘発性の低血糖の対処としては，運動療法を行う前に，低血糖のリスクがあることや，症状にどのようなものがあるかを説明すること，補食をとることなどを指導する．

● 脱水予防は，心血管系合併症の防止に不可欠である．とくに，夏季やSGLT2阻害薬内服時は意識的に水分を摂取するよう患者に説明する[24]．

靴の選定

● 足に合わない靴を履くと，靴擦れなどを起こす可能性がある．

● 末梢神経障害を合併している場合は傷に気づか

ず，潰瘍形成や感染症，下肢切断のリスクがある．
● 足に合った靴を選定することや運動前後で足の観
　察を指導する必要がある．

◆引用文献
1) 小川渉：糖代謝制御における骨格筋の役割．実験医学増刊　36 (7)：68-73，2018
2) 石原昭彦ほか：糖尿病と骨格筋．糖尿病　51 (6)：459-463，2008
3) サルコペニア診療ガイドライン作成委員会：サルコペニア診療ガイドライン2017年版．p20，ライフサイエンス出版，2017
4) サルコペニア診療ガイドライン作成委員会：サルコペニア診療ガイドライン2017年版．p2，ライフサイエンス出版，2017
5) Sigal RJ et al：Effects of aerobic training, resistance training, or both on glycemic control in type 2 diabetes: a randomized trial. Ann Intern Med 147 (6)：357-369，2007
6) 日本糖尿病学会：運動療法．糖尿病診療ガイドライン2016．p71，南江堂，2016
7) 石井直方ほか：スロトレ完全版．p32-33，高橋書店，2009
8) 井垣誠：糖尿病に対する理学療法技術の検証．理学療法技術の再検証（福井勉ほか編）．p193-199，三輪書店，2015
9) 井垣誠：糖尿病の理学療法（清野裕ほか監），p102，メジカルビュー社，2015
10) 鈴木正彦：心臓血管系作用薬の運動療法に対する影響．理学療法科学　12 (2)：101-106，1997
11) 日本糖尿病学会 編・著：糖尿病治療ガイド2018-2019，p49-50，文光堂，2018
12) Bravata DM et al：Using Pedometers to Increase Physical Activity and Improve Health: A Systematic Review. JAMA 298 (19)：2296-2304, 2007
13) 特定非営利活動法人日本ノルディックウォーキング協会：ノルディックウォーキングとは？
　http://www.jnwa.org/aboutより2020年1月5日検索
14) Tamura Y et al：Effects of diet and exercise on muscle and liver intracellular lipid contents and

insulin sensitivity in type 2 diabetic patients. J Clin Endocrinol Metab 90 (6)：3191-3196, 2005

15) Umpierre D et al：Physical activity advice only or structured exercise training and association with HbA1c levels in type 2 diabetes: a systematic review and meta-analysis. JAMA305 (17)：1790-1799, 2011

16) 大橋健：糖尿病療養支援とエンパワーメント. 日本保健医療行動科学会雑誌 28 (2)：8-13, 2014

17) 森岡周：理学療法における脳科学と運動学習理論の応用. 理学療法 34 (5)：388-395, 2017

18) 細井雅之ほか：運動処方の適応禁忌. 糖尿病治療のニューパラダイム 第1巻 ライフスタイルの改善（加来浩平編）. p221, 医薬ジャーナル社, 2014

19) 日本糖尿病学会 編・著：糖尿病治療ガイド2018-2019, p51, 文光堂, 2018

20) 桝田出ほか：メディカルチェック何をどこまで評価するか, 糖尿病患者の食事と運動―考え方と進め方. Visual 糖尿病臨床のすべて（山田祐一郎ほか編）, p178, 中山書店, 2014

21) 日本糖尿病学会編：科学的根拠に基づく糖尿病診療ガイドライン2013, p41-51, 南江堂, 2013

22) 佐藤祐造監, 植木彬夫編：糖尿病運動療法Q&A―現場で役立つ考え方と指導法, 糖尿病レクチャー 2 (2)：277, 2011

23) 佐藤祐造編：糖尿病運動療法指導マニュアル. p14, 南江堂, 2011

24) 日本糖尿病療養指導士認定機構編・著：糖尿病療養指導ガイドブック2019. p68, メディカルレビュー社, 2019

◆参考文献
1) 李相翔：糖尿病の治療 ③運動療法. 糖尿病看護ビジュアルナーシング（平野勉監, 柏崎純子編）. p49, 学研メディカル秀潤社, 2015

経口薬物療法

目的

* 食事療法・運動療法以外にも経口血糖降下薬を適切に選択し，良好な血糖コントロールによって糖尿病合併症を予防できることを目指す．

おさえておきたいポイント

経口血糖降下薬

● おもに２型糖尿病の薬物療法では，初診後に食事療法と運動療法の生活習慣改善を含めた療養行動を励行しても血糖コントロールが改善しにくい場合，糖尿病による合併症進行を抑えるため，内服薬の投与を始める．

● 糖尿病患者の病態によって薬剤は選択されるが，薬剤の作用，副作用，用法・用量などを認識して使用する必要がある（**図1**）．

● 適応は非インスリン依存状態の２型糖尿病患者であるが，相対的にインスリン依存状態の場合はイ

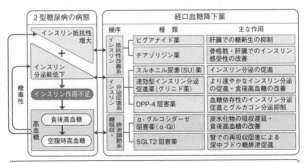

２型糖尿病の病態	経口血糖降下薬		
	機序	種類	主な作用
インスリン抵抗性増大	インスリン抵抗性改善系	ビグアナイド薬	肝臓での糖新生の抑制
		チアゾリジン薬	骨格筋・肝臓でのインスリン感受性の改善
インスリン分泌能低下	インスリン分泌促進系	スルホニル尿素（SU）薬	インスリン分泌の促進
インスリン作用不足		速効型インスリン分泌促進薬（グリニド薬）	より速やかなインスリン分泌の促進・食後高血糖の改善
		DPP-4阻害薬	血糖依存性のインスリン分泌促進とグルカゴン分泌抑制
食後高血糖	糖吸収・排泄調節系	α-グルコシダーゼ阻害薬（α-GI）	炭水化物の吸収遅延・食後高血糖の改善
空腹時高血糖		SGLT2阻害薬	腎での再吸収阻害による尿中ブドウ糖排泄促進

食事，運動などの生活習慣改善と１種類の薬剤の組み合わせで効果が得られない場合，２種類以上の薬剤の併用を考慮する．
作用機序の異なる薬剤の組み合わせは有効と考えられるが，一部の薬剤では有効性および安全性が確立していない組合わせもある．詳細は各薬剤の添付文書を参照のこと．

図1◆病態に合わせた経口血糖降下薬の選択

文献1) p.33より引用

ンスリン注射と経口血糖降下薬の併用もある。経
口血糖降下薬内服治療を受けている糖尿病合併妊
娠の可能性がある場合、内服薬は使用しない（主
治医の判断による）。

● 内服薬治療時は、適正な服薬行動の確認や飲み合
わせに注意する。

● 処方内容や残薬確認、定期受診状況などを把握で
きるお薬手帳を活用し、服薬指導や評価を受ける
ことを勧める。

血糖コントロールが不良の場合 ‥‥‥‥‥‥

● 経口血糖降下薬を長期に服用していると、薬剤を
増量しても効果が得られにくくなることがあり、
これを二次無効という。偽性の二次無効もあるた
め（**表1**）、食事療法や運動療法が遵守されてい
るか否かを確認して治療法の評価・修正を行う。

● 経口血糖降下薬では血糖コントロールが改善しに
くい場合は、膵β細胞障害を改善するためにイン
スリン注射使用に切り替わることがあることを患
者へ説明し、治療経過によっては再び内服薬治療
へ戻れる可能性があることも情報提供する。

表1 ◆経口血糖降下薬が効かなくなるおもな原因

1. 食事療法、運動療法の乱れ
2. 服薬ノンアドヒアランス
   服薬の中断、用量の乱れ
3. ストレス
4. インスリン抵抗性の増加
   体重増加、感染症、悪性疾患など
5. 肝炎、肝硬変の進展
6. 高血糖を来す薬剤の併用
   ステロイドなど
7. インスリン分泌の低下
   緩徐進行1型糖尿病、高血糖の持続による膵β細胞の疲弊、膵
   疾患による膵β細胞の破壊

文献2）より引用

低血糖

- スルホニル尿素（SU）薬を服用している患者がアスピリン，β遮断薬，ワルファリンなどを併用していると血糖降下作用が増強する場合がある．
- 経口血糖降下薬による低血糖時の対応はインスリン療法の場合と同様である．
- α-グルコシダーゼ阻害薬（α-GI）を服用している患者が低血糖を起こす場合は，ブドウ糖またはブドウ糖を含むジュースや清涼飲料水を摂取させる．

経口血糖降下薬の種類（図1）とケアの実際

インスリン抵抗性改善系
①ビグアナイド薬（表2）

一般名	商品名 （おもなもの）	作用時間 （時間）
メトホルミン塩酸塩	グリコラン® メトグルコ®注）	6〜14
ブホルミン塩酸塩	ジベトス ジベトンS	

注）高齢者，軽度腎障害，軽度・中等度肝障害のある患者は慎重投与とされている．
※上記以外に配合薬もある

文献1）p52 より作成

<薬理作用>

- おもに肝臓ではたらき，AMPキナーゼの活性化などの機序で糖新生を抑制する．
- 食後，腸管でのブドウ糖吸収抑制や末梢組織でのインスリン抵抗性改善などの膵外作用によって血糖値を降下させるはたらきがある．
- 海外における肥満2型糖尿病患者において大血管障害抑制のエビデンスがあり，かつ単独使用では低血糖を生じにくく，薬価も低いことから第一選択薬に選ばれやすい．

<用法>

● 食直前または食後に投与する.

<副作用>

● 乳酸アシドーシス，悪心，下痢などがある.

<ケア>

● 消化器系の副作用は治療開始早期に現れやすいため，説明が必要となる.

● 肝・腎・心・肺疾患患者，脱水，大量飲酒者，手術前後，高齢者，インスリンの絶対適応患者には使用しない.

● 発熱時，下痢などの脱水の可能性があるときには休薬する.

● ヨード造影剤使用の際は使用の2日前から2日後まで休薬する.

　→併用により乳酸アシドーシスを起こすことがあるため.

● eGFRが30未満では禁忌となっている.

②チアゾリジン薬（表3）

一般名	商品名	作用時間（時間）
ピオグリタゾン塩酸塩	アクトス® アクトス®OD	24

文献1) p.53 より作成

<薬理作用>

● インスリンによる骨格筋のブドウ糖取込みの増加や肝臓におけるブドウ糖産生抑制により血糖降下作用を発揮する.

● 肥満や内臓脂肪の蓄積が疑われるなどインスリン抵抗性が関与する患者に選ばれやすい.

＜用法＞

● 1日1回，朝食前または朝食後に投与する．

＜副作用＞

● 浮腫，心不全などがある．

＜ケア＞

● 水分貯留を示す傾向があり，浮腫に注意する．とくに女性，心不全患者，心不全の既往がある患者には慎重投与が必要である．

● 女性の場合，まれに骨折の発現頻度上昇が報告されているため指導が必要である．

● 膀胱がんの発症リスク増加の報告があり，膀胱がん治療中は使用しない．

● 体重増加が反映するので，食事療法の患者教育は必要である．

インスリン分泌促進系 ……………………………

①スルホニル尿素（SU）薬（表4）

一般名	商品名	作用時間（時間）
グリベンクラミド	オイグルコン® ダオニール®	
グリクラジド	グリミクロン® グリミクロン®HA	12〜24
グリメピリド	アマリール® アマリール®OD	

文献1）p.54 より作成

＜薬理作用＞

● 膵β細胞膜上のスルホニル尿素受容体に結合することでインスリン分泌を促進し，血糖降下作用を発揮する．

● インスリン分泌能が比較的に保たれているインスリン非依存状態の患者に使用される．

● 血糖降下薬のなかではもっとも血糖降下作用が強い薬剤である．

<用法>

● 1日1回〜2回，朝または朝夕食前または食後に
投与する.

<副作用>

● 低血糖，体重増加などがある.

<ケア>

● スルホニル尿素（SU）薬使用時に発生した低血糖
は遷延しやすく，ブドウ糖摂取で血糖値が改善し
ても再び低血糖となる可能性があることを説明
し，低血糖時の対処方法を指導しておく必要があ
る.

● 腎・肝機能障害を合併している患者や高齢者は遷
延性の低血糖に注意が必要である.

● 食前に内服した時や食事時間が遅れたときに低血
糖を起こす恐れがあることを説明しておく必要が
ある.

● 体重増加をきたすおそれがあり，食事療法のサ
ポートも必要である.

②速効型インスリン分泌促進薬（グリニド薬）（表5）

一般名	商品名	作用時間 （時間）
ナテグリニド	スターシス® ファスティック®	3
ミチグリニドカルシウム水和物	グルファスト®	3
レパグリニド	シュアポスト®	4

文献 1）p.55 より作成

<薬理作用>

● 膵β細胞膜上のスルホニル尿素受容体に結合する
ことでインスリン分泌を促進し，血糖降下作用を
発揮する.

● スルホニル尿素（SU）薬と効果は似ているが，作
用時間が短い. 服用後30分以内に発現し60分

で最大になるとされている.

● インスリン分泌能が比較的に保たれているインスリン非依存状態の患者に使用される.

● 食後高血糖改善に高い効果を示す.

<用法>

● 食直前に投与する.

・ナテグリニド・レパグリニド：食直前10分以内

・ミチグリニドカルシウム：食直前5分以内

<副作用>

● 低血糖などがある.

<ケア>

● 食事30分前の服用では血糖降下作用が早く出現し, 低血糖を起こす恐れがあるため, 食直前の服用を指導する必要がある.

● また, 食直後に服用すると, 吸収が阻害され, 十分には効果が得られないことや, 食後に思い出して服用した場合は低血糖の危険もあるため, 飲み忘れを予防する工夫を患者へ指導する必要がある.

● 飲み忘れた際は服用しないよう指導する.

● 作用機序が同じであるスルホニル尿素 (SU) 薬との併用は行わない.

● 重篤な腎機能障害ではナテグリニドは禁忌, ミチグリニドカルシウム・レパグリニドは慎重投与する.

Memo

③DPP-4阻害薬（表6）

▼1日1～2回

一般名	商品名	作用時間（時間）
シタグリプチンリン酸塩水和物	グラクティブ® ジャヌビア®	24
ビルダグリプチン	エクア®	12～24
アログリプチン安息香酸塩	ネシーナ®	24
リナグリプチン	トラゼンタ®	24
テネリグリプチン臭化水素酸塩水和物	テネリア®	24
アナグリプチン	スイニー®	12～24
サキサグリプチン水和物	オングリザ®	24

▼週1回

一般名	商品名	作用時間（時間）
トレラグリプチンコハク酸塩	ザファテック®	168
オマリグリプチン	マリゼブ®	168

文献1）p.56 より作成

<薬理作用>

● 小腸粘膜に局在する細胞から消化管ホルモンのインクレチンが血糖依存的に膵β細胞からのインスリン分泌を促進し、グルカゴン分泌を抑制する。インクレチンを不活性化するDPP-4の働きを阻止することでインスリンの分泌が促進する。

● 単独投与での低血糖を起こすリスクは少ないことから高齢者にも使用しやすい。

● 血糖コントロール改善に際しての体重増加をきたしにくい。

<用法>

● 通常は1日1回朝服用。種類によっては1日2回や週に1回服用のものもある。

・1日1回服用：シタグリプチンリン酸塩、アログリプチン安息香酸塩、リナグリプチン、テネグリプチン臭化水素酸塩、サキサグリプチンなど

・1日1～2回服用：アナグリプチン、ビルダグリ

プチンなど
・週1回服用：トレラグリプチンコハク酸塩，オマ
リグリプチンなど
● 食事摂取の影響を受けにくいため，食前でも食後
投与いずれでも可能.

経口薬物療法

<副作用>

● ビルダグリプチンは重度の肝機能障害のある患者
へは禁忌，腎機能障害のある患者へは慎重投与す
る. それ以外でも中等度以上の腎機能障害がある
患者では排泄遅延によって血中濃度が上昇する恐
れがあり，投与量を減らすなど慎重投与する.
● スルホニル尿素 (SU) 薬との併用で重症低血糖が
起こる危険性があり，腎機能障害のある高齢者へ
投与は考慮する.

<ケア>

● スルホニル尿素 (SU) 薬と併用している患者へは
低血糖の恐れについて情報提供し，対処法や連絡
ルートの確認をしておく.

糖吸収・排泄調整系 ……………………………………
①α-グルコシダーゼ阻害薬 (表7)

一般名	商品名	作用時間 (時間)
アカルボース	グルコバイ® グルコバイ®OD	2〜3
ボグリボース	ベイスン® ベイスン®OD	2〜3
ミグリトール	セイブル® セイブル®OD	1〜3

文献1) p.57 より作成

<薬理作用>

● 小腸で二糖類分解酵素であるα-グルコシダーゼ
の作用を阻害し，食事の直前に服用することで糖

183

の吸収を遅れさせ，食後の過血糖を抑制する．ただし，食事療法・運動療法によっても十分な血糖コントロールが得られない場合，または食事療法・運動療法に加えて経口血糖降下薬もしくはインスリン製剤を使用している患者で十分な血糖コントロールが得られない場合に限る．

● α-グルコシダーゼとは多糖類を単糖類まで分解する酵素である．

<用法・用量>

● アカルボースは成人では通常50〜100mgを1日1回，ボグリボースは0.2〜0.3mgを1日1回，ミグリトールは1回25〜75mgを1日3回，食直前に経口投与する．なお，年齢，症状に応じ適宜増減する．

<副作用>

● 腹部症状：腹部膨満・鼓腸（腹がはる）・ガスがたまっておならが出る放屁増加などの消化器系副作用が高頻度に起こることがある．腸内ガス等の増加により，腸閉塞（0.1％未満）が現れることがあるので，腹部手術歴のある患者に投与する場合は観察を十分に行い，持続する腹痛，嘔吐等の症状が現れた場合には投与を中止し，適切な処置を行う．

<ケア>

● α-グルコシダーゼ阻害薬単独での作用では低血糖は起こらないが，スルホニル尿素（SU）薬などの併用によって低血糖を生じた場合はショ糖の分解が遅れることがあるためブドウ糖を摂取する．

②SGLT2阻害薬（表8）

一般名	商品名	作用時間 (時間)
イプラグリフロジンL-プロリン	スーグラ®	
ダパグリフロジンプロピレング リコール水和物	フォシーガ®	
ルセオグリフロジン水和物	ルセフィ®	24
トホグリフロジン水和物	アプルウェイ® デベルザ®	
カナグリフロジン水和物	カナグル®	
エンパグリフロジン	ジャディアンス®	

文献1）p.58 より作成

<薬理作用>
- 腎臓の近位尿細管におけるグルコースの再吸収を抑制し、腎尿細管からのブドウ糖の再吸収を阻害して尿糖としてブドウ糖を排泄することによって血糖値を低下させる。
- 単独投与では低血糖の可能性は低い。
- 現在、イプラグリフロジンL-プロリン、ダパグリフロジンプロピレングリコール、ルセオグリフロジン、エンパグリフロジン、カナグリフロジン、トホグリフロジンが使用されている。

<用法>
- 1日1回、朝食前後に投与する。

<適応>
- 肥満を有する2型糖尿病が適応である。
  →イプラグリフロジンL-プロリン、ダパグリフロジンプロピレングリコールは1型糖尿病患者にインスリン製剤との併用で使用することもある。

<禁忌>
- 重症腎不全と透析患者、妊娠m時は使用しない。
- 75歳以上の高齢患者または老年症候群のある患

185

者に対しては慎重投与する.

<副作用>
- 浸透圧利尿によって頻尿・多尿となり体液量減少を起こし, 脱水をまねく恐れがある.
- 尿路感染症や性器感染症などがある. とくに女性患者の場合は注意する.
- 紅斑などの薬疹がみられる場合もある.

<ケア>
- 脱水に注意が必要であり, 制限等なければ1〜1.5L/日程度の水分補給を行うよう指導する.
- 服薬継続中は尿糖検査が常に3〜4＋の検査結果が出るが, 尿中にブドウ糖排泄をしているためであり, 異常ではないことを説明する.
- スルホニル尿素 (SU) 薬, グリニド薬, インスリン製剤, GLP-1受容体作動薬などと併用時は低血糖リスクがあり, 対処方法を指導しておく.

配合薬 ·······················
- 配合薬には次のようなものがある.
①チアゾリジン系薬/ビグアナイド系薬：メタクト®配合錠
②チアゾリジン系薬/スルホニルウレア薬：ソニアス®配合錠
③DPP-4阻害薬/チアゾリジン系薬：リオベル®配合錠
④DPP-4阻害薬/SGLT2阻害薬：スージャヌ®配合錠, トラディアンス®配合錠
⑤DPP-4阻害薬/ビグアナイド系薬
・1日1回服用→イニシンク®配合錠
・1日2回服用→エクメット®配合錠, メトアナ®配合錠
⑥速効型インスリン分泌促進薬/α-グルコシダー

ゼ阻害薬：グルベス®配合錠（1日3回服用）

<薬理作用>
- 効果は単剤同様である．それぞれの効果を1錠にすることで2つの効果が期待できる，
- 服用する薬剤投与量が減少する，経済的負担の軽減につながる．

<副作用>
- それぞれの単剤服用時と同様の副作用の出現に注意する．

<ケア>
- 配合薬使用時は，元の薬剤最大量を超えないように注意する．

◆引用文献
1) 日本糖尿病学会 編・著：糖尿病治療ガイド2018-2019．文光堂，2018
2) 日本糖尿病療養指導士認定機構編・著：糖尿病療養指導ガイドブック2019．p74，メディカルレビュー社，2019

Memo

....

....

....

....

....

....

....

....

注射療法
インスリン療法

目的

＊インスリン療法の基本は，健常人にみられる血中インスリンの変動パターンを外来性インスリン投与によって模倣することである．

おさえておきたいポイント

● 健常人のインスリン分泌はおもに肝糖再生を調節して，空腹時血糖値を制御する「基礎インスリン分泌」と，食事による食後血糖を制御する「追加インスリン分泌」から成る（p.341 **図2** 参照）．

● インスリン療法は，これらのインスリン製剤の特徴を理解し，患者の病態に合わせて行う必要がある．

● インスリン自己注射は1型糖尿病のみでなく，2型糖尿病にも治療手段として受け入れられている．

適応
＜絶対的適応＞

● 以下の患者では，インスリン療法は絶対的適応となる．
① インスリン依存状態
② 高血糖性の昏睡
③ 重度の肝障害，腎障害の合併
④ 重症感染症，外傷，外科手術（全身麻酔施行例など）
⑤ 糖尿病合併妊娠（妊娠糖尿病も含む）
⑥ 静脈栄養時の血糖コントロール

<相対的適応>

- 以下の患者では，インスリン療法は相対的適応となる．
① インスリン非依存状態の患者でも，著明な高血糖（たとえば，空腹時血糖値250mg/dL以上，随時血糖値350mg/dL以上）を認める場合
② 経口薬治療法のみでは良好な血糖コントロールが得られない場合
③ やせ型で栄養状態が低下している場合
④ ステロイド治療時の高血糖を認める場合
⑤ 糖毒性を積極的に解除する場合

インスリンの種類

インスリン作用時間による分類 ‥‥‥‥‥

- インスリン製剤は，作用発現時間や作用持続時間によって，「超速効型」「速効型」「中間型」「混合型」「配合溶解」「持効型溶解」に分けられる．

剤型による分類とペン型注入器 ‥‥‥‥‥

- インスリン製剤は，剤型によって，「プレフィルド/キット製剤*」「カートリッジ製剤」「バイアル製剤」に分けられる．

*プレフィルド/キット製剤：製剤・注入器一体型の使い捨てタイプ．

インスリン作用時間ごとの特徴 ‥‥‥‥‥
<超速効型インスリン製剤>（表1）

インスリンプレフィルド/ キット製剤（商品名）	単位数/容量	発現時間	最大作用時間	持続時間
ノボラピッド®注フレックスタッチ®	300/3mL	10〜20分	1〜3時間	3〜5時間
ノボラピッド®注フレックスペン®	300/3mL	10〜20分	1〜3時間	3〜5時間
ノボラピッド®注イノレット®	300/3mL	10〜20分	1〜3時間	3〜5時間
ヒューマログ®注ミリオペン®	300/3mL	15分未満	30分〜1.5時間	3〜5時間
アピドラ®注ソロスター®	300/3mL	15分未満	30分〜1.5時間	3〜5時間

- 皮下注射後の作用時間が速く，最大作用時間が短い（約2時間）．
- 食直前の投与で食事による血糖値の上昇を抑える．

＜速効型インスリン製剤＞（表2）

インスリンプレフィルド／キット製剤（商品名）	単位数／容量	発現時間	最大作用時間	持続時間
ノボリン®R注フレックスペン®	300/3mL	約30分	1〜3時間	約8時間
ヒューマリン®R注ミリオペン®	300/3mL	30分〜1時間	1〜3時間	5〜7時間

- レギュラーインスリンとも呼ばれ，皮下注射のほかに筋肉内注射，静脈注射が可能である．
- 皮下注射の場合，作用発現まで30分程度の時間を要し，最大効果は約2時間後，採用持続時間は約5〜8時間である．
- 食前の投与で食事による血糖値の上昇を抑える．

＜中間型インスリン製剤＞（表3）

インスリンプレフィルド／キット製剤（商品名）	単位数／容量	発現時間	最大作用時間	持続時間
ノボリン®N注フレックスペン®	300/3mL	約1.5時間	4〜12時間	約24時間
ヒューマリン®N注ミリオペン®	300/3mL	1〜3時間	8〜10時間	18〜24時間

- 持続化剤としてプロタミン硫酸塩を添加したもので，使用時は混和してから使用する．
- 作用発現時間は約1〜3時間，作用持続時間は18〜24時間である．

Memo

＜混合型インスリン製剤＞（表4）

インスリンプレフィルド／キット製剤（商品名）	単位数／容量	発現時間	最大作用時間	持続時間
ノボラピッド®30ミックス注フレックスペン® ノボラピッド®50ミックス注フレックスペン® ノボラピッド®70ミックス注フレックスペン®	300/3mL	10分〜20分	1〜4時間	約24時間
ノボリン®30R注フレックスペン®	300/3mL	約30分	2〜8時間	約24時間
イノレット®30R注	300/3mL	約30分	2〜8時間	約24時間
ヒューマログ®ミックス25注カート ヒューマログ®ミックス25注ミリオペン®	300/3mL	15分未満	30分〜6時間 30分〜4時間	18〜24時間
ヒューマリン®3/7注ミリオペン®	300/3mL	15分未満	30分〜1時間	18〜24時間

● 超速効型または速効型インスリンとそれぞれの中間型インスリンを，さまざまな比率で混合したものである．

● 超速効型または速効型インスリンと中間型インスリンのそれぞれの作用発現時間に効果が発現し，持続時間は中間型インスリンとほぼ同じである．

＜配合溶解インスリン製剤＞（表5）

インスリンプレフィルド／キット製剤（商品名）	単位数／容量	発現時間	最大作用時間	持続時間
ライゾデグ®配合注フレックスタッチ®	300/3mL	10〜20分	1〜3時間	42時間超*

＊反復投与時の持続時間

● 超速効型インスリンと持効型溶解インスリンを混合したものである．

● 超速効型インスリンと持効型溶解インスリンのそれぞれの作用発現時間に効果が発現し，作用時間は持効型溶解インスリンとほぼ同じである．

注射療法

＜持効型溶解インスリン製剤＞(表6)

インスリンプレフィルド/ キット製剤 (商品名)	単位数/容量	発現時間	最大作用時間	持続時間
レベミル®注フレックスペン®	300/3mL	約1時間	3〜14時間	約24時間
レベミル®注イノレット®	300/3mL	約1時間	3〜14時間	18〜24時間
トレシーバ®注フレックスタッチ®	300/3mL	—	明らかな ピークなし	42時間超*
ランタス®注ソロスター®	300/3mL	1〜2時間	明らかな ピークなし	約24時間
インスリングラルギンBS注ミリオペ ン®「リリー」 インスリングラルギンBS注キット 「FFP」	300/3mL	1〜2時間	明らかな ピークなし	約24時間
ランタス®XR注ソロスター®	450/1.5mL	1〜2時間	明らかな ピークなし	24時間超

*反復投与時の持続時間

- 皮下注射後緩徐に吸収され，作用発現が遅く（約1〜2時間），ほぼ1日にわたり持続的な作用がある．
- 不足している基礎インスリン分泌を補充し，空腹時血糖値の上昇を抑える．

ケアの実際

- 1型糖尿病では，強化インスリン療法による治療を基本とする．
- インスリン投与量の変更は責任インスリン（その血糖値にもっとも影響を及ぼしているインスリン）の増減によって行う．
- インスリンの静脈注射は速効型インスリンを用いる．

強化インスリン療法

- 強化インスリン療法とは，インスリンの頻回注射，または持続皮下インスリン注入（CSII）療法に血糖自己測定を併用し，医師の指示に従い，患者自身がインスリン注入量を決められた範囲内で調節しながら，良好な血糖コントロールを目指す治療法である．

- インスリンの頻回注射の場合，基礎インスリン分泌を中間型または持効型溶解インスリン製剤で，追加インスリン分泌を速効型または超速効型インスリン製剤で補う．

その他の療法 ……………………………

- 基礎インスリン分泌が保たれているような患者では，速効型（または超速効型）インスリンの毎食（直）前3回注射など，強化インスリン療法に準じた注射法がある．
- 頻回注射が困難な場合や，強化インスリン療法の適応とならない患者には，配合溶解，混合型または中間型の1日1，2回皮下注射，あるいは持効型溶解インスリン製剤の1日1回皮下注射などの注射法がある．
- インスリン製剤と経口血糖降下薬を併用する方法もある．
- 周術期やシックデイ，ステロイド治療中や糖尿病ケトアシドーシスなどの急性合併症時には，測定した血糖値によって，その時点でのインスリン量を変えるスライディングスケール法がある（p.258 **図2**参照）．

◆参考文献
1) 日本糖尿病学会 編・著：糖尿病治療ガイド 2018-2019．p61-72，文光堂，2018
2) 日本糖尿病教育・看護学会：糖尿病看護ベストプラクティス インスリン療法．日本看護協会出版会，2014
3) 中山法子ほか：「血糖パターンマネジメント」とは．糖尿病ケア 6 (1)：18-23，2009
4) 朝倉俊成：糖尿病患者さんのなぜ？どうして？を解決！インスリン自己注射まるわかりQ＆A．メディカ出版，2007

インスリン自己注射の手技指導

目的

* 患者にとって安全な方法を，患者の手技習得状況をみながら支援する．
* 患者が手技を習得することだけではなく，自分の生活にインスリン療法をうまく調和させ，実践していけることをゴールにする．

準備

● 患者がインスリン自己注射の導入についてどのように感じ，考えているのかを聴き，導入にあたっての受け入れ状況を把握する．

➡ 受け入れができていない患者の場合，無理矢理指導を始めるのではなく，受け入れられない患者の思いを聴き，インスリンの必要性や血糖コントロールを行うことのメリットを伝えたり，患者の生活パターンに沿った方法を一緒に考える姿勢でかかわる．

● 患者がインスリン注入器の操作を行うことができるのか，覚えられるか，視力低下や麻痺，認知機能低下の有無を把握する．

➡ 認知機能低下や視力障害などで，1人ではインスリン注射が困難だと判断する場合は，家族などのサポートパーソンの有無などを確認し，サポートパーソンと一緒に指導を受けてもらうよう配慮したり，患者に合った注入器

や補助具の活用を検討する.

● 患者のこれまでの服薬管理や生活パターンを把握する.

➡ インスリン療法は，患者の食事や活動などで血糖コントロールが左右され，また誤った方法で実施した場合は低血糖を引き起こすなど危険な状態となることもあるため，安全・確実に自己注射ができるよう指導する必要がある.

● 患者が指導を落ち着いて受けられるよう，環境に配慮する.

➡ 多床室に入院している患者の場合は，プライバシーが守られるように個室で行うなどの配慮が必要となる.

Memo

....
....
....
....
....
....
....
....
....

準備物品

- 患者が使用するインスリン注入器（練習用のデバイスなど）

- インスリン針

- 消毒綿

- 針入れ

- 皮下注射用の模型

- 製薬会社が製剤ごとに作成している「使用説明書」

その他の必要物品など

ケアの実際

1. インスリン製剤の種類・作用時間，投与量，投与するタイミングや時間，注射部位の説明を行う．

・この説明を行う際は，実際の生活のなかでインスリン療法を取り入れることをイメージしやすいように，患者の生活パターンに沿いながら伝えるようにする．

・インスリンの投与量や製剤の種類など，患者にとって大切な情報は必ず書面でも手渡すようにする．

2. 準備した物品で，まず看護師が一連の手技を実演して患者に示す.

・必須ではないが，看護師が実演することで，自己注射方法がわかりやすくなる.

3. 患者にインスリン自己注射の一連を練習してもらう（①〜⑪）.

・患者の手技の習得状況をみながら，繰り返し練習する.

<インスリン自己注射の練習>

①インスリン注入器にまず触れてもらう.

②注入器の特徴（プレフィルド，カートリッジなど）を説明する.

③インスリン量が注入器にどれくらいセットされているかを説明する.

④ダイアルを回してもらい，どのように投与量をセットするかを説明する.

⑤インスリン針を注入器にセットする.

⑥空打ちの必要性を伝え，空打ちをする.

➡ この時，「ダイアルを2に合わせてください」などと声かけを行うとわかりやすい. 単位数をそのまま伝えると，実際に投与するインスリンの単位と混同しやすい.

⑦医師から指示された単位数にダイアルを合わせる.

⑧注射部位の選定を一緒に行う（**図1**）.

➡ 注入する皮下の部位によって，インスリンの吸収速度は異なる. また，皮膚温度・皮下血流の程度も吸収速度に影響を与えるので，注意が必要である. 注射部位でも変化し，吸収順に，腹部＞上腕＞殿部＞大腿となっている.

➡患者が打ちやすい場所を確認したり，妊婦などで腹部への注射を拒む場合には大腿部などを選択する．

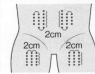

同じ部位へのインスリン注射を長期間続けていると，その部位に硬結・腫大などの皮膚変化が生じることがあり，インスリンの吸収に影響が出る．そのため，注射部位は①注射ごとに注射の位置を2〜3cmずつずらすなどのローテーションを行うこと，②注射部位を広く使用することを説明する．

図1◆インスリン皮下注射部位

⑨皮下注射用の模型を使用し，穿刺し注入する．
⑩注入後は，注射部位をもまないように説明する．

➡注射部位をもむと，インスリンの吸収速度が速まる．

⑪インスリン針を外し，針入れに針を処理する．

4. 注射器，注射針の廃棄方法，インスリン製剤の保管方法を説明する．
5. インスリン製剤を誤って注射した場合，注射を忘れてしまった場合など，トラブル時の対処方法について説明する．

➡実際に患者が起こしてしまいそうなトラブルを想定して説明する．

トラブルの例

・超速効型インスリンを食事の前に注射することを忘れて食事を食べてしまった，または食事を食べ始めてしまった際は，食事直後，または食事の途中ならインスリン注射をすること，食後1時間以上経っている場合はインスリン注射はしない，などという対処方法を伝える．
・持効型溶解インスリン製剤を指示された時間に打ち忘れてしまった場合は，同日8時間以内なら注射できる場合もあるため，担当医や病院に連絡し確認する．

6. 導入時，費用について知りたい患者も多いため，インスリン自己注射指導管理料やインスリン製剤の薬価などの費用について説明する．

指導後の実施状況の把握

● 患者にインスリン注射の実施状況を実際にみせてもらい，正しく注射ができているか確認する．

● インスリン注射部位に発赤や腫大，硬結などの皮膚病変がないかを確認し，見つけた場合は診察を受けるなどの対処をする．

> ➡ 同じ場所に注射を打っている患者も多いため，注射部位のしこりを見つけた場合は，注射部位のローテーションを伝える．

● インスリン療法を開始して，低血糖症状が起こっていないかを確認する．低血糖症状が起こっていなくても，低血糖の一般的な症状を伝えるとともに，症状には個人差があること，「急にドキドキする」「冷や汗が出てきた」「ふらふらする」など，おかしいと感じた時は，低血糖を疑い，血糖自己測定（SMBG）を行うことを伝える．

● 低血糖が起こりやすいのは，①食事の量が少ない時，②食事時間が遅れた時，③運動量（活動量）が多すぎた時，④注射したインスリン量が多い時，⑤下痢や嘔吐の時，⑥アルコールを多量に飲んだ時，⑦解熱薬などを使用している時であるため，低血糖が起こりやすい状況もあわせて伝えると良い．

● インスリン療養を行いながら生活していくことの困難さや患者が抱える問題点を共有し，一緒に解決策を検討する．

◆**参考文献**
1) 日本糖尿病教育・看護学会：糖尿病看護ベストプラクティス　インスリン療法．日本看護協会出版会，2014
2) 朝倉俊成：糖尿病患者さんのなぜ？どうして？を解決！インスリン自己注射まるわかりQ＆A．メディカ出版，2007
3) 富岡節子ほか：安全・確実に行うコツとワザ．エキスパートナース　23（9）：46-47，2007
4) 岡田照代ほか：難しい場面でもインスリン療法を続けてもらうコツ．エキスパートナース　23（9）：62-64，2007

Memo

....

....

....

....

....

....

....

....

....

....

....

....

....

....

注射療法
持続皮下インスリン療法

目的

* 皮下に柔らかいカニューレを留置し（**図1**），インスリンポンプを用いて，持続的にインスリンを投与するインスリンポンプ療法（CSII）である（**図2**）.

おさえておきたいポイント

● 24時間ほぼ一定量分泌される基礎インスリン（Basalインスリン）を24時間連続的に注入し，食事に合わせて必要な追加インスリン（Bolusインスリン）を簡単なボタン操作で注入することが可能である.

● 1型糖尿病，小児，妊娠中の患者に使用されることが多い.

● 患者個々に合わせた基礎インスリン量，食事内容や間食内容などに合わせた追加インスリン量が設定できる.

● 近年では，インスリンを持続的に投与するだけでなく，持続血糖測定システム（CGM）と連動させたSAP療法（**図3**）も行われている.

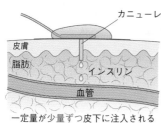

一定量が少量ずつ皮下に注入される

（日本メドトロニック株式会社「インスリンポンプ療法について」パンフレットより）

図1◆インスリン注入イメージ

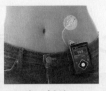

図2◆インスリンポンプ療法
ミニメド640G
（写真提供：日本メドトロニック株式会社）

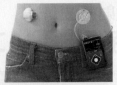

図3◆SAP療法
（写真提供：日本メドトロニック株式会社）

方法

- 皮下に専用の器具を用いてカニューレを穿刺する.
- インスリンポンプには，超速効型インスリンを使用する.
- カニューレ挿入部位は，腕，腹部，腰部，殿部，大腿部などが適している（**図4**）.
- へそ周囲5cm，傷や硬結している部位，腸骨（骨盤の骨）の上などは，カニューレの挿入を避ける.
- カニューレは3日ごとに交換する（3日以上の使用は血糖値の乱れの原因になる）.

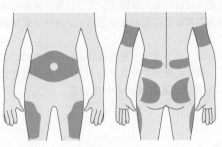

図4◆カニューレ挿入部位　　　　文献2）より引用

Memo

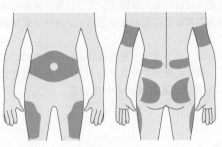

入浴やプールなど水に濡れる可能性がある時 ……

● インスリンポンプは水に弱いため，入浴やシャワー時には取り外すことが望ましい．カニューレを抜かなくても，インスリンポンプを外すことができる．

● インスリンポンプの取り外し可能な時間は，1時間以内が目安とされている．それ以上の時間取り外す場合は，高血糖に注意する必要がある．

運動 ……

● 水に濡れることのない運動の場合は，インスリンポンプを付けたまま行っても問題ない．

● 激しい運動の場合は，落としたりぶつかったりしてインスリンポンプが破損する可能性があるため，水泳などの時と同様の手順でポンプを取り外したほうが安全である．

● 運動時にインスリンポンプを取り外したほうがよいかなどは，主治医と相談する．

服装の工夫 ……

● カニューレ挿入の位置によっては，服装の制約を受けることがある．

● 患者自身がポンプを入れるケースを作成したりしているが，女性用のブラジャーにつけられるケースや，ポンプを取り出さなくても窓部からボタン操作が行えるケースなども販売されている．

皮膚トラブル ……

● カニューレ挿入周囲は，固定テープによって瘙痒感や発赤などの皮膚トラブルが起こる可能性がある．

● カニューレ挿入時には皮膚の消毒を十分行い，カニューレを2〜3日に1回交換する．

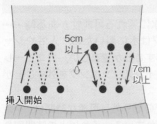

5cm
以上

7cm
以上

挿入開始

図5◆カニューレ挿入部位のローテー
ション例 文献3) より引用

● 皮膚トラブルを避けるため，カニューレ挿入部位
は必ずローテーションさせる（**図5**）.

低血糖

● 血糖自己測定（SMBG）を行い，低血糖に注意す
る.

● 低血糖時には，インスリン注入量の調整や，補食
などを行う.

高血糖

● 一時的にでもポンプを取り外した時などは
SMBGを行い，高血糖に注意する.

● チューブの閉塞によってインスリンの注入が遮断
され，高血糖となることがある. なお，チューブ
のないインスリンポンプもある.

● 高血糖時には追加インスリン投与などを行う.

● 高血糖時の対応について，主治医と相談してお
く.

Memo

旅行時

- インスリンポンプのトラブルが起こった時に備えて，ペン型注射器を持っていく．
- 空港の保安検査場では，ゲート式の金属探知機はインスリンポンプを装着したままで問題ないが，X線検査やボディスキャナーにはインスリンポンプを通さない．
- 空港の保安検査場を通る場合は，保安検査員にインスリンポンプを使用中であることを申し出る．また，事前に航空会社に相談すると良い．
- 海外旅行に行く際は，糖尿病であることや，使用しているインスリン量などを説明したカードや英文紹介状を携帯する．日本糖尿病協会が発行している海外旅行用の英文カード（Diabetic Data Book，**図6**）も便利なので，主治医に申し出る．

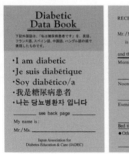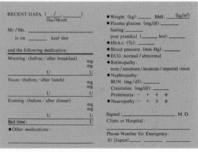

図6◆海外旅行用 英文カード（Diabetic Data Book）

日本糖尿病協会ホームページより転載

その他

- 病院でX線検査やCT検査，MRI検査を受ける場合は，インスリンポンプ，注入セット，CGM，センサーのすべてを外す（X線検査は注入セットは装着したままで良い）．
- 通常の生活を行っていても，低血糖や高血糖が続

く場合は，インスリンポンプの設定を確認し，カ
ニューレの交換も検討する．

◆引用文献
1) 日本メドトロニック株式会社「インスリンポンプ療法に
   ついて」パンフレット
2) 日本メドトロニック株式会社：注入セットの交換と穿刺
   方法
   http://www.medtronic-dm.jp/csii/how-to-use/
   injection/safety-control/ より2019年6月19日検索
3) 日本メドトロニック株式会社「インスリンポンプ療法は
   じめてガイド」パンフレット

◆参考文献
1) 公益社団法人日本糖尿病協会ホームページ
   https://www.nittokyo.or.jp/ より2019年6月20日検索

Memo

....
....
....
....
....
....
....
....
....
....
....

注射療法
GLP-1受容体作動薬

目的

＊2型糖尿病患者の治療に使用し，血糖をコントロールする．

おさえておきたいポイント

インクレチン（GLP-1）

● 食後に十二指腸や小腸から分泌される消化管ホルモンにインクレチンがある．

● インクレチンには食後の高血糖に合わせて膵臓からインスリンの分泌を促進させ，グルカゴンの分泌を抑制させるはたらきがある（**図1**）．

● インクレチンには「GLP-1」と「GIP」というホルモンがあり，GLP-1には血糖コントロールのほかに食欲抑制および体重減少作用がある．

● GLP-1は，血糖値が高い場合にのみインスリンを分泌させる特徴があるため，食後高血糖の改善作用がある．

● GLP-1は，食後高血糖の改善とともに，空腹時の血糖値も改善できる．

GLP-1受容体作動薬

● DPP-4阻害薬よりもやや作用が強く，体重を減

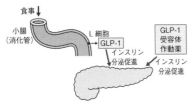

図1 ◆ GLP-1受容体作動薬の作用機序

らすようにはたらく.
- 1日1～2回投与するものと，1週間に1回投与するものがある.
- スルホニル尿素 (SU) 薬や速効型インスリン分泌促進薬 (グリニド薬)，インスリン注射と併用していなければ，低血糖が起こることが少ない.

GLP-1受容体作動薬の種類

- GLP-1受容体作動薬の種類を**表1**に示す.
- 最近では，GLP-1受容体作動薬 (ビクトーザ®) と持効型インスリン (トレシーバ®) が配合されたゾルトファイ®もある.

表1 ◆ GLP-1受容体作動薬

一般名 (商品名)	用法・用量
リラグルチド (ビクトーザ®皮下注18mg)	1日1回0.3mgから開始し，1週間以上の間隔で0.3mgずつ増量する．なお，患者の状態に応じて適宜増減するが，1日0.9mgを超えないこと.
エキセナチド (ビデュリオン®皮下注用2mgペン)	2mgを週に1回，皮下注射する.
エキセナチド (バイエッタ®皮下注5μgペン300)	1回5μgを1日2回朝夕食前に皮下注射する．投与開始から1か月以上の経過観察後，患者の状態に応じて1回10μg，1日2回投与に増量できる.
エキセナチド (バイエッタ®皮下注10μgペン300)	1回5μgを1日2回朝夕食前に皮下注射する．投与開始から1か月以上の経過観察後，患者の状態に応じて1回10μg，1日2回投与に増量できる.
リキシセナチド (リキスミア®皮下注300μg)	20μgを1日1回朝食前に皮下注射する．ただし，1日1回10μgから開始し，1週間以上投与した後1日1回15μgに増量し，1週間以上投与した後1日1回20μgに増量する．なお，患者の状態に応じて適宜増減するが，1日20μgを超えないこと.
デュラグルチド (トルリシティ®皮下注0.75mgアテオス®)	0.75mgを週に1回，皮下注射する.

投与する部位 ‥‥‥‥‥‥‥‥‥

- インスリン注射と同様，投与部位は腕・腹部・太腿などに皮下注射する (p202**図4**参照).
- 毎回同じ部位に投与しないように (硬結の原因になる)，少しずつずらした部位にローテーションして投与する (p198**図1**参照).

低血糖時の対応 ‥‥‥‥‥‥‥‥‥

- GLP-1受容体作動薬は空腹時にははたらかず，食事をとって血糖値が高くなったときにはたらくため，低血糖を起こしにくい.
- ただし，スルホニル尿素 (SU) 薬や速効型インスリン分泌促進薬 (グリニド薬)，インスリンと一緒に使用する場合は，低血糖に注意する必要がある.
- 低血糖を起こした場合は，通常の低血糖時への対応を行う (p.227参照).

胃腸症状時の対応 ‥‥‥‥‥‥‥‥‥

- 嘔気，下痢，便秘などの胃腸症状が現れることがある. GLP-1受容体作動薬を使用し始めたときに現れやすいが，多くの場合，その後改善する.
- 症状が現れたときは，主治医に相談する.

Memo

血糖自己測定（SMBG）
血糖測定

目的

* 患者自身が血糖値を測定して，現在の糖尿病の状態や治療の効果を確認し，よりよい血糖コントロールに活かす.

おさえておきたいポイント

● 血糖自己測定（SMBG）とは，簡易血糖測定器を用いて自身の血糖値を測定することである.

● 糖尿病の治療は，日々の血糖コントロールが重要である. したがって，日常生活のなかで血糖値の状態を知って振り返ることで，よりよい血糖コントロールを目指すことができる.

● 血糖値は1日のなかで，食事，身体活動量，薬剤（血糖降下薬），ストレスなどさまざまな要因により変動している.

● 血糖値がどのように影響を受け変化しているのか，血糖値の変動を自身で把握することで，自己管理への動機づけを高め，質の高い血糖コントロールを得ることにつながる.

方法

SMBG機器 ·····························

● 血糖測定器は，検査室で測定する自動分析装置以外に，処置室，病棟などで医療従事者がケア（治療）を目的として使用するPOCT（Point of Care Testing）機器と患者がモニタリングを目的として使用するSMBG機器がある.

● 国内では20種類以上の自己検査用グルコース測定器が販売されている. 国際規格に定められた精度基準（血糖値100mg/dL未満の場合±15mg/

dL以内，100mg/dL以上の場合は±15%以内）を満たすことが求められている．

- 全血で測定し，血漿の血糖値が表示される．一部，静脈血漿値に換算して表示するものもあり，機種間差がある．
- 前腕から採血するタイプの機種は，指先の血漿血糖値にくらべて，20分程度のずれがある．
- 糖尿病の診断など，病態の診断のためにSMBG機器を用いてはいけない．
- 機種により特徴があるため，自施設で取り扱っている機器の特徴を理解しておく必要がある（**表1**）.
- 各医療機関での採用機種がかぎられているため，かかりつけの医療機関を変更する場合は，取り扱いの説明に注意する．
- 医療機関において，微量採血用の穿刺器具を複数患者に使用する場合は，安全上の観点から，針の周囲部分がディスポーザブルタイプのものを使用する．
- SMBG機器は，薬機法により高度管理医療機器に指定されている．また，特定保守管理医療機器のため，定期的に保守点検を行うことが望ましい．

● 自施設のSMBG機器の特徴

表1 ◆ 自己検査用グルコース測定器の特徴

測定原理	①**グルコース酸化酵素（GOD）法** 　酵素電極法あるいは比色法により測定する. ②**グルコース脱水素酵素（GDH）法** 　使用する補酵素により，さらに分類される. **＜注意＞** ・機種によりヘマトクリットの影響を受けるものがあり，ヘマトクリット値が低値であれば高めに，高値であれば低めに測定される. ・GOD法では溶存酸素の影響を受け，酸素分圧高値例（酸素吸入など）では低め，低酸素血症では高めになる. ・酵素電極法ではヨウ素を含む外用薬を使用した部位からの採血は偽高値を示すおそれがある. ・その他，共存物質（プラリドキシムヨウ化メチル，ガラクトース，イコデキストリン含有透析液など）の影響を受ける機器がある.
採血量	0.3～1.5 μL
測定時間	4～9秒
測定メモリー	20～2,000回
重量	17～147g 　＊リチウム電池，アルカリ乾電池，充電式により差がある.
測定範囲	低：10～20 mg/dL　　高：500～600 mg/dL
使用環境温度	低：4～15℃　　高：40～45℃ 　＊低温環境下の測定では低値を示す機器もある.
その他	カラー液晶・日本語表示・音声付き機能・パソコン接続・ケトン体測定，指先以外測定の有無，大きさ・携帯性・持ちやすさなど

SMBGの対象・回数

- 血糖コントロールが不良なすべての患者に有用である.

- とくにインスリン治療が行われている1型および2型糖尿病で，インスリン持続皮下注入法（CSII）を含めた強化インスリン療法には欠かせない.

- 低血糖の認知と予防，シックデイ時の重症高血糖の回避，いつもと状態が異なるときの測定は重要であり，注射療法以外の患者の場合でも治療効果が上がらない場合の原因を探る有力な手段となる.

- SMBGの回数や測定するタイミングは，患者の状態や治療方針により異なる.

- 保険適用（**表2**）になっていない場合でも，自己管理を目的にSMBGを希望する場合は，認可さ

表2◆保険適用の対象者

・インスリン治療患者
・GLP-1受容体作動薬治療患者
・12歳未満の小児低血糖症患者
・妊娠中の糖尿病患者
・妊娠糖尿病患者

*患者の病型などにより血糖測定回数の保険適用が定められ，医師が指示した1日の測定回数に応じて，必要な枚数の試験紙が保険で給付される.
*測定に必要な測定器や穿刺器具，穿刺針も給付または貸与の対象となる.

れた薬局での自費購入が可能である.

ケアの実際

効果的な血糖測定のタイミング ……………

● 測定する回数や時間は，患者の病態や使用するインスリン製剤の種類，治療目標によって異なる（**表3**）.

● インスリン注射を行っている場合は，責任インスリン（測定する血糖値にもっとも影響するインスリン）が関係する時間帯に測定すると，インスリン量の調整に有用である.

● 測定する回数や時間にはいくつかの方法があり，必ずしもその方法で行わなければならないという

表3◆血糖測定を行う目的と測定のタイミング例

測定を行う目的	測定するタイミング
基礎インスリン分泌の評価 持効型溶解インスリン，就寝前に注射したインスリンの効果の評価	早朝空腹時
超速効型インスリンの効果の評価	毎食前
食事・間食の影響の把握	食前・食後1〜2時間後，間食後
運動の効果の把握	運動前・後
血糖の日内変動	毎食前・毎食1〜2時間後・就寝前の6または7時点
低血糖の有無の把握	食前，運動後，症状があるとき，いつも低血糖が起こりやすい時間帯，運転前など
夜間低血糖の有無の把握	就寝前，深夜

213

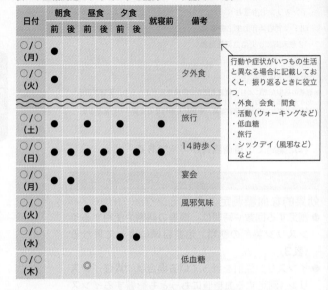

表4◆血糖測定のタイミングと記録ノート記入の一例

日付	朝食前	朝食後	昼食前	昼食後	夕食前	夕食後	就寝前	備考
○/○(月)	●							
○/○(火)	●							夕外食
〜〜〜〜〜〜〜〜〜〜〜〜〜〜〜〜〜〜〜〜
○/○(土)	●		●		●		●	旅行
○/○(日)	●	●	●	●	●	●	●	14時歩く
○/○(月)	●	●						宴会
○/○(火)			●	●				風邪気味
○/○(水)					●	●		
○/○(木)			◎					低血糖

行動や症状がいつもの生活と異なる場合に記載しておくと，振り返るときに役立つ.
・外食，会食，間食
・活動（ウォーキングなど）
・低血糖
・旅行
・シックデイ（風邪など）など

ことではない．患者のライフスタイルを考慮しながら，それぞれの患者に合わせて設定する．

測定結果の活かし方
（記録とフィードバック）

- 日本糖尿病協会が発行している自己管理ノートなどを活用し，測定した血糖値のみならず，測定のタイミング，食事や運動など血糖値を変化させる原因となるような行動，低血糖症状の有無なども備考欄にメモしておくと役立つ（**表4**）．
- 測定結果だけに左右されずに，なぜそのような値が得られたのか，要因を考えることが大切である．
- 各メーカーからデータマネジメントシステムが出されている．これらを利用することにより，血糖測定値の分布状況を把握しやすくなることがある．

血糖自己測定(SMBG)
血糖測定指導

目的

* 患者自身が自己の血糖パターンを把握し, 療養行動の改善や治療に活かすための血糖自己測定の方法を指導する.

おさえておきたいポイント

● 血糖測定指導では, まず血糖自己測定 (SMBG) の意義について説明する.
● 穿刺準備から測定終了までの手技を患者に習得してもらい, 正確な値が得られるようにする.
● 得られた測定結果について一緒に考えて療養行動を振り返り, 治療に活用していく.

Memo

必要物品

● SMBG機器

● 測定用試験紙

● 穿刺器具

● 穿刺針

● 消毒綿

● 穿刺針の廃棄ボックス

● 記録用紙・ノート

● 操作手順書 (写真・イラスト入りのメーカの手順書など)

その他の必要物品など

ケアの実際

1. 患者がSMBGのメリット・デメリット (**表1**),
   目的をわかっているかを確認する.

   ➡ 患者がSMBGの意義やメリットを理解し,
     自分自身のために行うのだと感じられるよう
     にかかわることが大切である.

表1◆SMBGのメリットとデメリット

メリット	デメリット
・日常生活と血糖変動がリアルタイムでわかる ・治療へフィードバックできる 　食事・運動・インスリン投与量の見直し ・薬物療法による低血糖の確認・予知ができる 　無自覚低血糖の対策，低血糖への不安の軽減 ・きめの細かい適正な血糖コントロールができる ・病気に対する理解が深まり，治療効果がわかり，治療へ意欲がわく ・シックデイに対応できる	・採血に伴う苦痛が生じる ・コストがかかる ・手間がかかる ・数字恐怖症のリスクがある ・数値に一喜一憂し，測定結果に左右されることがある ・血糖値が上昇中なのか下降中なのかの判断が困難である

2. 患者に合ったSMBG機器，穿刺器具を選ぶ．

➡患者の視力，認知機能，理解度，生活環境，好みなどを考慮して，SMBG機器を選択する（p.212**表1**参照）．

3. 使用方法を説明する（①〜⑨）．

➡まず，医療従事者が患者の前でSMBGを行ってみせ，次に患者自身に行ってもらうと習得しやすい．

①必要物品を準備する．
②流水で手を洗い，よく乾かす．
・果物などの糖分を含む食品に触れた後に，そのまま採血すると指先に付着した糖分が血液と混じり，血糖値が偽高値となるおそれがある．消毒綿による消毒のみでは糖分の除去が不十分である．
③穿刺器具に穿刺針を，SMBG機器に測定用試験紙を装着する．

・測定用試験紙は乾いた手で取り扱う.

④消毒綿で穿刺する場所（指先，手のひら）を消毒し，よく乾燥させる.

・十分に乾燥させずに行うと，血液が希釈されるため低値となる.

⑤穿刺器具で穿刺する.

⑥血液をゴマ粒大に出し，測定に十分な量の血液を確保する.

・検体量の不足やしぼり出し（無理に血液を押し出す）による組織液の混入により測定値が影響される可能性がある.

・指の付け根から穿刺部位に向かって，ゆっくりと指をもむようにして血液を押し出す. それでも血液量が不十分な場合は，別の部位への穿刺や，穿刺する深さを変える.

⑦血液に測定用試験紙を近づけ，必要量の血液を吸引させる.

・二度付けしない（二度付けが可能な機種もある）.

⑧測定結果を記録する.

・測定した血糖値だけでなく，食事や運動などの血糖値を変化させる要因となるような行動なども備考欄にメモしておくと，振り返りのときに参考になる（p.214**表4**）.

⑨測定用試験紙および穿刺針を廃棄ボックスに捨て，片づける.

4. その他の注意点について説明する（❶〜❺）.

❶測定用試験紙の保管状態（湿度，温度）や使用期間が守られていない場合は，測定値に影響が出ることがある. 保管方法や使用期限について説明する.

❷SMBG機器は，夏は直射日光や高温を避けて保管し，冬は室温になじませてから使用する.

❸SMBG機器の画面表示やメモリーの見方，エ

ラー表示，電池交換（充電含む）について説明する．

❹作動不良や故障時の対応，不明点を確認するための連絡先をあらかじめ伝えておく．

❺穿刺針の処分方法について説明する（医療機関および調剤薬局での回収など）．

ケアのポイント

血糖測定のタイミングを説明する ⋯⋯⋯⋯⋯

● 患者の血糖パターンを把握できるよう，患者個々に応じた測定回数と測定タイミングを設定する．

● 医師と治療方針を共有し，患者と話し合い，患者個々に応じた目標血糖値を決める．

活用方法を説明し，測定結果を振り返る ⋯⋯⋯

● 単に，血糖値の高い・低いをみるのではなく，どうしてその値になったのかを患者と一緒に考え，生活を振り返ることが大切である．

● インスリン量，普段と異なる食事や運動，低血糖時の補食，風邪・発熱などのシックデイ，月経周期などといった血糖値の変動要因を把握し，血糖パターンをとらえていく．

● 得られた血糖値に基づき，食事量・内容，運動量，インスリン量，経口薬などを変更する（p.251参照）．

● 患者が行ったSMBGの記録に対してコメントし，患者自身の振り返りを助け，行動をねぎらう．また，SMBGがストレスになっていないか確認する．

Memo

持続グルコースモニタリング

* 細胞の間質液中グルコース値を連続的に測定し，日内変動をモニタリングすることで，糖尿病の状態や治療効果を確認し，より良い血糖コントロールに活かす.

おさえておきたいポイント

● 血糖自己測定（SMBG）は血液中のグルコース濃度，つまり血糖値を測定しているのに対し，持続グルコースモニタリングでは，皮下に刺入したセンサーで組織間質液中のグルコース濃度を測定している（図1）.

● SMBGでは測定時点での血糖値を確認することはできるが，測定時点での血糖値が上昇・下降傾向にあるのか，あるいは変化がないのかなど，血糖値の変動を把握することは難しい.

● 持続グルコースモニタリングでは，変動している血糖値を「点」ではなく「線」でとらえられるため，SMBGではとらえられない高血糖・低血糖を把握することができ，血糖変動をほぼ連続的に把握することができる（図2）.

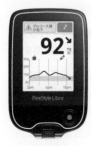

FreeStyle リブレ Reader
（写真提供：アボット ジャパン）

図1◆持続グルコースモニタリング

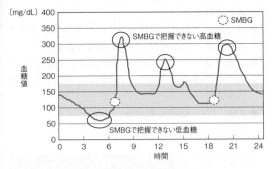

図2◆SMBGとCGM・FGMのイメージ

- 睡眠中の低血糖の有無や，暁現象の有無，食後高血糖のピークなどがわかり，より良い血糖コントロールにつながる．
- SMBGの測定値（血糖値）と持続グルコースモニタリングの測定値（センサーグルコース値）では，5～15分程度の時間差がある．センサーグルコース値は，血糖値が上昇傾向にある時は低く，下降傾向にある時は高く表示される．

方法

- 持続グルコース測定システムは，大きく分けて3種類あり，それぞれ特徴がある（**表1**）．
- 「プロフェッショナル」は，患者が装着期間内に測定値を見て行動を変えることができないため，血糖推移を客観的に評価することができる．
- 「パーソナル」は，リアルタイムで測定値を見ることができるため（FGMはスキャン時のみ），低・高血糖を事前に把握して対処しやすく，食事や運動・薬物などによる血糖変動の関係性を理解することで行動変容につながる．
- 「パーソナル」を装着していても，SMBGが不要になるわけではなく，必要時に併用して測定しな

- ければならない.
- 日本国内でおもに使用されている持続グルコース測定システムの種類と特徴を示す (**表2**).
- 装着するセンサーの粘着剤にかぶれる患者がいる. その場合は, 被膜剤の使用などの対策が必要である.
- X線, CT, MRI検査時は, センサーを外す必要がある.

ケアの実際

- より効果的に活用するには, 得られたデータをもとに食事・運動などの療養行動や薬物の効果・影響などを患者とともに振り返り, フィードバックすることが大切である.
- 装着中の行動や食事を患者に記載してもらうと, 行動・食事とグルコース値の推移とが関連づけられるため, より効果的な療養指導につながる.
- 評価する指標には, AGP (Ambulatory Glucose Profile) やTIR (Time in Range) などさまざまなものがある.
- AGPはある期間で得られたグルコース値がどのように変化しているのか, 低血糖および高血糖の有無と血糖変動を合わせて1つの図で表し, 血糖値を包括的に解析して患者の血糖値の日内変動および日差変動状況を可視化したものである.
- 評価は低血糖, 高血糖, 血糖変動の順で行う.
  ①低グルコースのリスクはあるか?
  ②グルコース値は目標範囲内にあるか?
  ③グルコース値の日内変動はあるか?
  ④グルコース値の日差変動はあるか?
- TIRは2019年の米国糖尿病学会 (ADA2019) で発表された「CGMによる血糖コントロールの指針」である.
- 1回の測定期間を2週間とし, 得られたデータの

持続グルコースモニタリング

表1 ◆持続グルコース測定システムの種類と特徴

種類	プロフェッショナル	パーソナル		
	プロフェッショナルCGM	インスリンポンプ一体型CGM	リアルタイムCGM	パーソナルFGM
管理	医療機関/医療従事者　一定期間装着し、後からデータの取り込みおよび解析を医療機関で行う（レトロスペクティブデータ評価）	在宅/患者・家族　患者自身が継続的に使用し、リアルタイムで血糖変動を知り、自己管理を含めた治療の調整につなげる		
表示	ブラインド化されている（患者は見られない）、センサーなど医療機関で、センサーにリーダーをかざすことで血糖変動の推移を表示できる機種もある	常に画面に直近のセンサーグルコース値とトレンド（傾向と変化の速度）が表示される		センサーにリーダーをかざすこと（スキャン）で、画面に直近のセンサーグルコース値と推移が表示される（スキャン時だけ値の確認ができる）
アラート機能	なし	あり		なし
特徴	・実生活を反映したデータを取得しやすい ・測定値をリアルタイムで表示ができない	・低血糖や高血糖を事前に対処してくれる ・食事や運動・実薬と血糖変動の関係性を理解しやすい ・行動変容を行いやすい ＊パーソナルFGMでは、	低・高血糖を教えてくれる	頻回にスキャンして振り返った場合に上記の効果が得られやすい ・患者要件を満たす必要がある ・独立した保険点数が定められていなく、血糖自己測定器に貼付器部に含まれている
診療報酬	・届け出た施設基準を満たす医療機関において、患者要件を満たす患者に実施した場合は、特定保険医療材料（皮下連続式グルコース測定）と関連技術料（皮下連続式グルコース測定）が算定できる	・届け出た施設基準を満たす医療機関において、患者要件を満たす患者に実施した場合は、持続血糖測定器加算の算定ができる ・患者ごとに指導記録を作成し、患者に提供する。また、指導記録の写しを診療録に貼付する必要がある		なし
施設基準	・糖尿病の治療に関し、専門の知識および少なくとも5年以上の経験を有する常勤医師が1名以上配置されている	・糖尿病治療の専門の知識と、持続皮下インスリン注入療法に従事した経験を2年以上有し、適切な研修（日本糖尿病学会セミナーなど）を修了した常勤の看護師または薬剤師が1名以上配置されている		なし

注：2019年12月現在の情報を元に作成しています。診療報酬改定により変更されることもあるため、最新の情報を確認してください。

表2◆日本国内でおもに使用されている持続グルコース測定システムの機種一覧

メーカー	日本メドトロニック		
機種	iPro2	SAP	ガーディアンコネクト
	レトロスペクティブ	インスリンポンプ一体型 （リアルタイム）	リアルタイム
種類	・医療機関で装着・除去し、装着中はブラインドされる ・専用のウェブサイトにログインし、入力を行って解析する	・インスリンポンプにパーソナルCGM機能を搭載したシステムで、インスリンポンプ画面にリアルタイム表示される ・CSII療法をより最適化するために、インスリン注入量をこまめに調整できるようにすることを目的とする	・スマートフォンなどのモバイル機器の画面にリアルタイム表示される
センサー 使用期間	6日間	6日間	6日間
センサー 装着部位	腹部	腹、腰・殿部、大腿、上腕部など皮下脂肪が安定しているところ（ポンプ装着部位から7.5cm以上離す）	腹部、腰・殿部
SMBGによる較正	1日3～4回必要 ・12時間以内に最低1つの実測血糖値が必要	1日3～4回必要 ・較正時間隔が12時間以上空くと、グラフは途切れる	1日3～4回推奨 ・較正が遅れてもある程度グラフは途切れない
表示 直近のグルコース値	－	あり	あり
表示 トレンド矢印	－	あり	あり
表示 変動グラフ	－	あり	あり
アラート	－	あり 高/低グルコースアラート 高/低グルコース前アラート 上昇アラート 〈CSIIとの連動で〉 低グルコース前一時停止 低グルコース一時停止 基礎注入再開アラート	あり 高/低グルコースアラート 高/低グルコース予測アラート 上昇・低下アラート 緊急低グルコースアラート
データの読み取り	－	・高周波通信 ・トランスミッタとインスリンポンプの通信距離：1.8m以内	・Bluetooth通信 ・トランスミッタとモバイル機器の通信距離：6.1m以内
データ解析ソフト	クラウド型ソフトウェア： CareLink® iPro （医療機関での使用のみ）	クラウド型ソフトウェア： CareLink® Pro （医療機関での使用のみ）	CareLink®パーソナル （エンドユーザーライセンスの契約が必要）
特徴 （注意点含む）	・実測血糖値および患者が記録した他のイベント（食事、運動、服薬など）をログブックへ入力する必要がある ・本体のバッテリーが約2週間で切れるため、装着後2週間以内に解析を行う	・データはインスリンポンプに最長90日間分が記録される ・ポンプのインスリン注入量とグルコース値の関係が明確となる ・低血糖を予測し、インスリン注入を停止する機能がある	・患者自身のモバイル機器にアプリをダウンロードして使用する ・トランスミッタとアプリとの通信作業が必要（ペアリング） ・低グルコース予測アラートがあり、低血糖になる前に知らせてくれる ・遠隔モニタリングが可能、家族がグルコース値をリアルタイムに共有することもできる

テルモ	アボット	
Dexcom G4	FreeStyle リブレ	FreeStyle リブレ Pro
リアルタイム	間歇スキャン型 (isCGM)	レトロスペクティブ
・専用のモニター画面にリアルタイム表示される	・リーダーをかざした時に，直近のグルコース値と過去8時間の蓄積されたデータを吸い上げて読み取り，表示させる (FGM)	・医療機関で装着・除去し，装着中はブラインドされる ・ただし，医療機関でリーダーをかざした時にセンサーのデータを読み取ることが可能である
7日間	14日間	14日間
腹部 2〜17歳は殿部上部可 (インスリン注入部位より8cm以上離す)	上腕	上腕
1日2回必要	不要 (工場出荷前に実施済)	不要 (工場出荷前に実施済)
あり	あり（スキャン時のみ）	－
あり	あり（スキャン時のみ）	－
あり	あり（スキャン時のみ）	あり（スキャン時のみ）
あり 低値アラーム 低め・高めアラート 上昇・低下アラート	－	－
・高周波通信 ・トランスミッタとモニターの通信距離：6m以内	・近距離無線通信 ・リーダーをセンサーにかざすことでデータの読み取りが可能（4cm以内）	・近距離無線通信 ・リーダーをセンサーにかざすことでデータの読み取りが可能（4cm以内）
クラウド型ソフトウェア： CLARITY (医療機関での使用のみ)	公式オフィシャルサイトよりダウンロード：FreeStyle リブレ用ソフトウェア	公式オフィシャルサイトよりダウンロード：FreeStyle リブレ Pro用ソフトウェア (医療機関での使用のみ)
	AGP：グルコースプロファイルとして，中央値，25〜75パーセンタイル，10〜90パーセンタイルをそれぞれの曲線で示すことによって，血糖変動を解析する方法	
・専用モニターに30日間分のデータが保管され，古いデータより削除される ・半年に1回，トランスミッタの交換が必要である	・装着直後，とくに1日目は3日目以降とくらべてMARD(SMBGとの乖離の程度を評価する指標)が高値であり，正確性が乏しい可能性がある ・血糖自己測定器加算に含まれており，独立した保険点数が定められていない(2019年12月現在)（実施するうえで，患者に事前に伝えておくべき点） ・以下の場合は，指先からの血糖測定が必要である ＊測定値が急激に変化している ＊低血糖または低血糖の可能性が表示された ＊測定値と症状が一致していない	・入院中の患者に対しては，治療効果を日々判定するために，リーダーによるデータ読み取りが可能である ・長期にわたりセンサー本体からデータは消失しないため，解析時期を選ばない

70%以上を使っての解析を推奨している.

- 血糖コントロールの指標として70〜180mg/dLを治療域とし, この範囲にある測定回数または時間をTIR (Time in Range) と定義している.
- TIRが「高齢者およびハイリスク状態ではない糖尿病患者」では70%以上, 「高齢者および合併症などが進行したハイリスクの糖尿病患者」では50%以上が良いとされる.

Memo

低血糖時の対応

目的

* 軽症から重症な低血糖まで症状はさまざまである．低血糖に対応し，安心して糖尿病治療と療養生活が継続できるようにする．

おさえておきたいポイント

低血糖とは

● 低血糖は糖尿病の薬物療法中にもっとも高頻度にみられる急性合併症の1つであるが，さまざまな全身性疾患によっても引き起こされる．

● インスリン療法やスルホニル尿素（SU）薬，速効型インスリン分泌促進薬（グリニド薬）で治療している場合に発症しやすい．薬物による低血糖・空腹時低血糖・食後（反応性）の3つに大別されている．

● 臨床的には血糖値が70mg/dL未満であれば低血糖として対処する必要がある．診断する場合，特徴的な臨床症状・ブドウ糖投与により臨床症状が改善するなどのWhippleの3徴（①空腹時の中枢神経症状を伴う低血糖発作，②発作時の血糖値が50mg/dL以下，③ブドウ糖の静脈注射による急速な回復）を満たした場合は低血糖と診断される（図1）．

● 正常なインスリン分泌状態では，血糖値に応じたインスリンが膵臓から分泌・調節されており，血糖値が低下すれば血中のインスリン濃度も低下し，食事や運動の量にかかわらず60〜140mg/dLの狭い範囲で維持されているため，低血糖にならない．

● 絶食状態ではインスリン分泌は抑制され，肝での

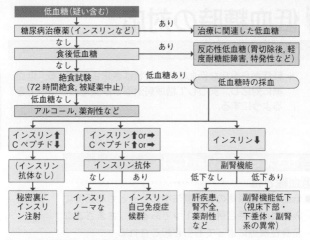

図1 ◆低血糖を疑った時の検査と診断, 原因

文献1) より引用

グリコーゲン分解や糖新生によって肝糖放出率の上昇や血中脂質の分解によって血糖の恒常性維持に働く.

- また, 血糖値が低血糖域に近づいていると, インスリン拮抗ホルモンを分泌し, 血糖値を上げるように働きかけている.

- 糖尿病神経障害が進行し, 自律神経障害を有している場合では, 無自覚性低血糖を生じやすいため, 低血糖の遷延, 重症低血糖の頻発によって認知機能低下や死にいたるなどの悪影響を及ぼさないよう注意が必要である.

<人体に備わった低血糖回避システム>

- 血糖値が50mg/dLを下回ると意識消失をきたすような重篤な身体状況になるが, 人体には通常, 以下に示す低血糖回避システムが備わっている.

①血糖値がおおむね80mg/dLを下回るとインスリ

ンの分泌が極端に減る.

②血糖値が65〜70mg/dLに低下すると血糖値を
上げようとグルカゴン・アドレナリンが放出され
る.

③血糖値が60〜65mg/dLに低下すると3番目に
血糖値を上げる成長ホルモンが放出する.

④血糖値が60mg/dL以下になるとコルチゾールの
分泌が亢進する.

低血糖の症状 ……………………………………

● 低血糖を発症すると,ブドウ糖をエネルギー源と
している脳がエネルギー不足となる.血糖値が
70mg/dL未満になると,脳のエネルギー不足を
補うためにアドレナリンやグルカゴンなどが分泌
され血糖値が上昇するとともに交感神経症状が現
れる.自覚症状として不安感,空腹感,動悸,冷
汗,頻脈,手指振戦などが現れ,他覚症状として
顔面蒼白などが出現する.

● 血糖値が50mg/dL以下になると,ブドウ糖不足
による中枢神経症状として頭痛や目のかすみ,倦
怠感や眩暈(めまい)などの自覚症状が現れ,他
覚症状として異常行動や意識障害などが出現す
る.自律神経障害を合併している患者の場合は,
無自覚性低血糖によって急激に重篤な中枢神経症
状が出現することがある.

● さらに血糖値が30mg/dL以下になると,けいれ
ん,昏睡状態をきたし,場合によっては死にいた
ることもある.血糖降下速度や症状の出現は個人
差があり,血糖値が70mg/dL未満となっても,
表1に示す症状が必ずしも出現するわけではな
い.高齢者であれば認知症と誤解をまねくおそれ
もあり,普段からの患者の様子や状態の変化に注
意が必要である.

● ときに,脳内で感知し低血糖を維持できるよう働

表1 ◆低血糖の症状

血糖値（目安）		状況の把握内容
60mg/dL未満	交感神経症状	空腹感・脱力感・冷汗・震え・顔面蒼白・動悸・不安など
50mg/dL未満	中枢神経症状	頭痛・悪心・嘔吐・目のかすみ・動作緩慢・集中力低下，性格変化・錯乱・発語困難などさらに異常行動や意識障害の出現・低体温
30mg/dL未満		昏睡・痙攣さらに死にいたることがある

きかけていても，頻繁に低血糖を起こしていると，GLUT1トランスポーターの転写が鈍くなり，自覚症状が乏しくなって重篤な低血糖状態に陥ることもある．

● また，高血糖が持続する経過をとる糖尿病患者で，血糖値が低くなくても急激に下降したときには，低血糖症状が起こることもある．患者の不快感・不安感から起こりやすいため，低血糖時の対応に準じて対応すること，脳のGLUT1トランスポーターが調整過剰となり薬物療法が開始される際に十分な情報提供をしておくことが望ましい．

低血糖の原因

● 低血糖の原因として以下のようなものがあげられる．

①インスリンや経口糖尿病薬の過剰投与
・インスリン注射の単位を不適切に変更したとき
・インスリン注射の手技的誤りなどが生じたとき（時間が早すぎた，量が多かった，製剤を間違えた，血管内注射になった，注入ポンプの設定を間違えた，操作ミスなど）
・注射部位が変更になったとき
・入浴によって吸収が促進されたとき
・腎症悪化によるインスリン分解の低下　など
②食事量の不足など

・食事時間が遅れたとき
・食事を摂らなかったとき
・食事（糖質）の摂取量が少なかったとき
・食欲低下や下痢のとき
・授乳中　など
③身体活動量
・空腹時の運動
・運動量の増加
・長時間の運動
・夜間に起こる遅発性低血糖　など
④シックディ時の食思不振，消化器症状
⑤アルコールの多飲
⑥入浴
⑦インスリン抵抗性の改善
・体重減少
・ストレスの改善
・感染症の改善
・ステロイドの減量
・分娩後・月経周期の影響など
⑧腎不全
⑨薬剤の併用（**表2**）

Memo

....

....

....

....

....

....

....

....

表2 ◆低血糖をきたしやすい薬剤

分類	商品名
インスリン	ヒューマリン®，ノボラピッド®など
スルホニル尿素 (SU) 薬	ダオニール®，グリミクロン®など
Naチャネル遮断薬	リスモダン®，シベノール®など
β遮断薬	メインテート®など
抗結核薬	イスコチン®，硫酸ストレプトマイシンなど
抗凝固薬	ワーファリン
抗血小板薬	アスピリン
カリニ肺炎治療薬	ベナンバックス®
H₂受容体拮抗薬	ガスター®
アンジオテンシン変換酵素阻害薬	レニベース®など
フィブラート系	ベザトール®など
NSAIDs	ボルタレン®，ロキソニン®など
尿酸排泄促進薬	ベネシッド®
尿酸生成抑制薬	ザイロリック®
サルファ剤	バクタ®など
深在性・表在性抗真菌薬	フロリード®など
エタノール	

糖尿病における低血糖の分類 ·················

● 糖尿病における低血糖は以下のように分類される.

①インスリン注射に関係した低血糖
・インスリン製剤選択の過誤
・インスリン注射量の過誤
・ソモジー効果あるいは暁現象に対する無理解からのインスリン注射量設定のミス
・インスリン吸収遅延による食前低血糖

②インスリン抗体あるいはインスリン受容体抗体が原因の低血糖

③胃の排泄障害が原因の低血糖

④腎不全患者の低血糖

⑤肝硬変患者の低血糖

⑥薬物服用による低血糖

⑦アルコール摂取による低血糖

ケアの実際

- 低血糖が起こる原因はさまざまであり，なぜ低血糖が起こったのか，低血糖を起こさないためにどのようにすればよいのかを患者や家族を含めて検討し，対処できることが大切である．

- 血糖測定が可能であれば測定するが，血糖測定ができない状況下で低血糖が疑われる場合は低血糖として治療を開始する．

- 経口摂取が可能な身体状況であれば，ブドウ糖（もしくは砂糖）を10〜20 g，あるいはブドウ糖（砂糖）を含む清涼飲料水を200mL程度摂取し，低血糖症状の改善を試みる．

- 15分程度経過しても症状の改善がなければ同じ対応を繰り返す．インスリン注射療法やSU薬，速効型インスリン分泌促進薬を併用し，αグルコシダーゼ阻害薬を服用している場合，ショ糖では吸収に時間がかかるので，普段からブドウ糖を必携し，ブドウ糖での対応を指導することを勧める．

- また，「甘い物を」と説明すると食品の種類や量がバラバラになり，血糖値が回復する目安が一定しないことが考えられるので，普段からブドウ糖あるいはブドウ糖を含む食品類を摂取・飲用するよう指導しておくことを勧める．

- 症状が治まっても再度血糖値が下がるおそれもあるので，食事前であれば食事を摂取し，次の食事まで1時間以上待機時間がある場合は炭水化物を1〜2単位分補食するよう指導しておく．

- 医療従事者または患者家族による重症低血糖治療のためのフローチャートを**図2**に示す．

低血糖時の対応

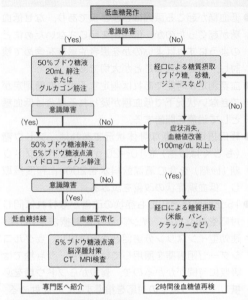

図2◆重症低血糖発作時の管理　文献2) より引用

低血糖の予防法³⁾

低血糖の予防法[3]

<患者教育>

● 糖尿病カードの必携
● 低血糖の症状・徴候を知る.
● 低血糖発作時の効果的な対処法を身につける.
● 外来受診時, 低血糖発作について話し合う.
　→頻度, 重症度, 症状の有無 (無自覚性か), 発作の分析 (原因, 時間帯, アルコール摂取など)
● 各種薬剤の薬部動態を理解する.
● トレーニングプログラム
● 自動車運転に関する情報提供

<食事摂取量内容>

● 食事中の炭水化物量を知る.

- 食事計画（固定したインスリン治療に合わせた）
- インスリンレジメン・量のフレキシブルな微調整
- 低血糖発作の治療用の速効性のあるブドウ糖を携帯する.

＜運動＞

- 低血糖の危険因子を知る（運動のタイプ・運動時間と量）.
- 運動時に血糖のモニタリングを施行する.
- スナックを予防的に摂取する.
- インスリン量の調節

＜血糖モニタリング＞

- ルーチンおよび臨時（臨機応変）血糖測定：日誌, 自己管理ノート, 測定器のメモリー機能に記録
  →①SMBG（毛細管血の血糖）, ②リアルタイム持続血糖測定（CGMなど）：アラームの設定

◆引用文献
1) 野田光彦監：レジデントのための糖尿病・代謝・内分泌内科ポケットブック第2版, p12, 中山書店, 2018
2) 日本糖尿病療養指導士認定機構編・著：糖尿病療養指導ガイドブック2019, p164, 166, メディカルレビュー社, 2019
3) 麻生好正：EDITORIAL：糖尿病治療と低血糖－低血糖で"心"揺さぶられ. DITN, 第445号, 2015年4月5日発行
   https://www.novonordiskpro.jp/content/dam/nnpro/japan/ja/DiabetesCare/OnlineDITN/MainPage/ditn_1504.pdf より2019年11月20日検索

Memo

....

....

....

....

シックデイの対応

* シックデイに対応し，高血糖・ケトアシドーシス・低血糖に陥ることを防ぐ．

おさえておきたいポイント

シックデイとは ·····································

- 私たちは可能なかぎり健康な身体状況を維持できるよう日常生活を送っているが，ときに発熱や嘔吐，下痢などの症状を引き起こしうる環境のなかに身をおいている．

- 糖尿病の患者においては，インフルエンザや胃腸炎などの感染症による発熱や嘔気・嘔吐，下痢などの消化器症状，外傷や手術，歯科治療，ステロイド薬投与など，いつもの身体状況に新たな身体的ストレスが加わり食事が摂取できていない状況で血糖コントロールが困難になることがある．このような状態のことをシックデイという（**図1**）．

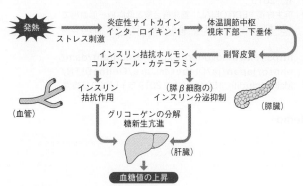

図1 ◆ 感染症により血糖値が上がるメカニズム   文献1）より引用

- シックデイではインスリン拮抗ホルモンや炎症によるサイトカインなどの分泌が増大することによってインスリン抵抗性が増加し，血糖値が上昇してしまう傾向となる（炭水化物を含む食物の飲食がなくても血糖値が高値になってしまう）.
- 発熱，下痢，嘔吐などにより食事摂取の不良な状況が続くと，脱水や電解質の喪失から糖尿病ケトアシドーシスや高浸透圧高血糖状態などを引き起こす原因になるおそれもある.
- 薬物療法中の糖尿病患者で食欲不振や嘔吐，下痢などにより摂取エネルギーが不足傾向になることで低血糖をまねくこともあり，シックデイのときは急性合併症を予防するための特別な対処法である「シックデイ・ルール」を把握し，糖尿病患者へ教育・情報提供ができることが求められる（**表1**）.

表1 ◆ シックデイ・ルール

①安静と保温に努め，早めに主治医または医療機関に連絡する.
②水やお茶などで水分摂取を心がけ，脱水を予防する.
③食欲がなくてもお粥，果物，うどん，ジュースなどの炭水化物を補給する.
④インスリン注射をしている場合は，自己の判断でインスリンを中止しない.
・食事摂取ができない時でも，インスリン注射を中止しない.
・血糖自己測定（SMBG）を行いながら，増減の目安を参考にインスリン量を調節する.
⑤経口血糖降下薬，GLP-1受容体作動薬は，種類や食事摂取量に応じて減量・中止する.
⑥入院治療が必要な時は，休日でも電話連絡してから受診する.
⑦医療機関では，原疾患の治療と補液による水分・栄養補給を行う.

文献2）より改変

安静と保温 ·····················

● 体力の消耗を防ぐためにも安静と保温は大切である.

水分補給 ·····················

● シックデイ時は水分や電解質を失いがちであるため，水分補給が重要である．ただし，水分補給では水・茶を飲用し，電解質補給では味噌汁・コンソメスープ，果物などを摂取する．

● 高血糖を伴うときは糖度の高いスポーツドリンクや清涼飲料水，ジュース類などは避けることを勧める．また，炭酸飲料や牛乳は消化管の刺激となるため体調が整うまでは控えるように指導する．

● 水分摂取の目安は1日1,000～1,500mLぐらいをとれるよう心がける．

絶食を避ける ·····················

● シックデイ時に絶食すると，糖質不足からケトーシス状態に陥りやすくなる．そのため，可能なかぎり絶食は避け，消化のよいもの・口あたりのよいもので炭水化物を含むもの（粥・うどん・プリン・アイスクリームなど）を摂取するよう勧める．

インスリン注射 ·····················
＜1型糖尿病の場合＞

● 1型糖尿病患者のインスリン注射の中断は生死にかかわるため，中断しないことが原則である．追加インスリン注射は食事の摂取量や血糖測定値によって増減するが，基礎インスリンは食事の摂取量に関係なく継続する．

● 食事が摂取できない場合は3～4時間ごとに血糖自己測定を行い，200mg/dL以上であれば，2～3単位の追加投与をするなどで自己注射を続け

ることを前提とするが，具体的な指示は医師に確
認する.

<2型糖尿病の場合>

● 2型糖尿病患者の場合，インスリン強化療法を
行っている場合や内因性のインスリン分泌が枯渇
している場合は，1型糖尿病に準じた対応をする.

● 混合型インスリンを1日2回注射する場合は食事
量や血糖測定値に応じて増減する.

● 持効型溶解インスリン製剤を使用している場合
（BOT療法も含む）は，食事摂取量に関係なく原
則としてそのままで構わない. ただし，内因性イ
ンスリン分泌能が保たれている患者や低血糖を回
避するために減量や中止をする場合がある.

経口血糖降下薬，GLP-1受容体作動薬管理の
原則 ....

● 食事量が変わらなければそのまま内服するが，食
事摂取量が半分以下であれば服用量を調節または
中止する.

● スルホニル尿素（SU）薬や速効型インスリン分泌
促進薬は，低血糖のリスクを避けるため，食事量
が半分程度であれば服用量も半分に，1/3以下で
あれば服用を中止する.

● α-グルコシダーゼ阻害薬は糖質の吸収を遅ら
せ，副作用として消化器症状があるため中止す
る.

● ビグアナイド薬は，シックデイ時のような急性代
謝失調で乳酸アシドーシスのリスクが高まるので
中止する.

● チアゾリジン薬，DPP-4阻害薬はシックデイで
も服用するが，食事量が半分以下であれば服用は
中止する. また，DPP-4阻害薬は嘔気・嘔吐な
どの消化器症状がある場合は服用を中止する.

- SGLT2阻害薬はケトン体を上昇させるおそれがあり，スルホニル尿素（SU）薬やインスリン注射との併用で低血糖が生じやすいため，シックデイ時は服用を中止する．中止していても2〜3日くらいは尿量の増加があるため，脱水にも注意が必要である．
- 内服薬を中止したときや食事摂取が不可能で尿ケトン体が強陽性の場合，一時的にインスリン療法に切り替えることもある．
- 注射薬であるGLP-1受容体作動薬は食欲を低下させたり，消化管運動を抑制するおそれがあるため中止する．この場合，一時的にインスリン療法に切り替えることもある．
- シックデイ時の経口血糖降下薬，GLP-1受容体作動薬の減量・中止の目安を表2に，シックデイ時の（超）速効型インスリン注射量の増減の目安を表3に示す．

医療機関の受診

- 症状が改善せず，高血糖が持続するような状態や増悪している場合は，医療機関を受診する（表4）．普段からかかりつけ医療機関へ連絡して受診できるルートがあることが望ましい．

医療機関での対応

- いつからどのような状態であったか情報収集し，医師の診察にて輸液やインスリン投与などの指示に従う．症状が安定していれば帰宅するため，食事や水分摂取，薬物療法について情報提供する．症状が改善しない場合は再度受診するよう説明する．
- 初めての医療機関を緊急的に受診する際にあれば便利な必要情報を表5に，シックデイ状態の患者の観察と情報収集内容を表6に示す．

表2◆シックデイ時の経口血糖降下薬，GLP-1受容体作動薬の減量・中止の目安

		食事量 2/3以上	食事量 2/3～1/3	食事量 1/3以下
スルホニル尿素 (SU) 薬	グリミクロン® オイグルコン® ダオニール® アマリール® など	通常量	半量	中止
速効型 インスリン 分泌促進薬	スターシス® ファスティック® グルファスト® など	通常量	半量	中止
α-グルコシ ダーゼ阻害薬	*グルコバイ® *ベイスン® *セイブル® など	中止	中止	中止
ビグアナイド薬	*メトグルコ® など	中止	中止	中止
チアゾリジン薬	アクトス®	通常量	中止	中止
DPP-4 阻害薬	*ジャヌビア® *グラクティブ® など	通常量	中止	中止
SGLT2 阻害薬	*スーグラ® *フォシーガ® など	中止	中止	中止
GLP-1 受容体作動薬	*ビクトーザ® *リキスミア® など	中止	中止	中止

*：とくに，消化器症状（嘔吐，下痢）があるときには中止すること．

文献3）より改変

Memo

．．

．．

．．

．．

．．

．．

表3◆シックデイ時の（超）速効型インスリン注射量の増減の目安

食事量	インスリン投与量		血糖値にあわせたインスリン調整	
100〜80%	全量		BG＜70	4単位減量
			70≦BG＜120	2単位減量
80〜50%	2/3量	+	120≦BG＜200	増減なし
			200≦BG＜250	2（1）単位増量
50%以下	1/2〜中止		250≦BG＜300	4（2）単位増量
			300≦BG＜350	6（3）単位増量
10%以下	中止		350≦BG＜400	8（4）単位増量
			400≦BG	10（5）単位増量

原則として，持効型，中間型インスリンは食事量に応じてインスリン量を変更しない，食事不安定時期は食直後にインスリン注射を行う．
BG：blood glucose（血糖）
（　）：総インスリン量30単位未満の患者に対するスケール

文献3）より改変

表4◆医療機関の受診が必要な場合

①嘔吐や下痢が激しく，1日以上続き，食事摂取が不可能な状態が続くとき
②38℃以上の高熱が2日以上続き，改善が見られないとき
③高血糖（350mg/dL以上）と尿中ケトン体陽性が1日以上続くとき
④腹痛が強いとき
⑤胸痛や呼吸困難，意識混濁がみられるとき
⑥脱水症状が激しい，あるいは著しい体重減少がみられるとき
⑦インスリン注射量や経口血糖降下薬の服用量が自分で判断できないとき

表5◆初めての医療機関を緊急的に受診する際にあれば便利な必要情報

①糖尿病連携手帳（治療中の医療機関・最近の検査データ・合併症状況が伝わる）
②糖尿病治療内容とお薬手帳（糖尿病以外の治療薬も伝わる）
③自己管理ノート（血糖自己測定している場合は血糖値の変動が伝わる）

表6◆シックデイ状態の患者の観察と情報収集内容

1. 血糖値
2. 自覚症状
3. 症状出現からの経過
4. バイタルサイン
5. 食事摂取量・飲水量（内容も）
6. 経口血糖降下薬内服やインスリン注射の実施状況

● シックデイは外傷や骨折，う歯，妊娠，慢性疾患の悪化，精神的ストレスなど血糖値を上げるさまざまな状態も含む．普段から糖尿病連携手帳を携行することを患者に意識づけさせることが重要である．

インスリン療法管理の原則

● 1型糖尿病の場合は原則として持効型溶解インスリン（基礎インスリン）または中間型インスリンは減量しない．食事量や血糖値に応じて（超）速効型インスリンは増減する．また，食事摂取量がわからない場合は食事の直後に注射するよう指導する．

● 2型糖尿病の場合はインスリン強化療法を行っている患者は1型糖尿病に準じた対応をする．混合型インスリンの場合は食事量や血糖値に応じて増減する．経口血糖降下薬と持効型溶解インスリンはそのままの量でよいが，内因性インスリン分泌能が保たれている患者で，食事がまったく摂取できない場合には，持効型溶解インスリンを減量または中止し，低血糖を回避する場合もある．その場合の朝食前血糖値は110〜150mg/dLを目標に2〜4単位程度を増減する．

◆引用文献
1）瀬戸奈津子：シックデイへの対応の指導のポイント．すべてがわかる最新糖尿病（門脇孝ほか編）．p340，照林社，2011
2）日本糖尿病療養し認定機構編：日本糖尿病療養指導ガイドブック2019．p205，メディカルレビュー社，2019
3）熊野真美：シックデイ時やることチェックシート．糖尿病ケア　7（9）：54，2010

災害時の備え

＊わが国は地震大国であり，地震をはじめとする災害が発生するたびに，糖尿病患者への対応が検討されてきた．地震，台風や大雨による水災害，大雪による災害など，平時から災害時に備える必要がある．

災害時の糖尿病

● 糖尿病は慢性疾患であり，患者個人が日常生活のなかで糖尿病と向き合い，食事や運動，薬物療法を行っている．

● 災害発生時，ライフラインが絶たれるようなことがあれば，糖尿病患者には以下のようなさまざまな困難な状況が起こる．
  ・インスリンが入手できない．
  ・注射器・針（ペン型インスリン）をなくした．
  ・食料が手に入らない．
  ・避難所での食事のため，いつもと異なる．
  ・災害発生時に勤務中であり，徒歩で帰宅せざるを得ない．
  ・低血糖を起こしそうだが，補食ができない．

● また，避難所での生活となった患者では，日常とは異なる状況下であり，セルフケアの継続が困難となる（**表1**）．

Memo

．．．

．．．

．．．

．．．

表1 ◆避難所生活におけるセルフケアが困難となる要因

食事	・食事が確保されない ・炭水化物が多い ・「残せない」という思いがある
運動	・避難所でじっとしていなくてはならない ・瓦礫の除去や捜索など活動量が増える
内服や注射	・薬剤がない ・必要物品がない ・水がない ・血糖値がわからない ・食事がとれるか，いつ食べられるかわからない ・人前でできない ・糖尿病と知られたくない
血糖測定	・必要物品がない ・人前でできない ・糖尿病と知られたくない
保清	・水が不足している ・入浴やシャワーができる施設がない

日本糖尿病学会 編・著：糖尿病医療者のための災害時糖尿病診断マニュアル，
p90，文光堂，2014 より改変

Memo

....

....

....

....

....

....

....

....

....

....

被災患者の状況の把握 ・・・・・・・・・・・・・・・・・・・・・・・・・・

● 災害の経過時間によって，把握すべき内容は異なってくる（**表2**）.

表2◆災害の経過時間ごとの患者状況の把握内容

経過時間	状況の把握内容
急性期 （発災直後～1週間）	・糖尿病の病型（1型，2型，その他の糖尿病） ・インスリン注射の有無（種類，単位数，残量） ・治療薬の有無（種類，用法・用量，残量） ・血糖測定の有無（機種，残量） ・症状の有無（高血糖，低血糖，創傷） ・避難先 ・食事摂取状況
亜急性期 （2週間目～1，2か月）	・血糖値，HbA1cのコントロール状況 ・インスリン注射の有無（種類，単位数，残量） ・治療薬の有無（種類，用法・用量，残量） ・血糖測定の有無（機種，残量） ・症状の有無（高血糖，低血糖，創傷） ・生活状況（避難所での生活環境） ・精神状態（ストレス，不安，睡眠）
復旧・復興期 （1，2か月以降）	・血糖値，HbA1cのコントロール状況 ・糖尿病合併症の状態 ・治療状況 ・体重の変化 ・生活状況（食事，運動，生活環境） ・精神状態（ストレス，不安，睡眠） ・通院状況（交通手段）

急性期～亜急性期における看護師の役割 ・・・・・

● 発災後，ライフラインは3日で回復するとされているが，災害の規模や状況により復旧状況は異なる.

● それぞれの場面での糖尿病看護支援が必要とされる.

＜発災後～3日＞

● 病気を知られたくないため，自ら糖尿病患者であることを申告する人は少なく，糖尿病の治療が中断されてしまう.

- インスリン治療を行う患者では，発災時間が影響し，高血糖や低血糖を引き起こしかねない．
- 早期の対処が必要となるが，状況確認の際には，プライバシーに十分注意を払う．
- 1型糖尿病や，2型糖尿病でインスリン治療を行っている患者では，必要な薬剤と食事が確保できるよう調整する．
- 糖尿病の妊婦は，診療可能な医療機関で受診できるよう調整する．

＜4～7日＞

- 避難所では，多くの被災者が限られたスペースの中で生活するため，プライバシーの確保が困難となる．
- 「食事がどのタイミングで，どれだけの量が配給されるかわからない」「トイレにも自由にいけない」など，患者は避難所生活での不安や精神的な苦痛を受けているほか，食事やトイレの不自由さから便秘となる場合も少なくない．便秘が引き起こす体調不良，周囲を取り巻く衛生環境から，感染症を起こさないよう環境整備や体調管理を行う必要がある．
- 避難所では，履物を履かないで生活していることが予測される．とくに冬季では床からの冷気で足への負担が大きくなり，凍傷や白癬など足病変発生の危険がある．
- 下肢の観察を行い，異常の早期発見と，足を保護する靴下や靴の着用など，足への負担軽減を図る．
- 同一体位での生活では運動不足となり，場合によっては深部静脈血栓症のリスクが高まる．
- 避難所や，とくに車の中での生活を余儀なくされている状況下では，定期的に足首を動かし，室外・車外に出てストレッチを行うよう指導する．

＜8日〜1か月＞

● 避難所生活の長期化により，精神は不安定になり，体調の悪化が予測される．

● 避難勧告が解除されると，自宅への帰宅となるが，被災した家屋の状況により瓦礫の撤去や散乱した家具の片付けなど，負傷しかねない状況があるため，けがに注意するようはたらきかける．

● 夏季では，炎天下での作業から脱水や熱中症を引き起こすことがあるため，予防に努める．

● ライフラインの復旧や炊き出しにより，食事は充実する．

● 一方で，炭水化物主体の食事内容が続くため，血糖値は上昇傾向にある．

● 薬物療法を行っている患者では，自己中断することなく継続するよう伝える．

● 適度な運動を行うよう伝える．

● 避難所から仮設住宅へ移る際，被災前の居住区以外となる場合は，近隣の医療機関への受診を促す．

災害への備え

● 突然の災害に対して落ち着いて行動できるよう，日頃から患者教育やスタッフ教育を行い，災害に備えておくことが大切である．

● 施設の中での災害対策訓練はもとより，災害時のマニュアルを常備しておく必要がある．

災害対応のマニュアル ･････････････････

● 施設で対応可能なマニュアルを整備する．

・施設内の薬剤や食料などの備蓄について理解する．

・マニュアルが作成されている場合は，定期的に見直す．

● 災害時にマニュアルが活用できるよう，準備する．

・マニュアルの中身は，スタッフが理解できるよう
　周知する．
・発災時にマニュアルを開き熟読することは困難と
　なるため，日頃から目を通すようにする．
●マニュアルに入れてほしい内容について

災害に対する平時の患者教育 ·················
●災害時に備え，平時から以下について患者に伝え
　ておく．
①患者の安全の確保
　・避難経路や避難所の開設場所，医療相談できる
　　診療所の確認
　・海岸・河川に近い場所に居住の場合の対策
　・緊急時の連絡の手段（家族との取り決め事項）
②災害時のライフラインの確認
　・非常時に使用できる燃料や水，保存食の確保
　・ラジオ，電池の準備
③避難時に携帯する物の確認（**表3**）
　・治療薬剤（インスリン，注射針，アルコール綿）
　・お薬手帳
　・糖尿病カード
④避難所での過ごし方の確認
　・水分をできるだけ摂取すること
　・配給がなく食べられないときの対処，薬の調節
　　方法
　・感染予防
　・低血糖への対処方法
　・シックデイ（体調不良時）の過ごし方
　・足の観察方法と注意事項
　・深部静脈血栓症の症状と予防方法
　・避難所でできる運動療法
　・ストレスをためないこと

表3◆非常用キットのチェックリスト

糖尿病用医療品	チェック	生活用品	チェック
経口薬		貴重品 (現金, 通帳)	
インスリン自己注射セット		懐中電灯, 電池	
血糖自己測定器		携帯電話, 充電器	
低血糖用のブドウ糖		携帯用ラジオ	
糖尿病連携手帳		飲料水	
お薬手帳 (処方の写しで可)		非常食	
保険証		着替え	
救急箱	**チェック**	室内履き	
常備薬		ウェットティッシュ	
消毒薬		ビニール袋	
ばんそうこう		予備の眼鏡	
体温計		メモ, 筆記用具	
マスク		洗面用具, タオル	
		トイレットペーパー	
		生理用品	
		軍手	

文献3) より引用

◆**引用文献**
1) 山本康史ほか：1型糖尿病 [IDDM] お役立ちマニュアル Part 3―災害対応編―(日本IDDMネットワーク編). p1-4, p31-45, 認定NPO法人日本IDDMネットワーク, 2007
2) 柏崎純子：災害時の糖尿病看護. 糖尿病看護ビジュアルナーシング (平野勉監, 柏崎純子編). p327-330, 学研メディカル秀潤社, 2015
3) 日本糖尿病学会 編・著：糖尿病医療者のための災害時糖尿病診療マニュアル. p10-31, 文光堂, 2014
4) 福井トシ子監：災害時の糖尿病看護マニュアル. 日本糖尿病教育・看護学会, 2013

血糖パターンマネジメント

目的

* 患者の血糖自己測定（SMBG）と生活状況などを照らし合わせ，論理的・系統的に分析し，治療の変更や生活調整に反映させていく．
* さらに，心理状態・性周期・季節・地域特性・職業など，人が生活を営むうえでのすべての要素が血糖コントロールに影響するため，患者を全人的に理解し，血糖コントロールに向けての支援を行う．

おさえておきたいポイント

● 米国糖尿病教育者協会（American Association of Diabetes Educators；AADE）のコア・カリキュラムによると，血糖パターン管理は「すべての治療を含んだ血糖コントロール管理の包括的な方法であり，1回の測定で得られた血糖値で『高い・低い』を判断するよりも，数日間の血糖値の記録を振り返り，糖尿病治療の調整を行うこと」とされている．そこで血糖パターン管理を，「血糖パターンマネジメント」という言葉に置き換え，糖尿病患者の生活を包括的にとらえ，測定された血糖値を患者と医療者間で分析し，治療プログラムの変更に役立てている．

● わが国では2000年に日本糖尿病療養指導士，2001年に糖尿病看護認定看護師の誕生により，糖尿病患者の療養指導がより活発に行われるようになり，血糖パターンマネジメントへの意識が高まった．そこで，血糖パターンマネジメントを行うための注意点として，患者は「血糖自己測定（self-monitoring of blood glucose；SMBG）を行っている」こと，医療者は「インスリンの分泌動態と血糖値の流れ（インスリン注射のパター

表1 ◆血糖パターンマネジメントの定義

1. インスリンの調整だけでなく，食事・運動・ストレス・疾病の指標を検討するという，すべての糖尿病治療を含む血糖コントロールの包括的な方法である．

2. 血糖自己測定を通じて収集したデータを，論理的・系統的に分析する方法を「パターンマネジメント」とよび，注意深く治療プログラムの変更に反映する．

3. 糖尿病をもつ患者と医療者両方による毎日単位，週単位の，長期間の血糖値管理における系統的な分析の活用である．

4. 1回の測定で得られた血糖値で高い低いと判断するのではなく，数日間の血糖値の記録から変動状況を見て，その傾向に基づいて糖尿病管理における治療の調整を行う．

文献1) より引用

ン) を理解している」ことが重要となる．

- 血糖パターンマネジメントを理解するために，**表1**に血糖パターンマネジメントの定義を4つにまとめた．

- 糖尿病患者が測定した血糖値は，主治医が治療の判断材料とするだけのものではなく，患者とともに，測定した当日やその前後，季節や時間，行動などにより変化する血糖値を分析し，糖尿病患者が積極的に治療へ参加できるよう援助していく．

- **表2**に糖尿病療養指導のための血糖パターンマネジメントで必要な要素を9つあげ，支援のポイントを示す．

Memo

....

....

....

....

....

....

表2◆血糖パターンマネジメントの要素

要素	目的	支援のポイント
1. 患者の治療に対する積極的な参加（オーナーシップ）	・患者が自分の血糖をモニタリングすることによって医療者への依存を少なくする ・自分の行動を血糖値と結び付けることができるようになる	・血糖パターンに関心を持てるよう介入する
2. 患者と糖尿病ケアチームによる目標血糖値の確認	・患者がオーナーシップを発揮できるよう支援する	・患者に目標血糖値を尋ね、その値について医療者と話し合う ・患者と医療者の考えがずれないよう、確認しながら治療を進めていく
3. 調整のために必要な頻回なSMBG	・目標血糖値に近づくため	・なぜ調整のために頻回に測定しなくてはならないのかを理解してもらう
4. 食事療法の継続（炭水化物の一貫性）	・患者のストレスをなるべく少なくして継続できるようにする	・ストレスの軽減に有効であるカーボカウントなど、患者に合わせた方法を指導する
5. 多様で頻繁なインスリン注射、経口薬物療法、併用療法、CSII	・患者の生活に則した薬物療法ができるよう支援する	・患者の病態や生活を包括的にアセスメントし、とくに薬物の変更時の血糖パターンなどを観察する
6. 血糖モニタリングに基づいた食事、運動、薬物療法の自己調節	・SMBGをもとに、患者に無理のない治療プログラムを構築する	・患者自身が自分の体調と治療内容を関連付けられるように指導する
7. 患者と糖尿病ケアチームの頻繁な連絡	・生活のなかで患者が迷ったり悩んだりすることをケアする	・SMBGの結果を電話やFAX、メールなどで報告してもらう
8. 自己管理教育（血糖値、食事、運動、薬物の関係）	・必要なセルフケアを習得できるよう教育的支援をしていく	・糖尿病教室、看護相談、栄養相談を行い、参加してもらう
9. 精神的・管理的サポートを提供するシステム（電話サポート、地域の糖尿病教育活動）	・患者の心理社会的な状況に関する情報を共有し支援していく ・とくに糖尿病や合併症を発症したことを拒否するなどの患者の支援	・ピアサポートシステム（患者会、日本糖尿病協会の活動、小児1型糖尿病のサマーキャンプなど）の活用

文献1）より引用

- 測定された血糖値は，測定する前のどのような行動を反映しているか，食事の量や内容，インスリン量，運動量，注射部位などを把握している必要がある．
- また，測定された血糖値は，この後どのように変動するかを推定しなければただの数字になってしまうため，患者の行動や状況を理解しておくことが必要である．

血糖値に影響を及ぼす要因

- 患者の生活状況や行動により血糖値は変化する．血糖値に影響を及ぼす要因を**表3**に示す．

表3 ◆ 血糖値に影響を及ぼす要因

	血糖上昇要因	血糖降下要因
食事	・摂取過多，間食，早食い，食物繊維不足など	・摂取量不足，糖質不足など
	・脂質や糖質などの栄養素の構成によって血糖値の変動が異なる	
活動	・活動量が少ない，インスリン作用不足での運動など	・活動量が多いなど
身体	・体重増加，ストレス，感染症，筋萎縮，術後，内分泌疾患，低血糖後，咀嚼不足，月経など	・体重減少，腎不全，入浴後のインスリン投与
	・胃切除や肝硬変などでは，食前低血糖と食後高血糖を示しやすい	
	・妊娠期は食前血糖が低くなりやすく，妊娠週数が進むとインスリン必要量が増加する	
糖尿病治療薬	・薬の不足，タイミングのずれ ・クレメジンなどの吸着作用は，同時に服用することでの効果の減弱の報告あり	・薬の過多，タイミングのずれ
血糖自己測定	・手技（機械の取扱い）：センサーが湿気を帯びることにより高値を示しやすく，アルコール成分の乾燥が十分でない場合や採血量不足（機種による）は低値を示す	
インスリン自己注射の手技	・投与部位，懸濁製剤の混和不足，打つタイミングなどにより影響する	
データの信憑性	・虚偽申告の可能性など	

文献2）より引用

- 食事や運動などの生活状況の変化による血糖値への影響のほか，血糖自己測定に関することではセンサーの期限切れによる測定値の異常，食後の血糖測定では手指洗浄不足による果汁付着による血糖値の高値などがある．また，身体的影響ではソモジー（Somogyi）効果や暁現象がある．

- ソモジー（Somogyi）効果とは，夜間の低血糖により分泌されたインスリン拮抗ホルモンの作用による反応性の血糖上昇のことをいい，「低血糖後のリバウンド現象」ともよばれ，過剰なインスリン投与で低血糖を起こした後に，インスリンを増やすホルモン（インスリン拮抗ホルモン）が分泌され，この影響で血糖が上昇する現象である．ソモジー効果がみられたら，責任インスリンを減量する．

- 暁現象とは，夜間には正常血糖が保たれているにもかかわらず，早朝に高血糖が起こる現象である．睡眠時の成長ホルモン分泌や早朝のコルチゾールなどの分泌亢進の関与が考えられている．朝食前血糖値の上昇の原因の1つと考え，インスリン調整を行う．

- また，日内変動や年を通してのライフイベント，季節環境によっても影響を及ぼす（**表4**）．

Memo

表4◆血糖パターンの変化に影響を及ぼす要因

1日	・午前・午後の過ごし方の違い（家事の負担など） ・体育授業の有無 ・食事時間のずれ（仕事が不規則・運送・配送業など） ・食事構成の偏り（中食・外食） ・夜間低血糖
1週間	・平日と休日の違い ・活動量の多い日（塾・部活・カルチャー活動・趣味） ・高齢者のデイサービス利用日
1か月	・月経（ホルモンバランス・食事への影響） ・仕事の繁忙期（残業などによる不規則な食事やストレス） ・外食回数増加
1年	・天候（冬季・雨季の運動不足） ・季節（気温によりインスリン効果の違い） ・活動（スキーや海水浴） ・農繁期 ・夏休みなどの長期休暇 ・年末年始の行事や接待
その他	・冠婚・葬祭

文献2）より改変引用

インスリン調整の方法

＜インスリン治療の基本＞

● 健常人では，絶食状態であっても肝臓や末梢組織からの糖放出を抑制するために必要なインスリンが分泌（基礎分泌）され，さらに食後の血糖値上昇に合わせ多量のインスリンが分泌（追加分泌）されている（**図1**）.

● これらのインスリン分泌により血液中のブドウ糖の量が保たれ血糖値は調整されている.

＜インスリン療法の適応＞

● 絶対的適応となる例を以下に示す.

①1型糖尿病

②糖尿病昏睡例

③食事療法でコントロールできない妊婦および妊娠計画時

④重症の感染症，外傷，侵襲の大きい外科手術例

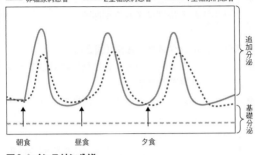

図1◆インスリン分泌

⑤重症の腎障害, 肝障害の合併例

⑥経口血糖降下薬を用いても良好なコントロールが得られない例

⑦ブドウ糖毒性解除を目的とする場合

⑧高カロリー輸液実施時

⑨ステロイド誘発性糖尿病

● 相対的適応となる例を以下に示す.

①著明な高血糖(たとえば, 空腹時血糖 250mg/dL以上, 随時血糖 350mg/dL以上)を認める場合や, ケトーシス(尿ケトン体陽性など)傾向 を認める場合

②経口血糖降下薬療法では良好な血糖コントロールが得られない場合(スルホニル尿素薬の一次無効, 二次無効など)

インスリン調整の考え方

● インスリンの投与量は, 患者の状態に合わせ医師が目標血糖値(血糖コントロール目標を参照)を設定し, それに応じてインスリンの種類や投与量を選択する. とくに2型糖尿病患者の多くでは追加分泌となるインスリンの補充が必要であり, 1型糖尿病患者では基礎分泌と追加分泌となるインスリンの投与が必要となる.

- インスリン投与量の調整では，スライディングスケール法とアルゴリズム法がある．

＜スライディングスケール法（図2）＞

- インスリン投与前に測定する血糖値に対してインスリン投与量を増減する．
- スライディングスケールは，周術期やシックデイなど，病気の状態などいつもと違うインスリン量が必要とされたときに使用されることが多い方法である．医師は，あらかじめ患者の血糖値や体重に合わせ増減するインスリン量を決めておく．4〜8時間ごとに血糖測定を行い，測定された血糖値の高さに応じてインスリン投与量を増減するが，この方法は食事状況や活動量などが考慮されずに，測定時の血糖値の数値のみでインスリン注射量が決まるため，思わぬ高血糖や低血糖をまねき，医原性の血糖変動につながることがある．たとえば，血糖値が低いとインスリン投与量は少なくなるのでその後の測定時に血糖上昇がみられて高血糖となり，さらにその血糖値に対し必要以上のインスリン量が投与されることになり，その後の測定時には低血糖をきたすなど，かえって血糖

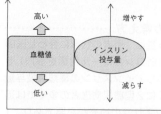

周術期・感染症・シックデイ時
食事摂取量不安定・消化吸収不良時などに使用される

高い　　　　　　　増やす

血糖値　　　インスリン投与量

低い　　　　　　　減らす

血糖測定　　測定された，現在の血糖値に基づき投与するインスリンの量を調節する

図2◆スライディングスケール法

コントロールが不安定になることがある．固定されないインスリン投与量により血糖値が乱高下することを防ぐためにもスライディングスケールは長期に使用しないことが望ましい．

＜アルゴリズム法＞

● 通常の血糖コントロールが必要な場合，血糖値を左右する急性の疾患の合併がない安定した糖尿病に用いられる方法である．血糖値の動きを振り返り，インスリン量の増減を行う・代償的変更・予期的変更・責任インスリンによる変更などの考え方を理解する必要がある．

● 代償的変更とは，予測しない出来事によるいつもと違う高血糖，低めの血糖を修正するためにインスリンを追加，減量する方法である（例：シックデイなど）．

● 予期的変更とは，食事（おもに炭水化物）の増加が予想される場合，その前にあらかじめインスリンを増量する方法である（例：外食など）．

● 予期的変更では，カーボカウント法が活用される．カーボカウントとは，血糖値に影響を及ぼす主な栄養素を炭水化物と考え，食事中にどれだけ炭水化物（厳密には糖質）が含まれているのかを把握することである．インスリン注射している場合では糖質の摂取量に応じてインスリン量を調節し，良好な血糖コントロールを目指す[3]．

● 責任インスリンとは，その時の血糖値にもっとも影響を及ぼすインスリンをさし，たとえば，超速効型または速効型インスリンを毎食前に注射していれば，昼食前の血糖値に対する責任インスリンは朝食前に注射した超速効型または速効型インスリンということになる（**表5**，**図3**）．

● 責任インスリンによる変更とは，現在の血糖値に最も影響を与えるインスリン量を調節する方法

表5◆4回注射における血糖値と責任インスリン

血糖測定時間	責任インスリン
朝食前血糖	就寝前の持効型インスリン
朝食後血糖・昼食前血糖	朝食前超速効型インスリン
昼食後血糖・夕食前血糖	昼食前超速効型インスリン
夕食後血糖・就寝前血糖	夕食前超速効型インスリン

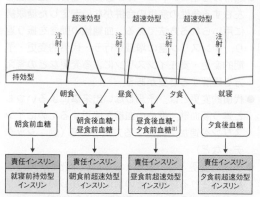

注）夕食前血糖は昼食前超速効型インスリンと持効型溶解インスリンの両方の影響を受けるので、他の時間帯の血糖値も参考にして、どちらのインスリンを調節するかを判断する.

図3◆責任インスリンの考え方　　　　文献4）より転載

で、2, 3日間の血糖値の変動の傾向をみて責任インスリンの注射量を決めて血糖コントロールを図る.

ケアのポイント

● インスリン治療中の患者は、低血糖・高血糖を起こしてしまったとき、インスリンが影響していると考え、注射しているインスリン量を増減しようと考えることも少なくない.

● これまでに述べたように、血糖値はさまざまな要因により変化する. 生活のなかで、食事の内容や食事時間がずれたりしたとき、運動量による変動

など，1回の血糖測定で低血糖・高血糖がみられたからといってすぐにインスリンを増減したりせず，患者の生活状況を振り返り，血糖値と慎重に照らし合わせてインスリン投与量を見直すことも考慮する.

◆引用文献

1) 竹山聡美：病気と治療に影響する血糖値の読み方．月刊ナーシング32(12)：72-84，2012
2) 高橋良恵：血糖パターンマネジメントーいろいろな治療を受けている患者の血糖値の見方とケア．月刊ナーシング32(2)：66-77，2012
3) 日本糖尿病学会 編・著：医療者のためのカーボカウント指導テキスト，文光堂，2017
4) 日本糖尿病学会 編・著：糖尿病治療ガイド2018-2019，p64，文光堂，2018

◆参考文献

1) 林道夫監：糖尿病まるわかりガイド，p65-72，学研メディカル秀潤社，2014
2) 弘世貴久：今すぐできる外来インスリン導入，メディカルレビュー社，2007
3) 日本糖尿病療養指導士認定機構編：糖尿病療養指導士ガイドブック2018，メディカルレビュー社，2018
4) 柏崎純子編：糖尿病看護ビジュアルナーシング，p232-241，学研メディカル秀潤社，2015

Memo

セルフモニタリング

＊治療効果を患者自身で把握することにより，療養行動を継続させる．

おさえておきたいポイント

● 糖尿病の治療は，薬物療法だけではコントロールは困難であり，日ごろの食事や活動が治療効果を左右する．

● 糖尿病は，はじめの時点では「自覚症状がない」ことが大きな特徴であり，これが，受診および療養行動を継続できない要因でもある．

● 治療効果を把握するための身体症状のモニタリングが，療養行動継続のためには重要となる．

セルフケアの継続 ⋯⋯⋯⋯⋯⋯⋯⋯⋯⋯⋯⋯⋯⋯

● 糖尿病患者は，「血糖値をよくしたい」という思いと，「生活を変えることは難しい」と感じる思いを抱えつつ，そのバランスをとりながら生活している．

● 図1に示した4つの思いのバランスをとるために，指示された治療法はあるが，指示どおりにすることは難しい．

● セルフモニタリングの支援とは，その患者の葛藤に共感しながら，一緒に「できそう」「続けられそう」と思えるモニタリングの方法を考えることである（表1）．

| もっと食べたい | 運動したくない | 合併症は怖い | 血糖値をよくしたい |

図1◆糖尿病患者の4つの思いのバランス

表1◆糖尿病のセルフモニタリングに必要な要素

自覚的きっかけ	・高血糖症状，低血糖症状，体重の増減 ・網膜症悪化による視力変化 ・腎症悪化による浮腫や倦怠感 ・神経障害による末梢のしびれ
客観値	・血糖値，体重，尿糖，血圧
解釈	・過去の自らの低血糖体験から，今，起こっていることを低血糖症状だと解釈する ・体重増に対して，「血糖値の悪化」を予測する ・体重減に対して，「血糖値の改善」または「さらなる血糖値の悪化」を予測する
行動	・低血糖に対する対処行動 ・体重増への対処としての食事・運動療法 ・悪化への対処としての受診行動

セルフモニタリングの実際

血糖値 ......

- 血糖値は，糖尿病の診断や治療効果を知るための重要な検査値である．
- 病院での検査値のほかに，自身で簡易的に測定することで，生活による血糖値の変化をタイムリーに把握でき，よりよいコントロールを目指すことができる〔血糖自己測定（SMBG），p.210参照〕．
- 血糖自己測定は，インスリンやGLP-1受容体作動薬などの自己注射薬を使用している患者のみが保険診療で可能である．それ以外の患者でも，薬局での自費購入は可能である．
- 合併症予防のためにはHbA1c 7.0％未満を維持することが必要であり，目標値を**表2**に示した．

表2◆血糖値の目標値の目安

HbA1c 7.0％を目指す場合	空腹時血糖値	130mg/dL未満
	食後2時間血糖値	180mg/dL未満

血圧

- 糖尿病患者は高血圧を合併すると，大血管疾患合併症の発症リスクおよび死亡リスクが上昇する．
- 糖尿病網膜症，糖尿病腎症，糖尿病神経障害などの細小血管障害においても，高血圧が進行するリスクとなる．
- 糖尿病患者にとって，血圧コントロールは重要となる（**表3〜5**）．

表3 ◆ 血圧基準値

診察室血圧	130/80mmHg 未満
家庭血圧	125/75mmHg 未満

表4 ◆ 血圧を左右する要因

血圧を上げる要因	血圧を下げる要因
塩分過多，食べすぎ，アルコール摂取，肥満，運動不足，ストレス，喫煙，加齢，気温低下，体質	睡眠，休息，運動，適量のアルコール，降圧薬の使用，気温上昇

表5 ◆ 家庭血圧の測定方法

1. 測定環境
- ・静かで適当な室温
- ・原則背もたれ付きの椅子に足を組まず座り，1〜2分間の安静後
- ・会話を交わさない
- ・測定前に喫煙，飲酒，カフェイン摂取を行わない
- ・カフ位置を心臓の高さに維持する

2. 測定条件
- ・起床後1時間以内で，排尿後，朝食および服薬前
- ・就寝前

3. 測定回数
- ・1機会原則2回測定し，その平均をとる
- ・1回のみ測定した場合は，その値が機会値となる

文献1）を参考に作成

体重

- 内臓脂肪の蓄積は，インスリン抵抗性を助長し，高血糖状態となるだけでなく，血圧上昇にもつながる．つまり，体重コントロールは，血糖値と体重の改善には重要な課題である．

- 日常の食生活や運動量を測る意味でも，日々の体重測定は大切なモニタリングとなる．
- 指導としては，起床時，就寝時，入浴前など，毎日同じ条件での測定を推奨する．
- 糖尿病治療としては，目標体重を目安とする．目標体重の計算式は，p.119**図1**参照のこと．
- いきなり目標体重を目指すのではなく，達成が可能な値を目標とし，その目標に向かって毎日測定し，増量や減量の理由を自覚し，振り返りができるように指導する．

浮腫 ·······

- 糖尿病腎症3期になると，腎機能低下による体液貯留により，浮腫が発生することがある．
- この時期の急激な体重増加は，単なる「食べすぎ」ではなく，急激な腎機能低下の可能性もあることから，体重だけでなく，下肢の浮腫にも注目する必要がある．
- 浮腫の確認方法を伝える．
- 腎症の進行により，全身の浮腫や心不全や，肺水腫に移行する可能性があり，注意が必要となる．

尿糖 ·······

- 尿糖は，血糖値がおよそ170～180mg/dLを超えると出現するといわれている．
- 食後1～2時間で尿糖を測定し，尿糖が検出されるようなら，食後高血糖状態とされる．
- 血糖自己測定を行っていない患者にとっての有効な血糖値モニタリングとして活用できる．
- 尿検査薬は薬局で処方箋なしで購入できる．
- 測定方法は，試験紙を尿に約1秒間浸し，決められた判定時間まで待つと試験紙の色が変化する．変色した試験紙を容器に付属している判定表で照合し，判定する．

◆**引用文献**
1) 日本高血圧学会高血圧治療ガイドライン作成委員会：高血圧治療ガイドライン 2019. p16, 2019

Memo

....

....

....

....

....

....

....

....

....

....

....

....

....

....

....

....

....

....

....

第1章

糖尿病・代謝内科領域の看護ケア

意思決定支援とは

* 生命における緊急事態に陥った時，患者や家族は，治療選択についての意思決定が必要となるが，慢性疾患においても，患者自身による意思決定が必要となる場面がある．
* 患者が納得し，継続できる治療方針の決定のためには，重要な支援となる．

おさえておきたいポイント

● 慢性疾患患者にとっての治療選択は，今後の人生だけでなく，今の生活や役割にも影響する場合があり，後になって「これで良かったのか」と思うこともある．慢性疾患の治療は，患者自身のセルフケアが大きく影響するものであり，その治療選択にあたって，意思決定への支援は医療者の役割として重要である．

● 治療方針の決定においては，医師の立場での思いもあり，患者の思いとずれが生じる場合がある．お互いの立場や思いを尊重し，患者が納得して治療を受けられるように支援する．

糖尿病看護における意思決定支援場面

● 糖尿病看護においては，以下の場面で意思決定支援が必要となる．
 ・診断を受け，薬物治療が必要となった．
 ・糖尿病網膜症が進行し，失明の危険性がある．
 ・糖尿病腎症が進行し，腎代替療法が必要となる．
 ・糖尿病足病変の進行により，下肢切断が必要となる．
 ・1型糖尿病において治療方法を選択する（インスリンポンプ，膵島移植）．

治療選択のための意思決定支援

● 治療選択での意思決定支援は以下を意識して行う.
  ・患者が現状を把握できるように説明する.
  ・意思決定にあたり, 必要があれば家族とともに聞いてほしいことを伝える.
  ・治療の必要性, 選択肢を説明する.
  ・それぞれの治療に対して, メリットとデメリットを伝える.
  ・患者にとって, 重要と考える役割や価値観を聞き, 患者の意向や希望を確認する.
  ・患者が混乱している可能性もあるため, 説明をきちんと理解できているかを確認する.
  ・医療者の価値観を押し付けることなく, 患者自身で決定できるように話を聞く.
  ・意思決定した後も気持ちが揺らぐことがあるため, 適宜患者の話を聞く.

意思決定支援におけるポイント

● 医療者の価値観と患者の価値観は, 必ずしも同じとはかぎらない.

● 患者が意思決定した内容を否定してはいけないが, 患者が正しく状況を理解し, 決定したことなのかを確認する.

● 時に, 患者は医師に対して, 自分の思いを伝えられないことがある. このようなときに, 必要があれば代弁者として患者の思いを医師に伝えることも必要である.

● 意思決定後も, 周囲からの意見や, 多様な情報収集ツールの活用により, 患者の考えが変化することがある.

● 慢性疾患の治療選択は, 患者にとって生活が変化する事柄であり, そのような重要事項を決定する際に悩むことは当然ととらえ, 最終決定までのプロセスに寄り添うことが重要である.

インスリン導入

＊糖尿病患者がさまざまな心理的葛藤を抱えながら，より健康であるために，インスリン療法を必要な治療として受け止めることができる.

インスリン療法導入時の患者の心理

- 近年，インスリン製剤の開発やデバイスの改良などで，インスリン療法の適応となる患者は拡大している[1].

- 実際にインスリン療法を勧められた患者は，さまざまな理由から抵抗や不安を示す. 健康でありたいと思いながらも，インスリン療法を容易には受け入れることができない葛藤を抱く[1].

- 患者が医師からインスリン療法を勧められたときの心理的反応は，病型や糖尿病の療養期間によっても異なる.

1型糖尿病患者の場合 ·····························

- 1型糖尿病の多くは急性発症で，生命維持のためにはインスリン療法が不可欠である.

- 1型糖尿病では，患者の病気の受け入れを待たずして，否応なくインスリン注射をせざるを得ない状況となる.

- インスリン治療が健康な身体の喪失体験と結びついており，「糖尿病になったこと」に対する悲嘆や悲しみの象徴として，心の奥にいつまでも抵抗感が残ることがある[2].

- 若年で発症することが多く，一生涯インスリン注射が続くことによる経済的問題も生じやすく，そのことが心理的負担につながることもある.

2型糖尿病患者の場合 ･･････････････････････････

- DAWN Studyのわが国での調査結果によると，インスリン未使用の2型糖尿病患者の60%がインスリン治療を否定的にとらえているとしている.
- DAWN JAPAN Studyでは，インスリン治療に抵抗感を示す理由として次の4点を挙げている.
  - **注射に対する負のイメージ**：一生インスリン注射を打つことが嫌，インスリン注射は面倒など
  - **インスリンに対する負のイメージ**：家族に心配をかける，低血糖が怖い，生活が制限されるなど
  - **糖尿病の進行への否定的イメージ**：インスリン治療は糖尿病の悪化を意味している（後悔，罪悪感，目標の喪失）など
  - **対人関係における否定的感情**：糖尿病であることや，インスリン治療を行っていることを他者に知られることが恥ずかしいなど
- 2型糖尿病の場合は，診断されると同時にインスリン療法導入となるケースと，食事，運動，経口血糖降下薬の内服による療養期間を経てインスリン療法を勧められるケースがある.

<診断と同時にインスリン療法が勧められる場合>

- 患者の反応は，患者が糖尿病やインスリン療法に関する知識をどの程度もっているか，どのようなイメージを抱いているかに左右される.
- ネガティブな情報やイメージが強ければ，糖尿病と診断されたこと，それに加えインスリン療法を勧められる状態であることに対し，強い衝撃を受けると同時に不安や抵抗感を抱くことになる.
- とくにネガティブなイメージがない場合は，抵抗感などなく受け入れることができる.
- 知識や情報を持ち合わせていない場合は，よくわ

からないままに受け入れるということもある.

＜食事, 運動, 経口血糖降下薬内服による療養期間を経て, インスリン療法が勧められる場合＞

- インスリン療法を必要とせず長期間にわたり治療してきた経験や, 生存のためにインスリンを必要としないことによって, インスリン療法に対して強い抵抗感を示すことがある.

- これまでの療養経験のなかで, 糖尿病やインスリン療法に対する情報や自分なりの考えをもっていることが多い.

- インスリン注射は"病状の悪化"ととらえられ, これまでの療養に対する後悔や罪悪感を抱いたり, 療養上の目標の喪失などにつながることがある.

- 糖尿病インスリン療法に対する社会の理解が不十分なことにより, 家庭や社会のなかでこれまで通りの生活を続けることに対する不安を感じ, 強い抵抗を示すことも多い.

*

- 糖尿病やインスリン療法に対する啓発が進み, 以前よりは社会的な理解が得られてきてはいるものの, インスリン療法に対する負のイメージは未だ根強い.

- 患者がなぜインスリン療法に抵抗感を示しているのか, その理由を理解し, 患者自身がよりよい選択をできるよう支援する必要がある.

Memo

....

....

....

....

....

インスリン療法導入時の意志決定支援

● 患者の意思決定を支援するために重要なことは, 糖尿病療養やインスリン療法に対する患者の思いを知ることである.

● 患者の思いを理解し, 患者がより納得したうえで意思決定するためのステップを**表1**に示す.

表1 ◆意思決定のステップ

①糖尿病の療養やインスリン療法についての思いや考えを傾聴する

・患者のもつインスリン療法に対する考えや感情を聴く
・誤った知識や理解があっても, まずは否定せず, 感情を受け止める
・患者が「聴いてもらえた」と感じられるように聴く

②インスリン療法導入を受け入れるうえでの問題を明確にする

・患者の発言, 表情, 態度などから, インスリン療法を受け入れるうえでの問題は何かを明らかにし, 共有する (たとえば, インスリン注射が必要な病状ではないととらえている, インスリン注射は難しいなど)

③情報提供をする

・病状の理解の不足, 糖尿病療養やインスリン療法に対する情報不足や誤解などがあれば説明し, 正しい情報を伝える
・インスリン注射をみたことがなければ, 注入器をみてもらい, 実際にやってみてもらうなどする
・その他, 患者が知りたいと思っていることに対して可能な限り答える

④インスリン療法以外の選択肢を考える

・インスリン療法以外の選択肢に何があるかを考える (たとえば, 食事・運動療法の強化, 経口血糖降下薬の開始もしくは追加・増量など)

⑤選択基準を考える

・④で挙げた選択肢のそれぞれのメリットとデメリット, もしくはベネフィットとリスクを考える
・選択する基準を考える (たとえば, 血糖コントロールの改善, 簡便な方法, 医療費など)
・選択肢が基準をどの程度満たしているかを検討し, 満たしていないものは削除していく

⑥結果を想像する

・④で挙げた選択肢が, 自分にとってどのような結果 (効果) をもたらすかを想像してもらう
(この効果が自分にとって良いものであると考えられれば, 選択しやすくなる)

⑦葛藤やジレンマを解決する

・なおかつ残る不安や葛藤, ジレンマを明確にし, その解決方法を一緒に考える

◆引用文献
1) 菊原伸子：インスリン療法導入と言われたとき．糖尿病看護ビジュアルナーシング（平野勉監，柏崎純子編），p286，学研メディカル秀潤社，2015
2) 石井均：インスリン療法に伴う心理的負担．プラクティス　27 (6) 663-668，2010

◆参考文献
1) 中山法子：インスリン注射導入時の心理．ライフステージから理解する糖尿病看護（瀬戸奈津子ほか編），p50-53，中央法規，2013
2) 大橋健：DAWN Studies．内分泌・糖尿病・代謝内科　45 (3)：210-215，2017
3) 中山和弘：医療者おける意思決定支援とは何か．患者中心の意思決定支援（中山和弘ほか編），p1-42，中央法規，2012

Memo

....

....

....

....

....

....

....

....

....

....

....

....

足の切断

目的

* 患者の心理的プロセス（足の喪失から受容まで）を理解しながら，患者の経過に合わせた支援を行う．
* 身体の変化や生活状況に合わせて患者とともに療養方法を考え，患者が自己決定できるように支援する．

足の切断となる患者の心理

足の切断への理解

● 糖尿病足病変は，糖尿病合併症のなかでも，患者のQOLを低下させ，生命予後にまで影響する重篤なものの1つである．

● 足の切断に至るまでに，足潰瘍や壊疽の治療を行うなかで，足切断の決定の説明・決定の時期がある．

● 足の切断は，患者のQOLを低下させるだけでなく，ボディイメージの変化も加わり，足を失う喪失感は，想像を超える苦痛である．

● 患者が受ける身体機能の低下や足の切断による喪失感に対しては，「悲嘆の仕事（グリーフワーク）」を通して，足の喪失から受容までの心理的プロセスを理解しながら，患者の意思を尊重したかかわりを行っていく必要がある．

患者の心理の理解

● 足の切断が決まる前から，患者の考えや思いを把握・理解することが必要になる．

● 患者の心理的プロセス（悲嘆の仕事）を理解する．

● 心理的プロセスには，対象喪失，衝撃・ショック，防御的退行，承認，受容の段階がある．

275

＜対象喪失＞

● 対象喪失には，身体機能喪失と社会的役割喪失がある．

● 身体機能喪失は，足を切断することにより，一人で歩けない，今までできていたことでも他人の援助を必要とするなどがある．

● 社会的役割喪失は，糖尿病という疾患で足の切断まで進行した事実と，患者が社会に担っている社会的役割を失うことがある．家族のなかでの役割と，社会のなかでの役割の変化が起こることになる．

＜衝撃・ショック＞

● 足の潰瘍の治療を続け，「完治するのでは」という期待と不安が続いていたとしたら，今までの努力や継続して治療を行っていたすべてが壊れていくようなショックや憤りが出てくる．

● 患者によっては，頭の中が真っ白になり，混乱し，錯乱状態になる．

● 「これから自分はどうなるんだろう」と，先の見通しがつかない不安を感じる．

＜防御的退行＞

● 防御的退行の心理的反応には，否認と非難がある．

● 否認は，足の切断がなかったこととして振る舞うことである．糖尿病，足疾患を拒否したり，医療者側に責任転嫁したり，ほかの病院や医師であれば足を治せると次々と病院を変えたりするといった行動をとる．

● 患者に足の切断の必要性を理解してもらわなければならないが，否認の反応は承認しがたい状況のときに起こる，心理的防衛機制である．

＜承認＞

- 承認は，足の切断決定の事実を，認めたくないが認めざるを得ない時期である．

- 防御的退行の段階では，現実を受け入れられず情緒が不安的になるが，承認の段階では，少しずつ情緒が安定してきて，現実を直視する準備ができる時期である．

- 足の切断が避けられない現実が，否認という防御を突破しはじめたときに，怒りの感情が生じる．

- 怒りの対象は，家族や医療者に向けられることが多い．

＜受容＞

- 足喪失後の新しい自己への親しみの段階である．

- 患者や家族のこころのなかで喪失感は大きな存在でなくなり，日常生活における1日の日課として溶け込んでいく．

- 適応していくことでもある．

足の切断への意思決定支援

- 足の切断となる患者への意思決定支援のポイントとして，足の切断前後のかかわりがある．

足の切断前後で共通する支援のポイント ……
＜患者の理解＞

- 意思決定支援を行ううえで必要なことは，患者について，患者の背景，患者の考えや価値観を理解することである．

- そのうえで患者の状態がどの段階，時期（心理的プロセス，悲嘆の仕事）であるかを把握することが必要になる．

- 過去・現在・未来に対して，足に対する考えや治療に対してどう考えているのかを理解する．

＜患者の精神の安定＞

- 患者の精神の安定を図る.
- 患者の思いや言葉を受け入れる.
- 治療の自己中断にならないように寄り添う.
- 患者の心理面をアセスメントし, 治療につなげる.
- 足を切断する治療方針に対して, 患者の考え, 思いを傾聴し, 患者の感情表出を促す.

＜正しい知識の提供＞

- 糖尿病患者の多くが成人患者であるため, 教育の基本は, アンドラゴジーの理論を活用しながら教育的支援を行っていく (p.334参照).
- まずは, 患者が知りたい情報を最初に説明する.
- 患者自身で治療を決定できるようにする.
- 情報や治療方法が患者自身の経験とつながると, より教育支援が促進されるため, 患者の興味あることを中心に具体的な説明を心がける.

足の切断後の支援のポイント ‥‥‥‥‥‥
＜血糖コントロールの安定＞

- 血糖コントロールは, 継続して安定させていくことが必要であり, 療養生活を患者とともに振り返り, 血糖コントロールを安定させる方法を考える.
- 薬物療法への支援は, 飲み忘れ, インスリン注射の打ち忘れがないように, どのような方法であれば継続していけるかを, 患者の生活に合わせて考えていく.

＜術後感染＞

- 術後は創部の細菌感染に注意が必要であり, とくに糖尿病を合併している患者では高血糖のため白血球機能の低下が起こり, 易感染状態になる.
- 毎日の消毒と包交, 観察を行い, 皮膚を清潔に保つことが重要である.

- 発熱や創部からの排膿，腫脹，発赤がみられた場合は，感染が起こっている可能性がある．

<幻肢痛>

- 幻肢痛は，下肢切断後の患者のおよそ8割にみられるといわれる．
- 幻肢痛とは，切断されたはずなのに，まだ下肢が存在しているように感じ，その部分に痛みや痺れを感じる難治性の疼痛である．
- 幻肢痛を緩和させる方法は，鎮痛薬でコントロールすることと，頭では理解していても下肢の喪失感や創部痛があるかぎり難しいこともあるが，別のことに意識を向け気分転換を図ることである．
- 自室で行える気分転換を，術前から患者と一緒に考え，準備しておくことも1つの方法である．

<フットケアへの理解>

- 足の切断後，創傷の処置や反対側の足のケアを継続して実践していく必要があるため，フットケアの必要性の理解を促すかかわりが重要になる．
- 術後から創傷の様子を患者に伝え，傷が改善していく過程を伝えていくことも，患者が足の切断を受け入れていくためのかかわりである．

<改善すべき行動や実行可能なセフルケアの模索・提案>

- 患者にセルフモニタリングの必要性を理解してもらい，日常生活でどのように活用していくのかを一緒に考え，SMBG回数や測定後の血糖の見方，食事療法と血糖の流れを確認する．
- 患者の生活に合わせた食事，セルフモニタリング，フットケアを具体的に話し合う．
- 身体症状による苦痛・痛みに対応する．

<達成可能な目標の立案>

● 長年の生活習慣を変えて行動していくことは，その必要性を理解していたとしても難しいことである．

● 達成不可能な目標を立てると，評価の際に達成できなかったことを振り返っても患者の自信にはつながらない．

● 目標は達成することで自信につながるため，患者が達成感を重ねていけるような支援が必要である．

<患者の生活に合った療養方法の提案・支援>

● 身体の変化や生活状況に合わせて，患者とともに療養方法を考える．

● 神経障害で下肢の感覚が低下している患者の場合は，反対側の足も同じように潰瘍・壊疽を繰り返すといわれている．

● 患者が自身の身体状態をとらえ，反対側の足のケアや観察を継続することができるよう，フットケアの方法を説明する．

● 下肢切断の原因が循環障害の場合はとくに，血流不良により再度他の場所に下肢壊死が起こる可能性がある．そのため，切断部の皮膚の観察を十分に行い，皮膚の暗紫色や冷感に注意する．

● 下肢切断後に義足を製作するうえで大切な点は，切断部の形を整え，浮腫を軽減させることである．切断部の形が整わず，浮腫が軽減しない間に義足を製作してしまうと，症状が落ち着いた頃には義足と皮膚の間に隙間ができてしまい，皮膚損傷や疼痛の原因となる．

● 浮腫予防では，下肢を挙上させておくことと，弾性包帯で巻き上げ固定することが有効である．

● 下肢切断は，筋組織，神経組織，骨のすべてを断裂するため，血流障害が起こりやすい．そのため，術直後から弾性包帯を巻き血流を促すことが重要

である.

- 弾性包帯は，反復巻きで巻き上げる．大腿部の切断であれば，包帯は腹部まで巻き上げると，緩くなった時に下に落ちづらくなる.
- 片足になったことで，今まで自力で行っていたトイレや洗面も松葉杖や車椅子などの補助器具を使ったり，他の人のサポートを受けながら日常生活を送るなど，今までの生活状況と異なる環境で過ごすことになる.
- 医師，看護師だけではなく，社会復帰や在宅復帰に向けて，臨床心理士や理学療法士，作業療法士，ケースワーカーなどさまざまな職種のスタッフがかかわり，患者をサポートする.

＜精神的支援＞
- 下肢切断後に起こる精神面での変化は，下肢喪失感，社会・在宅復帰への不安が起こり，うつ病を発症する患者もいる.
- 下肢切断を行った直後よりも，数日経過してから喪失感が強くなる．時間の経過とともに事実を受け入れることができるように，患者がどこまで事実を受け入れて，前向きになれているか，そのような気持ちの変化があるのかを会話しながら把握する.
- 患者の気持ちへの配慮として，足の切断への後悔や自己否定にならないように支援する.

◆参考文献
1) 安部正敏：年齢とともに考えるスキンケア．スキントラブルケアパーフェクトガイド，改訂第2版（内藤亜由美ほか編），p31，学研メディカル秀潤社，2019
2) 安部正敏：外用薬を理解したスキンケア．スキントラブルケアパーフェクトガイド，改訂第2版（内藤亜由美ほか編），p34，学研メディカル秀潤社，2019
3) 田中聡美：悲嘆の仕事．糖尿病看護ビジュアルナーシン

　　グ（平野勉監，柏崎純子編）．p280-282，学研メディカ
　　ル秀潤社，2015
4）糖尿病ケア　14（3）：2017
5）日本フットケア学会：フットケア　基礎疾患から専門技
　　術まで．医学書院，2007
6）平野勉監，柏崎純子編：糖尿病看護ビジュアルナーシン
　　グ．学研メディカル秀潤社，2015
7）日本糖尿病教育・看護学会編：糖尿病看護フットケア技
　　術．日本看護協会出版会，2005
8）小栗智美：退院支援の際に必要な意志決定支援．難病と
　　在宅ケア　23（8）：37-40，2017
9）河野茂夫ほか編：フットケア最前線．メディカルレ
　　ビュー社，2008
10）宮地良樹編：まるわかり創傷治療のキホン．南山堂，
　　2014
11）新城孝道：糖尿病のフットケア．医歯薬出版，2000

Memo

....

....

....

....

....

....

....

....

....

....

透析導入

目的

* 透析などの腎代替療法は，治療により今までの生活リズムが変わるだけでなく，ボディイメージの変化も生じる.
* 患者が納得し治療継続するためには，導入までのプロセスにかかわる支援が重要となる.

透析導入となる患者の心理

- 透析導入となる患者は以下のような心理状態である.
- ・透析はしたくない，できることならやりたくないなどの拒否的反応
- ・透析をやらないと死んでしまうなどの恐怖感
- ・透析はどのようなものなのかがわからない
- ・治療そのものや痛み，時間など，透析そのものへの不安感
- ・いよいよ来たかという覚悟

透析導入への意思決定支援

腎代替療法への支援 ･････････････････････････････

- 糖尿病腎症は，初期の段階では無症状であり，早期に腎症に関するセルフケアについてアプローチしても，自分のこととしてイメージできず，行動変容が難しい.
- そのため，気づいたときには腎症が進行し，次のステップとしての腎代替療法について話題を進めていくなかでも，「ピンとこない」という反応が多い.
- 腎症の進行が糖尿病と診断されるきっかけの場合もあり，病気について受け止めることができないまま，治療選択を考えていかなければいけないこともある.

● 透析導入に向けての意思決定支援では，身体状況の変化とともに，病気に対する理解に合わせた支援が必要となる．

段階に応じた支援 ……………………………
<病態の理解と今後の生活について考える>

● 糖尿病腎症は，ある程度進行するまで，自覚症状がみられない．
● 患者のなかには，これからどのような自覚症状が起こるのかもわからない場合，不安を取り除くために学習しようとする人もいるが，今後の治療について考えることを先延ばしにしてしまう人も多い．
● 受け入れ準備ができていないときに先の治療の説明をしても，拒否反応となることもある．
● 患者の受け入れ状態，理解度を把握しながら，まずは患者との関係性の構築を図っていくことが重要となる．
● 緊急性がある場合を除き，医師と相談しながら，少しずつ「今何が起こっているか」を説明し，患者の関心度に合わせたタイミングで代替療法について説明できるように進めていく．

Memo

＜現在の自分の腎臓の状態を知る＞

● 長年持続した高血糖により，腎臓の機能が低下している状態を知り，回復しない状態になっていることを理解することで，これからのことを考えるきっかけとなる.

● 自分の身体の変化を理解するには，否定や拒絶，「もっと早く教えてほしかった」などの他者に対する怒りなどの反応がある場合もあり，このようなときは，患者の話を否定せず，傾聴する.

● これから起こりうる腎機能低下に伴う自覚症状についても説明し，緊急透析を予防するために，尿毒症による苦痛症状などの変化があれば早めの受診行動がとれるように説明しておく.

＜腎代替療法の種類について知る＞

● 腎代替療法は，透析療法と腎臓移植の2種類ある（図1，表1）.

● 患者の希望通りの選択ができるかは，身体状態や生活環境によって異なる.

● 治療法の内容だけでなく，メリットとデメリットを伝えていく.

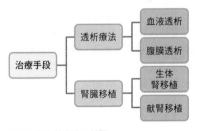

図1◆腎代替療法の種類

表1 ◆ 腎代替療法のそれぞれの特徴

	血液透析	腹膜透析	腎移植
腎機能	悪いまま		かなり正常に近い
生命予後	移植に比べ悪い		優れている
心筋梗塞・心不全,脳梗塞の合併	多い		透析に比べ少ない
生活の質	移植に比べ悪い		優れている
生活の制約	多い	やや多い	ほとんど無い
社会復帰率	低い		高い
手術の内容	バスキュラーアクセス	腹膜透析カテーテル挿入	腎移植
通院回数	週に3回	月に1〜2回程度	移植後1年以降は月に1回
その他のメリット	最も日本で実績のある治療方法	血液透析に比べて自由度が高い	透析による束縛からの精神的・肉体的解放
その他のデメリット	バスキュラーアクセスの問題(閉塞,感染,穿刺痛など)除水による血圧低下	腹部症状腹膜炎タンパクの透析液への喪失腹膜の透析膜としての寿命	免疫抑制薬の副作用拒絶反応などによる腎機能障害・透析再導入の可能性移植腎喪失への不安

文献1)より改変

<治療を選択する>

- 治療選択についてのアプローチは,患者が自身の身体状態を受け止め,その先の治療について冷静に考えられるようになった時点で行う.
- 患者の治療の受け入れは,腎機能低下などの器質的変化と比例しない場合もある.病気の理解度,今までの療養生活に対する思い,自覚症状など,さまざまな要因が影響している.

<導入に向けて準備する>

- 血液透析,腹膜透析のどちらを選択しても,今までの生活リズムを変えなければならなくなってくる.
- 仕事をもつ人は,勤務時間の変更により働き方が変わることもあり,役割喪失の危機感などを感じ

る場合もある.

- 腎代替療法は，血液透析の場合はシャント，腹膜透析の場合は腹膜透析カテーテルという，ボディイメージの変化がある.

- 外見的な問題だけではなく，シャントの場合は日常動作のなかでシャントを保護しながらの生活が必要となり，腹膜透析の場合はカテーテル保護や透析液貯留中には腹部を締め付けない服装を選択するなど，服装の配慮が必要となる可能性がある.

- 患者の細かい疑問や不安に対し，一緒に解決や工夫をしながら，導入までの準備を行っていく.

- 無理に説得せず，いつか来るだろう導入時期に向けて，段階的に身体的，精神的準備を行っていくようなかかわりを行う.

◆引用文献
1) 日本腎臓学会，日本透析医学会，日本移植学会，日本臨床腎移植学会：腎不全―治療選択とその実際―（2017年版）

Memo

•••Column•••

糖尿病療養指導士（CDE）

　糖尿病の治療には，患者の自己管理（療養行動）がもっとも大切である．その自己管理（療養行動）を良好に送れるよう患者に指導する医療スタッフを「糖尿病療養指導士（certified diabetes educator：CDE）という．

　CDEは，高度でかつ幅広い専門知識をもち，患者の糖尿病セルフケアを支援する．CDE資格をもつ者は，糖尿病の臨床における生活指導のエキスパートであることを意味する．

　アメリカ，カナダ，オーストラリアなどでは1970年代初頭より糖尿病療養指導従事者の専門性と認定について検討され，1986年にCDE制度が発足し実績を積んでいる．

CDEの種類

　CDEには2つの認定制度があり，1つは"Japan"のJがついたCDEJ（日本糖尿病療養指導士）であり，もう1つは"Local"のLがついたCDEL（地域糖尿病療養指導士）である．

　CDEJは一般社団法人日本糖尿病療養指導士認定機構*によって認定されるものであり，全国統一研修の受講や認定要件が定められ，認定者のレベルは一定化されている．一方，CDELは各都道府県や各地区の地域ごとの認定となっており，認定者のレベルにバラつきがある．

CDEJの受験資格とCDEJになるまで

　CDEJの受験資格や資格取得までの詳細は，日本糖尿病療養指導士認定機構のホームページを参照されたい（http//www.cdej.gr.jp）．

◆**参考文献**
1）日本糖尿病療養指導士認定機構編・著：糖尿病療養指導ガイドブック2019．メディカルレビュー社，2019
2）日本糖尿病療養指導士認定機構
　　http//www.cdej.gr.jpより2019年9月24日検索

第1章

糖尿病・代謝内科領域の看護ケア

糖尿病患者におけるフットケア

目的

* 患者に現れている症状を看護師とともに理解する.
* 生活の再構築を患者・家族とともに考える.
* 患者が自身の足の状態や危険性を理解でき,危険因子,リスクを理解したうえで,フットケアを日常生活で行えるように支援する.

おさえておきたいポイント

● わが国では近年,高齢社会の進展と生活習慣の欧米化に伴い,糖尿病患者が急速に増加しており,主たる合併症の1つである糖尿病足病変の発症率も上昇傾向にある.

● 糖尿病足病変は,長期にわたる高血糖状態の持続がもたらす血流障害や神経障害などによって引き起こされ,悪化すると足壊疽にいたる.

● わが国の糖尿病患者のうち,足壊疽を発症している人は0.7%といわれ(平成19年国民健康・栄養調査),重篤化すると下肢切断を余儀なくされ,さらには死にいたることもあるため,フットケアによる予防と早期発見がきわめて重要である.

● 糖尿病発症から足病変,さらに足壊疽にいたる主たる要因は,①末梢神経障害,②動脈硬化による血流障害,③免疫力の低下などである.

末梢神経障害 ･･･････････････････････････

● 糖尿病により高血糖状態が持続することで神経が変性し,さらに神経を栄養する細小血管の血流の低下が重なることで下肢の末梢神経障害を発症し,「足のしびれ・つり・痛み・こむら返り」などの症状が出現する.

- 感覚神経障害に伴う感覚の低下や麻痺が徐々に進行し,患者は足病変の症状に気づきにくくなる.症状が改善したのか悪化したのかの区別がつきにくいため注意が必要である.
- 足に靴ずれ,鶏眼,胼胝,白癬,陥入爪などがあっても,感覚の鈍麻により痛みを感じにくいため放置し,治療が遅れると壊疽を引き起こすことがある.

動脈硬化による血流障害

- 糖尿病患者において,高血糖状態の持続に伴う動脈硬化の進行により,徐々に動脈が狭窄,閉塞する末梢動脈性疾患(PAD;閉塞性動脈硬化症)を発症するリスクが健常人に比べてはるかに高い.
- 下肢の末梢動脈の狭窄,閉塞が進行し虚血状態に陥ると,足の壊疽を引き起こす.
- 症状の進行により4段階に分類される(Fontaine分類,**表1**).

表1◆Fontaine分類

	虚血の状態	みられる症状
Ⅰ度	軽度	無症状(冷感・しびれ)
Ⅱ度	中等度	間欠性跛行
Ⅲ度	高度	安静時疼痛
Ⅳ度	重度	潰瘍,壊死

Memo

....

....

....

....

....

免疫力の低下 ·····························

- 高血糖状態が持続すると，細菌やウイルスなどの外敵を貪食する好中球の機能低下が起こり免疫力が低下するため，易感染状態となる．
- 易感染状態では創傷治癒の遅延や創部感染などの合併症が起こりやすい．

ケアのポイント

- 「糖尿病足病変」である潰瘍や壊疽が進行することで，足趾や下肢の切断につながることもあり，足切断となった場合，社会，生活へ復帰するにも時間がかかる現状がある．
- 糖尿病から壊疽に至る要因に加えて，高齢，視力低下，フットケアのセルフケア不足，フットケアの教育不足などが重なり，足潰瘍から足壊疽へと進行していく．
- 足切断と決まる前から，患者の足に対する考え方やセルフケアの状況，社会背景などを理解し，介入・支援することが大切になる．

Memo

◆**引用文献**
1) 内藤亜由美ほか：スキントラブルケアパーフェクトガイド．p.21，23，学研メディカル秀潤社，2013
2) 田中聡美：悲嘆の仕事．糖尿病看護ビジュアルナーシング（平野勉監，柏崎純子編）．p.280-282，学研メディカル秀潤社，2015

◆**参考文献**
1) 糖尿病ケア　14 (3)：2017
2) 日本フットケア学会：フットケア．医学書院，2007
3) 平野勉監，柏崎純子編：糖尿病看護ビジュアルナーシング．学研メディカル秀潤社，2015
4) 日本糖尿病教育・看護学会：糖尿病看護フットケア技術．日本看護協会出版会，2005
5) 小栗智美：退院支援の際に必要な意思決定支援．難病と在宅ケア　23 (8)：37-40，2017

Memo

....

....

....

....

....

....

....

....

....

....

....

....

....

スキンケア

目的

* 最大の皮膚の機能は，人体を外界から保護することである．
* スキンケアによって，皮膚の保護機能を発揮させる．

必要物品

* 入浴やシャワー，足浴などを行う場合
● 手袋

● エプロン

● 保湿剤（必要時）

その他の必要物品など

方法

● 糖尿病患者では，毛細血管の透過性の亢進や腎症などにより，浮腫を認めることがある．
● 浮腫は足の容積を増大させ，履物による圧迫や摩擦が生じるため，水疱形成や皮膚障害を起こす可能性がある．
● 足を清潔に保つこと，基礎疾患の治療，弾性ストッキング・履物の指導が必要になる．

1. 皮膚に付着している汚れや汗を落とし，全身および局所の血流改善のため，入浴，シャワー浴，足浴を行う．
2. 肌のpHに近い弱酸性石鹸を使用して，微温湯で行う．熱すぎる湯や強い力での清拭は，皮脂まで削いでしまうおそれがあるので，強い力で擦るような拭き方は避け，やさしく拭いて洗うようにする．

ケアのポイント

- スキンケアは，おもには皮膚の乾燥，胼胝・鶏眼に対して行う．
- 自律神経障害のある患者や血液透析の患者では，足の発汗障害を伴うことが多く，皮膚の乾燥から歩行による皮膚の亀裂・出血が起こり，感染を併発することがある．
- 足浴や保湿性軟膏（尿素製剤，ビタミンA，E含有軟膏，サリチル酸製剤）の塗布が必要である．
- 発汗過多の場合は，過湿潤防止のため，靴下をこまめに交換し，同じ靴を毎日履かないようにする．

観察のポイント

- 以下の点に注意して観察する．
- ・足全体の皮膚の色や浮腫，乾燥状態，足背動脈の拍動の有無
- ・足・爪の白癬，鶏眼，胼胝の有無
- ・足皮膚の発赤，表皮剥離，腫脹，出血などの有無
- ・足の清潔状況（患者の足の汚れに注目することで，患者の足に対する意識や興味の程度，足を洗う習慣などがわかる）

足浴

目的

* 皮膚の洗浄，末梢循環の改善など足の感染を予防する．
* 入眠の導入などリラクセーションの効果がある．
* 足の状態を観察し，皮膚の異常の早期発見や，足に興味をもってもらう機会になる．

必要物品

- 足浴用バケツ

- バケツにかけるビニール

- 足浴用タオル

- ひざ掛け

- 洗浄剤（必要時）

- 手袋

- エプロン

- 湯温計（必要時）

その他の必要物品など

方法

1. 足浴に用いる温度は39℃前後とし，15分程度行う.
2. 靴下を脱いでもらい，ひざ掛けをして足を洗う.
3. 片足ずつ足関節を支えながら，ガーゼや布で趾間や爪の隙間などをやさしく洗う.
4. 洗い終わったら，流し湯で足関節側から末梢側に向かって片方ずつ洗い流す.
5. 洗い流したら，水分を拭き取る.
6. 足浴後は，清潔なタオルでよく拭く.
7. 皮膚の状態に合わせて，保湿剤などを使用する.

ケアのポイント

- 足浴は，患者の足に対する考え方や，清潔に関する価値観を理解する良い機会である.
- 足潰瘍や感染徴候のない患者で行う.
- 石鹸を使用する場合には，十分に泡立てて，皮膚を擦らないようにする.
- 足を湯につける時間は5分程度にする.
- 循環の改善を目的にするならば，下腿が湯につかるほうがよい.

観察のポイント

- 足全体，とくに足の裏，足趾の皮膚の状態（表皮剥離，発赤，創傷，胼胝，白癬，鶏眼など）を観察する.
- 皮膚の汚染状態，皮膚の色など，観察状況から自宅での足のケアの状況を把握する.
- 神経障害で足の感覚の低下がないかを確認する.
- 爪白癬，爪の切り方（ストレートカットの状況），陥入爪の原因の1つの深爪の有無を観察する.

乾燥，浸軟のケア

＊皮膚の乾燥・浸軟を防ぎ，清潔な皮膚を保つ.

必要物品

＊シャワー，足浴を行う場合
● 手袋

● エプロン

● 保湿剤（必要時）

＊皮膚の角化や肥厚を除去する場合
● 手袋

● マスク

● エプロン

● ゴーグル

● グラインダー，コーンカッター

● 保湿剤（必要時）

その他の必要物品など

方法

乾燥のケア

- 糖尿病神経障害の1つに発汗障害がある．汗の分泌には自律神経が関係しているため，汗をかきづらくなる．
- 発汗障害では皮膚が乾燥するため，とくに踵部の皮膚に亀裂が生じやすく，皮膚の乾燥予防の保湿ケアは重要である．
- 皮膚を清潔に保ち，保湿機能が低下しているため，こまめな保湿剤の塗布を行う．
- 冷暖房器の送風が直接皮膚にあたると，皮膚の乾燥の悪化や，神経障害を伴っている場合では足の感覚が鈍くなっているために熱傷となることもあるため，注意を促す．
- 足の洗浄と保湿を行う．
  - シャワーや足浴後に保湿剤をよく擦りこむ．
  - 保湿剤は，足先から身体の中心に向かって手全体で塗布する．
  - 趾間はじめじめした環境になり白癬菌の温床になる場合あるので，保湿剤は塗らない．
- 足底の角化ケアを行う．
  - 角化は肥厚すると亀裂を起こし感染を引き起こす可能性があるので，コーンカッターやグラインダーなどを使って除去する．
  - 角化を予防するため，素足での生活やサンダル履きは避ける．
  - 毎日足を洗い，余分な角質を洗い流す．
  - 足を保護するために，靴下の使用や足に合った履物の説明を行う．

浸軟のケア

- 糖尿病で血糖値が高い状態が長く続くと，高血糖の状態は身体の抵抗力が低下するため，細菌感染が起こりやすくなる．

- 長靴を長時間履く人や足の清潔が保てない人などでは，足趾の間の水分が過剰な状態になり，浸軟から白癬菌により足白癬になることがある．
- 患者の状態に合わせて入浴，シャワー浴，足浴，清拭などを行い，皮膚の清潔を保持する．
  - 皮膚が損傷しないように，ナイロンタオルやブラシなどで擦らないようにする．
  - 石鹸が残っているとスキントラブルが起こる原因となるため，熱傷予防のため40℃以下の湯を準備し，しっかり洗い流す．
  - 入浴後は吸収性の高い柔らかいタオルで，軽く押さえるように水分を拭き取る．
- 摩擦などの刺激を受けやすいため，靴下は柔らかい素材のものを着用する．
- 足を締めつけるゴムは血行障害，皮膚障害の原因になるため，過度の摩擦や圧迫を避ける．
- 糖尿病患者では白癬を伴っていることが多いため，皮膚の色調や湿潤の状態，発赤，出血を確認する．

ケアのポイント

乾燥のケア ･･････････････････････････････････

- 乾燥状態が長引くと，真皮に存在するかゆみにかかわる神経がより表皮表層まで伸びてくるので，かゆみが誘発される．
- 皮膚瘙痒感によって患者が皮膚を掻くことで，皮膚の水分が出て，乾燥状態がさらに悪化する．
- 表皮の皮脂膜，表皮細胞膜間の天然保湿因子，表皮細胞膜間のセラミドを補えばよい．
- モイスチャライザー効果，被膜をつくる（エモリエント）効果をもった保湿剤を使用する（**表**1）．

表1 ◆保湿の外用薬

保湿剤		メリット	デメリット
一般名	商品名		
ヘパリン類似物質	ヒルドイド®, ヒルドイド®ソフト	・保湿効果が高い ・べたつきが少ない ・塗りやすい	・臭いが気になる
尿素	ウレパール®, ケラチナミン, パスタロン®	・保湿効果が高い ・べたつきが少ない	・人によって刺激感がある
白色ワセリン	プロペト®	・コストが安い ・刺激感が少ない	・べたつく
亜鉛華軟膏	亜鉛華軟膏		
親水クリーム	親水クリーム		
医薬部外品			
セラミド	キュレル, 薬用AKマイルドクリーム	・皮膚の保湿機能を担う ・角質細胞間脂質である	・コストが高い ・保険適用がない

乾燥, 浸軟のケア

浸軟のケア

● 浸軟した皮膚は, 皮膚のバリア障害を起こすので, 病的皮膚になる.

● まずは, 浸軟になる原因を探すことが必要になる.

● 浸軟のおもな要因としては, 白癬がある. 白癬には, 抗真菌薬を使用する. 石鹸を泡立てて足浴をするなどして足を清潔にしてから, 処方された抗真菌薬を塗布する.

● 足趾に白癬がある場合は, 踵部から足先に向かって, 広範囲に薬剤を塗布する. 爪白癬に対しては, 爪と皮膚の間に薬剤が届くように塗布する.

観察のポイント

● 皮膚の乾燥状態, 色調, 浮腫, 感染徴候の有無を確認する.

● 皮膚の落屑, 鱗屑, 亀裂の有無を観察し, 皮膚の状態の評価を行う.

▌爪のケア

目的

＊足への負担を避け，正しい方法で爪を整える．

必要物品

● 爪切り（ニッパー型，ハサミ型，日本式）

● 爪ゾンデ

● ヤスリ

● マスク

● 手袋

● アルコール綿

● エプロン

● ゴーグル（必要時）

その他の必要物品など

方法

爪の切り方（ゾンデ使用の場合）

● 構造上，爪は斜めに切るとバイアス切りとなり，

内側に巻き込み，巻き爪を発生させる要因となる．

● 爪は真っ直ぐに切り，両サイドの角は引っかからない程度に指の形に沿って整える（ストレートカット，スクエアオフ）．

1. 爪と皮膚の爪溝が不明確な場合は，ゾンデを使って爪の間の境目に沿ってなぞる．爪と皮膚の境目を確認する．
2. 爪の長さを確認する．
3. 指の長さを確認する．
4. 指に合わせて，上部は直線にカットする．
5. 爪切りは，細かくカットしていく（細かく切るほど爪への衝撃が少なく，深爪の予防を図る）．

ヤスリのかけ方 ……………………………………

1. ヤスリを使って，爪の断面を整える．
2. ヤスリは，往復がけはせず，一方向に使う．
3. 爪の断面が滑らかになるまで使用する．

ケアのポイント

● 爪は切りやすいところから少しずつ切り分けていく．
● 深爪は，足，爪への衝撃がかかるので，切りすぎない．
● 爪切りは刃物でもあるため，出血させないように，爪切りの下刀を爪の裏側に固定し，上刀をゆっくり下ろして切る．
● 出血させない．

観察のポイント

● 爪の切り方（ストレートカットであるか，深爪になっていないか）と，爪のケアの実施状況を理解する．
● 爪白癬の有無，治療の有無を確認する．

巻き爪のケア

目的

* 巻き爪による爪周囲炎を予防する.
* 巻き込んでいる爪を無理に切ると,爪切りの刃で皮膚を傷つける可能性があることや,爪が伸びる際に皮膚に食い込む原因となるため,それらを予防する.

必要物品

● 爪切り

● 爪ゾンデ

● ヤスリ

● マスク

● 手袋

● エプロン

● ゴーグル

その他の必要物品など

方法

● 正しい爪の切り方（ストレートカット）を実施する（p.371 **図2**参照）.

ケアのポイント

● 深爪にならないように切る.
● 変形した爪を無理に切らない.
● 爪切りで切れないときは, 皮膚を傷つけないようヤスリを使用する.
● 痛みや炎症が強い場合や重症の場合は, 外科治療やワイヤー矯正を検討する.
● 対症療法としてテーピング処置と指導を実施する. テーピングは, 伸縮性のある粘着性の強いものを用いる.

観察のポイント

● 爪の彎曲の程度（**図1**）や爪の伸び具合, 爪周囲の炎症や疼痛の有無を観察する.
● 炎症を伴わないものが巻き爪, 炎症を伴うものが陥入爪である.

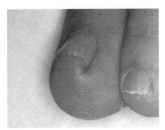

図1◆陥入爪

爪白癬，足白癬のケア

目的

* 爪白癬や足白癬は足のトラブルにつながりやすい.
* 爪白癬により爪の肥厚が起こると，自宅での爪切りが困難となることや，爪がもろくボロボロになるため靴下を履くときに引っ掛けてしまうことが起こりやすくなるため，それらを予防する.
* 白癬菌が原因となり，蜂窩織炎が起こることを予防する.

必要物品

● 爪切り（ニッパー型）

● 爪ヤスリ

● 爪ゾンデ

● グラインダー

● マスク

● 手袋

● エプロン

● ゴーグル

その他の必要物品など

方法

1. 爪が肥厚しているため, ニッパー型爪切りを使用する.
2. 爪の表面に凹凸があるため, グラインダーで表面を滑らかにする.
3. グラインダー使用時には白癬菌が飛散するため, 感染対策として処置を行う際にはマスク, ゴーグル, エプロンを装着する.

ケアのポイント

- 爪白癬は, 爪と皮膚の境目が不明瞭なことが多いため, 爪ゾンデを使用し, 爪切りにより皮膚損傷を起こさないよう気をつける.
- 爪白癬の内服治療は, 主治医または皮膚科にて相談する.

観察のポイント

- 足, 爪 (爪の形, 肥厚の状態) を観察する.
- 爪周囲の皮膚に傷がないか, 爪周囲に発赤や腫脹などの炎症症状がみられないかを観察する.
- 白癬菌が原因となり蜂窩織炎を起こす可能性もあるため, 爪周囲のみでなく足全体を観察する.

Memo

▌胼胝，鶏眼のケア

目的

＊胼胝，鶏眼は，圧迫性潰瘍や内出血を生じ壊疽に進行する可能性があるため，取り除く必要がある．

必要物品

● コーンカッター

● グラインダー

● マスク

● 手袋

● エプロン

● ゴーグル

その他の必要物品など

方法

● 除圧のため，角化した皮膚をコーンカッターまたはグラインダーにて切除する．

ケアのポイント

● 胼胝とは，圧迫や摩擦により角質が肥厚したものである．

● 鶏眼とは，圧迫により角質が真皮内に向かって肥厚したものである．

● 胼胝，鶏眼は足に合わない靴を履くことで形成されやすくなるため，靴が足に合っているかを観察する．

● 靴の変更が必要と判断された場合には，足に合った靴を履くことを説明し，靴の選び方について情報提供を行う．

● 中敷きなどによる除圧も効果的である．

● 糖尿病患者は感覚低下により痛みを感じにくくなるため，自己処置として「むしる」傾向にある．「むしる」行為の危険性について説明が必要である．

観察のポイント

● 胼胝や鶏眼により圧迫された周囲の皮膚に発赤や腫脹などの感染徴候がないかを観察する．

● 変形の有無を確認する．

Memo

潰瘍のケア

＊患部への除圧を図ることが重要な治療となる.

必要物品

● 眼科用有鉤鑷子

● 眼科用反せん

● ガーゼ

● コーンカッター

● イソジン®シュガーパスタ軟膏またはイソジン®ゲル

● マスク

● 手袋

● エプロン

● ゴーグル

● フェルト (必要時)

その他の必要物品など

....

....

....

....

....

方法

- 歩行などにより潰瘍部分に圧が加わることで、潰瘍が悪化することや回復が遅くなる。そのため、車椅子や松葉杖を使用するなど完全な免荷が必要である。
- 患者の生活などにより車椅子や松葉杖の使用が困難な場合には、歩行時に免荷を目的に医療用フェルトを用いて床と潰瘍部分の接地をなくするよう、潰瘍部分の免荷を行う。

ケアのポイント

- 潰瘍の状態のみの治療ではなく、患者の全体像を把握し支援することが重要であるため、以下に示す内容を参考に情報収集を行う。
- ・患者のセルフケアのレベルを確認する。
- ・合併症の有無など、全身状態を確認する。
- ・家族の協力が得られるかを確認する。
- ・日常生活のなかでのリスクを把握する。
- ・運動療法の有無、程度を確認する。

観察のポイント

- 潰瘍の大きさ、程度、炎症を観察する。
- 血流障害の有無、全身状態、感染徴候を観察する。

Memo

···Column···

糖尿病看護認定看護師

　糖尿病看護認定看護師とは，公益社団法人日本看護協会による認定看護師制度の分野の1つである.

　糖尿病看護認定看護の役割は，大きく以下の3本の柱から成り立っている.

血糖パターンマネジメント技術

　血糖値はインスリン注射や食事，運動といった1つの事象によって決まるのではなく，心理状態，性周期，季節，地域特性，職種などの人が生活を営むうえでのすべての要素が影響する.

　血糖パターンマネジメント技術は，対象患者をアセスメントして全人的に理解し，血糖管理に向けて支援するものである.

フットケア技術

　糖尿病看護におけるフットケアは，単に足をケアするということではなく，糖尿病とともに生活している人が大切な自分の足を自分自身でケアできるよう支援することである.

　糖尿病足病変予防のための自己管理への指導技術が求められる.

糖尿病ケアシステム構築技術

　施設や地域において必要な糖尿病一次・二次・三次予防を目指した，糖尿病ケアシステムを構築する技術が求められる.とくに地域における糖尿病一次予防活動では，あらゆる背景を有する国民すべてを対象者ととらえ，糖尿病発症予防に向けての支援を行う能力である.

◆**参考文献**
1) 日本看護協会：専門看護師・認定看護師・認定看護管理者
　　http://nintei.nurse.or.jp/nursing/qualification/cnより2019年6月24日検索

第1章

糖尿病・代謝内科領域の看護ケア

6. 救急処置におけるケア

糖尿病ケトアシドーシス，
　高浸透圧高血糖状態
低血糖，低血糖性昏睡
急性感染症

糖尿病ケトアシドーシス，高浸透圧高血糖状態

糖尿病ケトアシドーシス（DKA）⋯⋯⋯⋯⋯

- 糖尿病ケトアシドーシスは，インスリン作用の欠乏により生じる高度の代謝失調状態である．
- 極度のインスリン欠乏と，コルチゾールやアドレナリンなどのインスリン拮抗ホルモンの増加により，糖利用の低下，脂肪分解の亢進が起こり，高血糖と高遊離脂肪酸血症が起こる．
- 遊離脂肪酸（FFA）は，インスリン欠乏下では肝臓で急速な酸化を受けて，ケトン体を生じる．
- 高血糖が脱水を，高ケトン体血症がアシドーシスを起こし，重症では昏睡となる．
- 1型糖尿病の発症時，治療中断時などに起こることが多い．
- ただちに初期治療を開始し，専門医のいる医療機関への移送をできるかぎりすみやかに行う．
- 問診（生活歴，治療歴），身体所見・バイタルサイン，これまでの血糖コントロール状況（血糖値，HbA1c），来院時の血液検査，尿検査，血液ガスを確認する．

高浸透圧高血糖状態（HHS）⋯⋯⋯⋯⋯⋯⋯

- インスリン欠乏はDKAに比較して軽度であり，ケトン体は正常もしくは軽度増加にとどまっており，病態の中心は脱水と高浸透圧である．
- 高齢者の2型糖尿病患者が，感染症，脳血管障害，手術，高カロリー輸液，利尿薬やステロイド投与により高血糖をきたした場合に発症しやすい．
- 高血糖の程度はDKAにくらべて著しく高く，通常

血糖値は600mg/dL以上で，時には2,000mg/dL以上に達する場合もある．

- 問診（生活歴，治療歴），身体所見・バイタルサイン，これまでの血糖コントロール状況（血糖値，HbA1c），来院時の血液検査，尿検査，血液ガスを確認する．

診断

糖尿病ケトアシドーシス（DKA）・・・・・・・・・・・・・

- 意識障害，呼吸異常，消化器症状，脱水症状を認め，呼気のアセトン臭，Kussmaul(クスマウル)大呼吸が特徴的である．
- 尿中，血中のケトン体が高値となる．ケトアシドーシスでは，血中総ケトン体は3mmol/L以上となる（血液ガス分析での確認が必要である）．

高浸透圧高血糖状態（HHS）・・・・・・・・・・・・・・・・・

- 2型糖尿病患者の意識障害で，つねに念頭に置く必要がある．
- 検査所見では，著しい高血糖と高浸透圧を認める．

治療

糖尿病ケトアシドーシス（DKA）・・・・・・・・・・・・・

- 治療の中心は，輸液とインスリン投与による脱水，高浸透圧，アシドーシスの補正である．
- 水分欠乏量は体重の変化から大まかに推定するが，およそ体重の5〜10%である．
- 最初の数時間は200〜500mL/時で補液し（脱水が高度の場合は1,000mL/時で開始），尿量をみながら調節する．
- DKAの本質はインスリン作用の絶対的不足であり，インスリンの持続投与が必須である．
- 少量持続投与0.1単位/kg/時の速度で速効型インスリンを，ポンプを用いて静脈内持続注入する．

- 急激な浸透圧低下は脳浮腫を起こし致命的となることがあるため，急激な血糖低下，浸透圧低下は避ける（1時間当たりの血糖低下速度は50〜75mg/dL程度とする）．
- DKAでは電解質の喪失があるため，電解質補充が必要である．
- カリウムはインスリン注入によりブドウ糖とともに細胞内に移行するため，治療開始後はカリウムの低下に注意する．

高浸透圧高血糖状態（HHS）

- 治療の基本は脱水の補正，電解質の補正およびインスリンの適切な投与である．
- 水分欠乏量は体重の10〜15％程度であり，最初の1時間に15〜20mL/kgを補充するが，高齢者では補液の速度をやや遅くする必要がある．
- インスリン投与量はDKAとくらべて少量でよい（0.025〜0.1単位/kg/時速度で速効型インスリンをシリンジポンプで投与する）．
- 急激な浸透圧の低下により脳浮腫をまねくと致命的であり，DKAと同様に急激な血糖低下は避けるべきである．

Memo

....

....

....

....

....

糖尿病ケトアシドーシス (DKA) と高浸透圧高血糖状態 (HHS) の鑑別

● DKAとHHSの比較を**表1**に示す.

表1 ◆糖尿病ケトアシドーシス (DKA) と高浸透圧高血糖状態 (HHS) の比較

	糖尿病ケトアシドーシス (DKA)	高浸透圧高血糖状態 (HHS)
糖尿病タイプ	主として1型糖尿病	2型糖尿病
発症年齢	主として若年	高齢
身体所見	脱水, アセトン臭, Kussmaul大呼吸	脱水, アセトン臭なし
尿ケトン体	陽性~強陽性	陰性~弱陽性
血糖値	300~1,000mg/dL	600~1,500mg/dL
浸透圧	正常~300mOsm/L	350mOsm/L以上
Na	正常~軽度低下	150mEq/L以上
pH	7.3未満	7.3~7.4
その他の特徴	反復傾向	改善後は血糖コントロール良好

観察のポイント

● 糖尿病患者で意識障害がある場合, 脳血管障害と同時に血糖の異常を疑い, 血糖測定を行う.

● 低血糖による昏睡は脳に障害を残すことがあるため, 昏睡が低血糖によるものか, 高血糖によるものかを鑑別することが重要となる.

● DKAの症状として, 意識障害 (重症では昏睡), 高血糖と脱水による症状 (多飲, 口渇, 多尿), 消化器症状 (悪心, 嘔吐, 腹痛など) がみられる.

● 高血糖, 血中・尿中ケトン体高値, 呼気のアセトン臭 (甘い臭い), Kussmaul大呼吸がみられる.

● HHSは高齢の2型糖尿病患者に多く, 口渇中枢の機能低下により飲水量が減り, 脱水になりやすく, DKAよりも高度な高血糖 (600mg/dL以上) となるので, 注意が必要である.

● 高齢者は基礎疾患が多いため, 治療中に重篤な合併症 (脳浮腫, 脳梗塞, 心筋梗塞, 心不全など) をきたすこともあるため注意する.

- 2型糖尿病の清涼飲料水多飲者に起こるDKAを「ソフトドリンクケトーシス（ペットボトル症候群）」といい，青年期の高度肥満男性に多く，重症な場合はアシドーシスと意識障害を伴う．

ケアのポイント

- 普段から血糖コントロールを良好に保つことが重要である．1型糖尿病患者には自己判断でインスリン注射を止めない・減らさないことや，血糖測定をこまめに行い血糖値の変動に注意を払うよう指導する．
- 糖尿病以外の疾患や感染症なども，きちんと治療することを説明する．
- シックデイ（糖尿病患者が感染症や消化器疾患，外傷，ストレスなどにより体調を崩したり，食欲不振のため食事ができないとき）の対応方法や，受診のタイミングについて，事前に説明しておくことが大切である．
- 糖尿病の脱水は細胞内の水分不足があり，脱水予防には日常からの血糖コントロールが大切であることを指導する．
- 脱水予防にはこまめな水分補給が必要であり，喉が乾いていなくても定期的に水分補給を心がけるよう指導する．
- 高齢者の場合，判断能力に合わせて薬やインスリン注射を調整する．
- 患者自身での管理が難しい場合は，家族や介護・医療スタッフが理解し対応できるように指導する．

◆参考文献
1) 日本糖尿病学会編・著：糖尿病専門医研修ガイドブック，改訂第7版，診断と治療社，2017
2) 日本糖尿病学会編・著：糖尿病治療ガイド2018-2019，文光堂，2018

低血糖，低血糖性昏睡

疾患の概要

- 低血糖とは，薬物療法を受けている糖尿病患者に起こる急性合併症の1つである.

- 正常なインスリン分泌の場合，血糖値が低下してくると，血中のインスリン濃度も低下して低血糖は回避される. しかし，薬物を使用している場合，血糖値に関係なくインスリン作用が持続していることが多く，低血糖を起こす.

- インスリン療法，スルホニル尿素（SU）薬，速効型インスリン分泌促進薬（グリニド薬）を用いて治療を行っている場合に，とくに低血糖は起こりやすい.

- 臨床的には，症状の有無にかかわらず血糖値が70mg/dL未満であれば低血糖として対処する必要がある.

- 低血糖時の代表的な症状を**図1**に示す.

- 普段から低血糖をくり返している患者（1型糖尿病）や，糖尿病性神経障害を合併している患者では，症状が出ないまま低血糖を起こすことがあり（無自覚性低血糖），注意が必要である.

- 中枢神経系はエネルギー源をグルコースのみに依存しているため，血糖値が50mg/dL以下になる

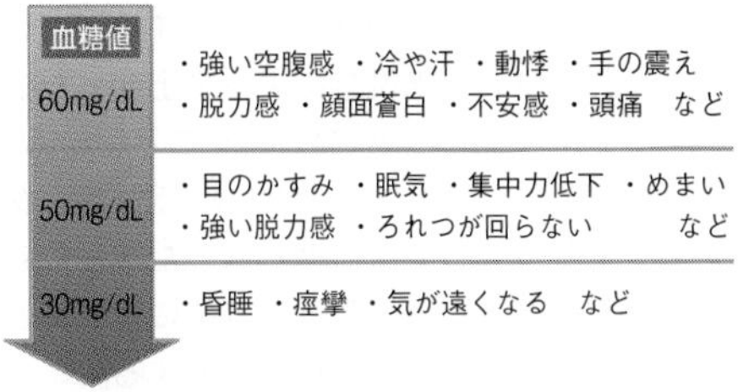

血糖値	
60mg/dL	・強い空腹感　・冷や汗　・動悸　・手の震え ・脱力感　・顔面蒼白　・不安感　・頭痛　　など
50mg/dL	・目のかすみ　・眠気　・集中力低下　・めまい ・強い脱力感　・ろれつが回らない　　　　　など
30mg/dL	・昏睡　・痙攣　・気が遠くなる　　など

図1 ◆低血糖時の代表的な症状

と，中枢神経系のグルコースの欠乏症状および精神症状が出現し，大脳機能低下が進行し，低血糖性昏睡を起こす．

● 血糖値が30mg/dL以下になると，最悪の場合，脳に不可逆的な障害をもたらし，死に至ることもある．

● 低血糖時のチェックポイントを**表1**に示す．

表1◆低血糖時のチェックポイント

1. 問診（とくに服薬内容やインスリン使用の有無を確認）
2. バイタルサイン，意識レベル
3. 食事摂取量
4. 冷や汗，動悸，手の震え等の低血糖症状の有無
5. 血液検査データ（腎機能，HbA1c，血中グルコース）

診断

● 症状の有無によらず血糖値が70mg/dLより低い．

● 血糖値が70mg/dLより高くても，低血糖症状がある．

治療

● 低血糖患者を前にしたときは，**図2**のチャートに従い，すみやかにブドウ糖を投与する．

● ブドウ糖投与によりいったんは症状が改善しても，遷延性低血糖を起こす可能性があるため，注意を要する．

● 遷延性低血糖とは，薬物の効果が残存することにより，いったんブドウ糖投与によって上がった血糖値が再び下がり，低血糖状態が続くことである．

● 遷延性低血糖は，持効型インスリン，SU類，グリニド薬を過剰投与して低血糖となった場合に起こりやすいため，これらの薬剤投与中に低血糖となった場合は，基本的に入院加療を要する．

● 高齢者や腎機能障害，肝機能障害を有する患者で

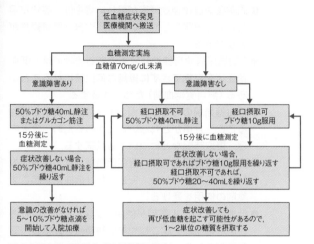

図2◆低血糖時の対応（医療機関の場合）

文献1）を参考に作成

は，血糖の改善に数日かかることがあることに留意する．

観察のポイント

● 低血糖の基準となる血糖値には個人差があるが，一般的には血糖値が60mg/dL以下になると，特有の低血糖症状が起こる．

● 低血糖時におもに認められる症状として自律神経症状（空腹感・冷汗・動悸・手足の震え・めまいなど）がある．これらは警告反応であり，自己対処が可能な状態である．

● 血糖値が50mg/dL以下になると，中枢神経症状（思考力低下，錯乱，異常行動，記銘力低下など）が出現し，自身による回避が不可能となるため，注意が必要である．

● 血糖値が30mg/dL以下に低下すると，大脳機能低下症状（意識障害，昏睡，痙攣など）が出現する．

- 高齢者や自律神経障害が著しい場合は，症状が現れにくく重篤化しやすいので，十分な経過観察が必要である．
- １型糖尿病や自律神経障害のある患者では，低血糖症状を自覚できずに重篤な低血糖になることがある（無自覚低血糖）ため，注意する．
- 低血糖発現のおもな原因の１つには，食事が遅れること，食事がとれないことがあるため，食事内容，摂取時間などについても観察する．
- 高齢糖尿病患者では，重症低血糖は認知症発症のリスクを高めるため，できるだけ低血糖を起こす薬剤の使用を避ける．
- 低血糖を起こす薬剤が使用（投与）されている場合は，低血糖を起こしやすい時間帯を観察し，薬剤調整を行う．

ケアのポイント

- 低血糖はさまざまなリスクを伴うため，低血糖症状の対処法を指導する．
- 低血糖を疑った時点でブドウ糖を摂取し，投与後の血糖値の回復を確認するために血糖測定を行う．
- 中枢神経症状があると自身による対処は不可能なため，事前に患者の周囲に低血糖時の対応を指導しておく．無自覚性低血糖の患者の対応として，事前に家族にグルカゴン注射の指導を行っておく必要がある．
- グルカゴン注射後，10〜15分以内に血糖値は回復するが，一時的な回復であるため，意識回復の有無を問わず，すぐに医療機関を受診することを患者・家族へ指導する．
- 低血糖から回復した後に，再発防止のために，原因の検討を患者とともに行う．
- 高齢者の場合，記憶力や集中力，思考力などの認知機能が低下し，インスリン注射や内服薬管理が

行えなくなることがある．正しく注射できている
か，内服できているか確認する．

◆引用文献
1) 横部佳子：低血糖発作時の対応．糖尿病看護ビジュアル
   ナーシング（平野勉監，柏崎純子編）．p226-228，学研
   メディカル秀潤社，2015

◆参考文献
1) 横部佳子：低血糖症．糖尿病看護ビジュアルナーシング
   （平野勉監，柏崎純子編）．p130-131，学研メディカル
   秀潤社，2015
2) 日本糖尿病療養指導士認定機構編・著：糖尿病療養指導
   ガイドブック2019．p166，メディカルレビュー社，
   2019
3) 島津章：低血糖性昏睡．日本内科学会雑誌　105（4）：
   683-689，2016

Memo

....

....

....

....

....

....

....

....

....

....

急性感染症

- 糖尿病患者は，感染症にかかりやすい（**図1**）．肺結核も稀ではなく，尿路感染症や皮膚感染症もみられ，とくに足の皮膚感染症は壊疽の原因になりうる[1]．

- 高血糖（血糖値250mg/dL以上）の状態では，好中球，単球，リンパ球の付着能，遊走能，細胞内殺菌能の低下がみられ，細胞性免疫の低下をきたすため，易感染性になる[2]．

- 糖尿病患者では，細小血管障害に伴う血流低下も易感染性の原因となる．

- 糖尿病末梢神経障害による知覚異常や，糖尿病網膜症による視力低下などが，感染の発見を遅らせる可能性がある．

- 糖尿病に感染が加わると，炎症性サイトカインやインスリン拮抗ホルモンが過剰に分泌され，耐糖能の悪化から糖尿病ケトアシドーシス（DKA）や高浸透圧高血糖症候群（HHS）などの急性期合併症を生じる可能性がある（p.314参照）．

- 高血糖状態では感染症がさらに重症化しやすくなり，全身性炎症反応症候群（SIRS），敗血症，敗血症性ショックへ進行し，致命的となりうる．

- 糖尿病患者が感染症を発症した際には，できるかぎり早期からの血糖ならびに感染症に対する治療が必要となる．

- 糖尿病患者が重症急性感染症を生じた場合，緊急入院となることが少なくない．緊急入院時のチェックポイントを**表1**に示す．

診断

- 咳嗽や排尿痛など，感染の主病巣を示唆する自覚

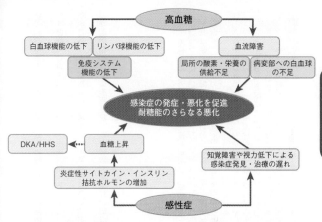

図1◆糖尿病患者が感染症にかかりやすくなる理由と感染症が悪化する理由

表1◆感染症による緊急入院時のチェックポイント

1. 問診（生活歴，治療歴）
2. 身体所見，バイタルサイン
3. 血糖コントロール状況（血糖，HbA1c）
4. 血液生化学検査（肝機能，腎機能，電解質，ケトン体）
5. 尿検査（とくにケトン体）
6. 血液ガス（とくにアシドーシスの評価）
7. 中心静脈圧（中心静脈カテーテルが挿入されている場合）

　症状がないことも多く，皮膚や頭頸部感染の可能性もあるため，全身をくまなくチェックする必要がある．
● 感染の主病巣が特定できても菌血症，敗血症に陥っている場合もあり，血液培養も行っておくべきである．
● 病巣の広がりや複数の感染源がないかを確認するために画像診断も必須と考える．
● 感染症の種類，検査，治療の概要を**表2**に示す．

表2◆感染症の種類と抗生物質の選択

感染症の種類	診断	検査	特徴と治療
呼吸器感染症	肺炎 肺膿瘍 肺結核	・起因菌（ウイルス）検査 ・喀痰培養、咽頭粘液培養 ・インフルエンザ迅速抗原 ・胸部単純X線検査、胸部CT検査 ・血液検査（炎症反応）、肺炎球菌抗原、マイコプラズマ抗原など ・血液ガス分析検査 ・肺結核の診断は喀痰塗抹・分離培養、感染しているかの診断には、血液検査の一種であるQFT（インターフェロンγ測定試験）とツベルクリン検査	・緑膿菌、肺炎桿菌、インフルエンザ菌などが起因菌として多い ・メチシリン耐性黄色ブドウ球菌（MRSA）肺炎も少なくない ・β-ラクタマーゼ配合ペニシリン、セフェム系薬が治療の中心である ・肺炎球菌ワクチンによる予防も必要である ・非定型肺炎（マイコプラズマ肺炎など）ではクラリスロマイシン、アジスロマイシンを投与する ・糖尿病患者の結核罹患率は一般の3～4倍であるといわれ、下肺野に主病変が存在する場合が比較的多いとされる。肺結核の治療にはイソニアジド、リファンピシン、ピラジナミド、エタンブトール塩酸塩、ストレプトマイシン硫酸塩などを単剤または併用し、投与する
尿路感染症	膀胱炎 急性腎盂腎炎 気腫性腎盂腎炎 腎膿瘍・腎周囲膿瘍 腎乳頭壊死	・一般尿検査（白血球・尿混濁） ・尿培養検査 ・腹部単純X線検査 ・腹部CT検査 ・腹部超音波検査 ・肋骨脊柱角叩打痛の有無	・難治性尿路感染症では気腫性腎盂腎炎、腎周囲膿瘍や腎乳頭壊死なども考慮する ・起因菌の大部分はグラム陰性桿菌（大腸菌、クレブシエラ、プロテウスなど）である ・セフェム系薬、ニューキノロン系薬、カルバペネム系薬などを投与する ・腎膿瘍や腎周囲膿瘍では抗菌薬投与にあわせ、ドレナージを必要とする場合がある

表2 つづき

皮膚感染症	足・爪白癬 カンジダ腟炎 壊死性蜂窩織炎・壊死 性筋膜炎 非クロストリジウムガ ス壊疽 悪性外耳道炎 など	・組織検体検査（吸引・穿刺） ・分泌物培養検査 ・血液検査（炎症反応、培養） ・感染部位の画像診断（単純X 線検査・CT検査・MRI検査）	・ブドウ球菌による皮膚感染症や術後創部感染が多い ・壊死性蜂窩織炎・壊死性筋膜炎などの壊死性軟部組織炎では大腸菌、 エンテロバクター、クレブシエラなどの好気性菌とバクテロイデスな どの嫌気性菌との混合感染がみられた場合は、好気性菌、嫌気性菌の 両方に感受性のある抗菌薬を選択する。デブリードマンを行う ・非クロストリジウムガス壊疽の場合も早期に開放切開や切断手術を行 い、抗生物質はクリンダマイシン塩酸塩やセフェム系薬を選択する ・糖尿病足潰瘍への感染。足壊疽。骨髄炎でも好気性、嫌気性菌との混 合感染も急領域に置き、壊死組織は外科的に除去する必要がある。骨変 化がみられた場合は足趾・下肢切断も考慮する
胆道系感染症	急性胆嚢炎 気腫性胆嚢炎	・血液検査（炎症反応、胆道系酵 素、ビリルビン、培養） ・腹部単純X線検査 ・腹部CT検査 ・腹部MRI検査（MRCP） ・腹部超音波検査	・糖尿病では神経障害に伴う胆汁うっ滞を生じやすく、また高コレステロー ル血症を伴うことが多いことから胆石症を合併しやすく、その結果胆道 感染症が多い ・起因菌はグラム陰性桿菌が多く、抗生物質は胆汁移行性のよいものを選 択する ・気腫性胆嚢炎では緊急胆嚢摘出術を行う
耳鼻科領域 感染症	悪性外耳道炎 鼻脳ムコール症	・耳漏培養 ・CT検査・MRI検査 ・生検	・悪性外耳道炎は糖尿病に特有の感染症で高齢者に多い。髄膜炎、脳炎、 敗血症を合併する ・起因菌のほとんどは緑膿菌であり、抗生物質はセフェム系薬・アミノ グリコシド系薬の投与を行う ・鼻脳ムコール症はケトアシドーシスに合併することが多く、血清鼻汁 や眼球運動障害を呈する ・アムホテリシンB投与や壊死組織除去術などを行う
その他			・糖尿病患者では、う歯や歯肉炎、歯周囲炎などを生じやすい ・黄色ブドウ球菌による細菌性心内膜炎にも留意が必要である

表3 ◆ 感染症時に高血糖が引き起こす可能性のある病態

- 糖尿病ケトアシドーシス（DKA），高浸透圧高血糖症候群（HHS）
- 脳梗塞や心筋梗塞などの血管イベント
- 肺炎，尿路感染症，敗血症などの重症感染症
- 全身性炎症反応性症候群（SIRS）
- 急性腎不全や多臓器不全　　　　　　　　など

治療

- 糖尿病患者が感染症に罹患した場合は，すみやかな対応が必要である．感染症によって高血糖が引き起こす可能性のある病態を**表3**に示す．
- 感染源および感染症の程度，共存している疾患を把握する．
- 抗生物質（抗ウイルス薬）を投与する（**表2**）．病状によってはγ-グロブリン製剤を併用する．
- 高血糖に対しては，原則インスリン製剤を投与する（皮下または点滴静注）．
- 感染症発症前に使用していた糖尿病治療薬，とくにスルホニル尿素（SU）薬やビグアナイド（BG）薬，SGLT2阻害薬は中止する必要がある．
- 容易に脱水を生じるため，十分な補液を行う．
- 感染症発症以前より存在する糖尿病合併症（腎症など）の管理を行う．とくに抗生物質などの腎毒性にも注意が必要である．
- 糖尿病患者が急性感染症を生じないためには，日常からの良好な血糖コントロールを行い，感冒罹患時には早期に受診を促すなどの指導が必要である．

観察のポイント

- 尿路感染症は糖尿病患者に最も頻度の高い感染症であり，とくに女性に多い．
- 糖尿病患者の皮膚は，高血糖による脱水や自律神経障害に伴う発汗の低下から乾燥しやすく，またひび割れが多いため感染しやすい．そのため，定

期的な皮膚状態の観察と保湿が必要である.

● 足の細菌感染症は, 健常人では疼痛で気づくことが多いが, 糖尿病患者で神経障害を伴っている場合は気づきにくいため, 1日1〜2回は足の状態を観察する.

● 血糖コントロールの悪化は, 感染症をさらに悪化させるため, 日頃からの血糖コントロール状態について確認し, 適正に保つ必要がある.

ケアのポイント

● 感染症予防では日常の血糖管理に加えて, 含嗽の励行, シックデイ対策について十分に患者教育を行うことが重要である.

● 高齢者や寝たきり, 脳血管障害, 胃切除術後の患者では, 誤嚥性肺炎を防ぐために口腔ケアを行い, 食後や就寝時に頭位を高くするなどの指導も必要である.

● インフルエンザワクチンや肺炎球菌ワクチンの予防接種も推奨すべきである.

● 尿路感染症予防として, 尿意を我慢せずに定期的にトイレに行くこと, 陰部の清潔を心がけることを指導する.

● 足病変予防の目的で, 1日1回は足に病変がないかを確認するよう指導する. 視力障害がある場合は, 介護者が定期的に観察するよう指導する.

◆引用文献
1) 日本糖尿病学会 編・著:糖尿病治療ガイド2018-2019. p82, 文光堂, 2018
2) 日本糖尿病学会 編・著:糖尿病専門医研修ガイドブック, 改訂第7版. p332, 診断と治療社, 2017

•••Column•••

活用できる理論① ―自己効力感―

自己効力理論（self-efficacy）はA.バンデューラによって提唱された概念で、「人は、ある行動が望ましい結果をもたらすと思い、その行動をうまくやることができるという自信があるときに、その行動をとる可能性が高くなる」[1] という考えである。

自己効力感には「結果予期」と「効力予期（自己効力感）」がある。効力予期とは、ある行動がどのような結果をもたらすかという本人の判断で、自分にとってポジティブな結果を生むと感じるプラスの結果予期と、ネガティブな結果を生むと感じるマイナスの結果予期がある。効力予期とは、やったほうがよいと思っている行動をうまく行えるかという自分の能力に対する予測のことである。とくに、結果予期よりも効力予期が高いほうが、人は行動をとりやすいといわれている。

自己効力感を高めるためには、以下の4つの方法がある。

①**自己の成功経験**：過去に同じか、似たような行動をうまくできたという経験である。過去の成功体験は、もっとも自己効力感を高めるものである。そのため、何か行動を起こすときは、はじめから高い目標は掲げず、確実に達成できる小さな目標から開始し、成功経験を積み重ねながら最終目標に近づけていく。

②**代理的経験**：ほかの人がその行動をうまくやっているのをみることである。自分と同じような境遇や状況にある人の成功経験をみることで、「やれそうだ」という思いにつながる。

③**言語的説得**：人から「あなたならできる」といわれることである。専門家や、その行動の成功経験者からの励ましや評価が、「自分はできる」という気持ちにつながる。

④**生理的・情動的状態**：ある行動をとることで生理的状態や感情面での良好な変化が生じることである。課題となっている行動をとったときに得られる満足感、爽快感が、「やれそうだ」という気持ちや、「自分にはできない」という思い込みを打破することにつながる。

これら4つの方法を活用しながら、患者の自己効力感を高める

アプローチを考えてみよう.

◆**引用文献**
1) 松本千明:医療・保健スタッフのための健康行動理論の基礎－生活
習慣病を中心に. p15, 医歯薬出版, 2002

◆**参考文献**
1) 松本千明:医療・保健スタッフのための健康行動理論の基礎－生活
習慣病を中心に. p15-18, 医歯薬出版, 2002
2) 安酸史子:糖尿病患者のセルフマネジメント教育－エンパワメント
と自己効力. p90-108, メディカ出版, 2004
3) 宗村文江:自己効力感. 糖尿病看護ビジュアルナーシング (平野勉
監, 柏崎純子編), p273-274, 学研メディカル秀潤社, 2015
4) 松本千明:行動変容ステージモデル. 看護診断のためのよくわかる
中範囲理論, 第2版 (黒田裕子監), p65, 学研メディカル秀潤社,
2015

Memo

....

....

....

....

....

....

....

....

....

....

•••Column•••

活用できる理論② ―変容ステージ―

患者の健康行動への変容と維持には，いくつかのステージを経るといわれている．この段階をプロチャスカ（J.O.Prochaska）らが「変容ステージ」と提唱し，モデルを5段階で表現した（表）．

このステージは，常に一方向というわけではなく，場合によっては元のステージに戻ってしまうこともある．

表◆変容ステージ

ステージ	内容	概要
前熟考期	6か月以内に行動を変える気はない	自分の行動を変えようという気持ちはなく，問題を抱えていることも否定する時期．予測できる将来には行動変容する意図がない段階
熟考期	6か月以内に行動を変える気がある	自分の問題を理解しているが，予測できる将来に行動していない段階
準備期	1か月以内に行動を変えようと考え，具体的に考えている	今すぐにでも行動しようと計画している時期．望ましい水準での行動を実行していない場合も含む
行動期	行動を変えて6か月以内	健康への恩恵を得る望ましい水準での行動をしはじめた段階
維持期	行動を変えて6か月以上	健康にとって望ましい水準での行動を継続している段階

〈変容ステージモデルに合わせた活用方法〉

①前熟考期

まだ，行動変容の必要性を自覚していないととらえ，まずは，自分の身体や病気についてどのように考えているかを確認し，病気や治療についての情報提供を行うにとどめておく．

②熟考期

行動変容の必要性を理解しつつも，行動を起こすことができない理由があるととらえ，その理由を確認する．行動変容への動機づけとして，行動変容することのメリットや行動変容しないことでのデメリットを説明する．

③準備期

行動変容の意思があるととらえ，具体的で実行可能な行動計画を一緒に考えて，自己決定を促していく．

まずは，患者にとって，達成可能で自信につながるような行動計画を立てるようにする．患者自身が自分で考えた方法は，間違っていたとしても否定せず，考えた理由を確認し，そのうえで根拠を伝え，正しい方法を一緒に考えるようにする．

④行動期

行動を開始したことを評価し，行動変容の決意が揺らがないよう，サポートする．達成度に合わせ，より効果の高い，継続可能な方法のための，専門的な知識や技術を提供する．

⑤維持期

継続していくために必要な，ライフイベントなどでの生活の変化に対応できる専門的知識や技術を提供する．治療の負担感を確認し，セルフモニタリングやソーシャルサポート（患者会など）の活用など，再発予防のための支援を行う．

Memo

•••Column•••

活用できる理論③ ―アンドラゴジー―

アンドラゴジーとは, 成人教育学者のM.S.ノールズが「大人の学習を援助する技術と科学」と定義している.

また, 子どもを対象とする教育学「ペダゴジー」があり, これは「子どもの学習を援助する技術と科学」とされているが, 単に大人と子どもとして分かれる体系ではなく, 状況に応じて使い分けるものであると考えられるようになった.

〈成人学習者の特徴〉

成人は, 人生経験を重ねるにしたがい, 知識や経験が増えていく. そのなかには時に個別な価値観が存在し, それによって蓄積された知識にも個別なものがあり, 修正が困難なことがある. また, 社会的役割や発達課題があり, それにより行動の優先度が決まってくる.

一方, 学習の必要性が理解でき, 学習にメリットを見出すことができれば, 自ら学ぼうとする意識をもつことができる. これをノールズは「自己主導型学習」とよんだ.

〈アンドラゴジーとペダゴジーの比較〉

成人であっても, 学ぶ内容や状況によっては, 自己主導型ではなく, 指導者に依存する場合がある. たとえば, カリキュラムに沿って基本的知識を系統的に学ぶ場合においては, 知識がないことから, まだ自己決定できない. 糖尿病教室や教育入院においては, アンドラゴジーとペダゴジーを状況に応じて使い分ける必要がある.

〈糖尿病患者へのアプローチ〉

一般的には, 医療者は患者に対し, できるだけ多くのことを知ってもらいたいという思いから, 一方的な知識提供になりがちである. また, 医療者としての価値観をもち, それが最優先されると考えがちである. この考えが, 「病識がない, やる気がない」という感情を抱く要因でもある.

しかし, アンドラゴジーの考え方から, 患者のこれまでの人生経験を尊重し, その人にとっての関心や気がかりは何かを把握することで, 個別に学習の優先度を設定し, 支援することができる.

<アンドラゴジカルステップ（サイクル）>

　アンドラゴジーの考え方をもとに看護実践へ活用するための7段階のステップ（アンドラゴジカルステップ）を**表**に示す.

表◆アンドラゴジカルステップ

段階	
学習の雰囲気づくり	学習者が尊重され, 支持されると思える, 安らげる場の配置, 照明
学習プログラムの相互的計画化	学習者の考えやニーズが反映されやすいように, 一緒に考えていく
学習者ニーズの診断	学習者自身が学習欲求を自己診断し, 学習への動機づけを自覚する
学習の方向性の設定	学習者自身が実施, 評価可能なように目標を明確化する
学習計画のデザイン	学習者自身が計画をデザインするが, 学習の責任を自覚する機会ともなる
学習活動の実際	主体的学習, 指導者は情報提供と相談役
学習成果の評価と学習ニーズの再診断	学習者自身の評価により, 目標達成できたかを評価し, できなかった際の原因を考察する

Memo

....

....

....

....

....

....

....

....

•••Column•••

活用できる理論④ ─Health Belief─

　M.H.ベッカーらによって提唱された個人の保健に関する信念（Health Belief）に焦点を当てて，予防行動を実施する可能性を予測できるモデルである．

　予防行動をとる可能性は，「ある病気にかかるかもしれない」という"罹患性"の認識と「かかったら大変だ」という"重大性"の認識によって，病気に対する"脅威"の認識と，その予防行動をとったらどのくらい有益かという"有益性"の認識が，その予防行動を行ったらどれくらい大変かという"障害"の認識を上まわったときにその行動をとるという（図）.

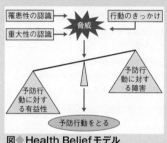

図◆Health Beliefモデル

　「親が糖尿病だったことから，自分も糖尿病になるかもしれない（罹患性の認識）」「糖尿病になったら失明して大変だ（重大性の認識）」と思い，糖尿病に対して"脅威"を感じる．そこに「糖尿病が危ない」というテレビ番組をみたことによって行動のきっかけが加わる．「間食をやめることで血糖値が安定する（有益性）」と「昼食から夕食までお腹がすく（障害）」のバランスを考え，有益性のほうが障害より大きいと認識したときに「間食をやめる」という行動をとる可能性がある．

　個人がどのような認識や信念をもつかによって，勧められた予防行動をとるかどうかが決まる．

　ケアとして，脅威を認識できるよう，糖尿病や合併症の罹患性や重大性に関する情報提供を行う．行動のきっかけとして，マスメディアや友人の疾患への罹患などを紹介し，行動の有益性の説明とともに，時間がかからない方法や簡単な方法などを一緒に考えるなどして，行動の障害の認識を減らすことが行動変容につながる．

第2章

糖尿病・代謝内科領域のおもな疾患

糖尿病
糖尿病合併症
糖尿病の特殊な病態
脂質異常症
高血圧症
肥満症
高尿酸血症

糖尿病

- 糖尿病とは，インスリン作用不足による慢性の高血糖状態を主徴とする代謝疾患群である[1].
- 1型糖尿病では，インスリンを合成・分泌する膵ランゲルハンス島 β 細胞の破壊・消失によるインスリン作用不足が主要な原因である.
- 2型糖尿病は，インスリン分泌低下やインスリン抵抗性をきたす素因を含む複数の遺伝因子に，過食（とくに高脂肪食），運動不足，肥満，ストレスなどの環境因子および加齢が加わり発症する[1].
- インスリン作用とは，インスリンが体内で血糖の調節を行うはたらきのことをいう.
- インスリン作用不足は，インスリン分泌不足，インスリン抵抗性増大によって引き起こされる．それらの原因としては複数の遺伝因子・環境因子が複雑に関連しており，決して1つの原因によって生じるものではない.
- 血糖値はさまざまな要因で変化するため，一時的に血糖値が上昇することはありうるが，インスリン作用不足では血糖値が高い状態が持続し，糖尿病を発症する.
- 糖尿病を発症すると，慢性的な高血糖状態やほかの代謝異常によって，糖尿病に特有な細小血管障害が網膜，腎臓，神経に生じ，全身の動脈硬化症を引き起こす.
- 糖尿病神経障害や糖尿病網膜症，白内障などの合併症は，患者のQOLを著しく低下させる原因になる.

インスリン作用 ……………………………………
- インスリン作用の具体的なはたらきは以下の通りである.
・全身のほぼすべての臓器細胞にブドウ糖を取り込ませる.
・肝臓や筋肉でブドウ糖からグリコーゲン（貯蔵糖）が合成されるのを促進する.
・貯蔵されているグリコーゲンが分解されるのを抑制する.

・脂肪組織で脂肪の合成を促進したり，脂肪の分解を抑制したりする．

糖のはたらきと血糖の調整

糖のはたらき

● ブドウ糖は生体が必要とするもっとも重要なエネルギー源であり，ブドウ糖1gで4kcalのエネルギーを産生する．

● 食事として摂取された炭水化物は，消化・分解された後，ブドウ糖となり，小腸で吸収され，門脈内へ流入する．その一部は肝細胞でグリコーゲンとして貯蔵される．

● 肝細胞に取り込まれなかったブドウ糖は大循環にまわり，全身の細胞のエネルギーとして使われる．

● エネルギーとして使われずに残ったブドウ糖は，骨格筋でグリコーゲンとして蓄えられ，脂肪組織では中性脂肪に転換され蓄えられる（**図1**）．

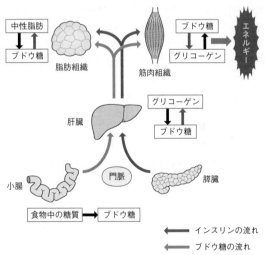

図1◆糖の代謝

表1 ◆血糖調整に関係するホルモン

血糖を上昇させるホルモン	血糖を低下させるホルモン
グルカゴン カテコラミン 成長ホルモン 糖質コルチコイド	インスリン

血糖の調整

- 血中ブドウ糖濃度（血糖値）は，自律神経系と内分泌系により調節される．
- 自律神経系では，交感神経刺激が血糖値を上昇させ，副交感神経刺激が血糖値を低下させる方向に作用する．
- 内分泌系では，生体内で唯一血糖を低下させるインスリンと，血糖を上昇させるホルモンであるインスリン拮抗ホルモン（グルカゴンや糖質コルチコイドなど）が互いに分泌調整を行うことで，血糖値をある程度一定に保っている（**表1**）．
- 膵臓のランゲルハンス島にはホルモン分泌細胞が存在し，α（A）細胞からはグルカゴン，β（B）細胞からはインスリン，δ（D）細胞からはソマトスタチンが分泌される．
- インスリンは骨格筋や脂肪組織で糖の取り込みを促進する．同時に肝臓，筋肉ではグリコーゲン合成を促進することで血糖値を低下させる．
- 夜間や食間は，インスリンとインスリン拮抗ホルモンとのバランスのみで血糖値は一定に保たれる．このときのインスリン分泌を「基礎インスリン分泌」と呼ぶ．
- 食事摂取により血糖値が上昇すると，膵ランゲルハンス島β細胞からのインスリン分泌は亢進する．このときのインスリン分泌を「追加インスリン分泌」と呼ぶ．追加インスリン分泌により食後の血糖値は低下する（**図2**）[2]．

糖尿病の分類

- 糖尿病は，成因と病態の両面から分類される（**表2，図3**）[3]．

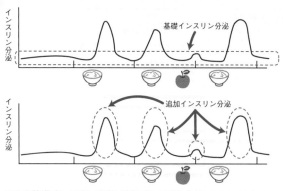

図2◆基礎インスリン分泌と追加インスリン分泌 文献2）を参考に作成

表2◆糖尿病と糖代謝異常[注1]の成因分類[注2]

Ⅰ．1型	膵β細胞の破壊，通常は絶対的インスリン欠乏に至る
	A．自己免疫性
	B．特発性
Ⅱ．2型	インスリン分泌低下を主体とするものと，インスリン抵抗性が主体で，それにインスリンの相対的不足を伴うものなどがある
Ⅲ．その他の特定の機序，疾患によるもの	
	A．遺伝因子として遺伝子異常が同定されたもの
	①膵β細胞機能にかかわる遺伝子異常
	②インスリン作用の伝達機構にかかわる遺伝子異常
	B．他の疾患，条件に伴うもの
	①膵外分泌疾患
	②内分泌疾患
	③肝疾患
	④薬剤や化学物質によるもの
	⑤感染症
	⑥免疫機序によるまれな病態
	⑦その他の遺伝的症候群で糖尿病を伴うことの多いもの
Ⅳ．妊娠糖尿病	

注1）一部には，糖尿病特有の合併症をきたすかどうかが確認されていないものも含まれる．
注2）現時点ではいずれにも分類できないものは，分類不能とする．

文献3）p.490より転載

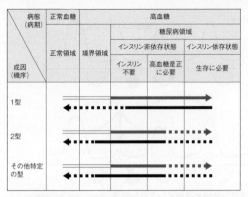

病態 (病期)	正常血糖		高血糖			
			糖尿病領域			
			インスリン非依存状態		インスリン依存状態	
	正常領域	境界領域	インスリン不要	高血糖是正に必要	生存に必要	
成因 (機序)						
1型						
2型						
その他特定の型						

図3◆糖尿病における成因（発症機序）と病態（病期）の概念

図右への移動━━▶は糖代謝異常の悪化（糖尿病の発症を含む）．図左への移動◀━━は糖代謝異常の改善を示す．━━，━━の部分は「糖尿病」と呼ぶ状態を示し，頻度が少ない病態（病期）は破線 •••，••• で示している．

文献3) p.489 より転載

糖尿病の成因

1型糖尿病 ···

- 膵ランゲルハンス島 β 細胞の破壊により，インスリン分泌が欠乏し発症する糖尿病である．
- 膵ランゲルハンス島 β 細胞破壊の機序により，「自己免疫性1型糖尿病」と「特発性1型糖尿病」に分類される．
- さらに発症様式により急性発症，劇症，緩徐進行の3つに分類される（**表3**）[4]．

2型糖尿病 ···

- インスリン分泌の低下，インスリン抵抗性の増大により発症する糖尿病である．
- インスリン分泌の低下やインスリン抵抗性をきたす遺伝因子に，肥満や運動不足，高脂肪食，ストレスなどの環境因子が加わることにより，インスリン作用不足を生じ，発症する（**図4**）[5]．

その他の特定の機序，疾患によるもの ··················

- 遺伝因子として，膵ランゲルハンス島 β 細胞機能やインスリ

表3◆1型糖尿病の診断基準

急性発症1型糖尿病診断基準

1. 口渇，多飲，多尿，体重減少などの糖尿病（高血糖）症状の出現後，おおむね3ヵ月以内にケトーシスあるいはケトアシドーシスに陥る．
2. 糖尿病の診断早期より継続してインスリン治療を必要とする．
3. 膵島関連自己抗体が陽性である．
4. 膵島関連自己抗体が証明できないが，内因性インスリンが欠乏している．

　判定：上記1〜3を満たす場合，「急性発症1型糖尿病（自己免疫性）」と診断する．1，2，4を満たす場合，「急性発症1型糖尿病」と診断してよい．内因性インスリン分泌の欠乏が証明されない場合，あるいは膵島関連自己抗体が不明の場合には，診断保留とし，期間をおいて再評価する．

劇症1型糖尿病診断基準

1. 糖尿病症状発現後1週間前後以内でケトーシスあるいはケトアシドーシスに陥る．
（初診時尿ケトン体陽性，血中ケトン体上昇のいずれかを認める）
2. 初診時の（随時）血糖値≧288mg/dL，かつHbA1c＜8.7％[※]．
※劇症1型糖尿病発症前に耐糖能異常が存在した場合は，必ずしもこの数字は該当しない．
3. 発症時の尿中Cペプチド＜10μg/日，または空腹時血中Cペプチド＜0.3ng/mL，かつグルカゴン負荷後（または食後2時間）血中Cペプチド＜0.5ng/mL．

　判定：上記1〜3のすべてを満たすものを劇症1型糖尿病と診断する．

緩徐進行1型糖尿病の診断基準

1. 経過のどこかの時点でグルタミン酸脱炭酸酵素（GAD）抗体もしくは膵島細胞抗体（ICA）が陽性である[a)]．
2. 糖尿病の発症（もしくは診断）時，ケトーシスもしくはケトアシドーシスはなく，ただちに高血糖是正のためインスリン療法が必要とならない[b)]．

　判定：上記1，2を満たす場合，「緩徐進行1型糖尿病（SPIDDM）」と診断する．

a) Insulinoma-associated antigen-2(IA-2)抗体，インスリン自己抗体（IAA）もしくは亜鉛輸送担体8（ZnT8）抗体に関するエビデンスは不十分であるため現段階では診断基準に含まない．

b) ソフトドリンクケトーシス（ケトアシドーシス）で発症した場合はこの限りではない．

文献4）より転載

Memo

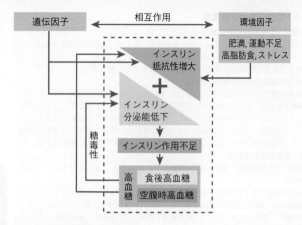

図4 ◆ 2型糖尿病の成因と特徴　　　文献5) を参考に作成

表4 ◆ 耐糖能異常をきたしうる薬物や化学物質

1. グルココルチコイド
2. インターフェロン
3. 抗精神病薬 (とくにオランザピン, クエチアピンフマル酸塩)
4. その他   　1) 利尿薬 (フロセミド)   　2) 降圧薬 (β遮断薬, Ca拮抗薬, サイアザイド利尿薬)   　3) 糖尿病治療薬 (ジアゾキシド)   　4) ホルモン製剤 (α-, β-アドレナリン受容体作動薬, 成長ホルモン, グルカゴン)   　5) 女性ホルモン製剤 (エストロゲン, プロゲステロン)   　6) 抗てんかん薬 (ジフェニルヒダントイン)   　7) 抗悪性腫瘍薬 (L-アスパラギナーゼ, ストレプトゾトシン, ニボルマブ)   　8) 抗真菌薬 (ペンタミジンイセチオン酸塩)   　9) 殺鼠薬 (ピリミニール)   　10) 免疫抑制薬 (シクロスポリン, タクロリムス)   　11) ビタミン製剤 (ニコチン酸)   　12) 抗菌薬 (リファンピシン)

文献6) を参考に作成

　ン作用機構に関連する遺伝子異常が同定された糖尿病と, ほかの疾患・病態に伴う種々の糖尿病に大別される.
● 内分泌疾患による糖尿病, 薬剤性の糖尿病も含まれる(**表4**)⁶⁾.

妊娠糖尿病

- 妊娠中に初めて発見または発症した，糖尿病に至っていない糖代謝異常をいう．
- 妊娠中の明らかな糖尿病や糖尿病合併妊娠とは異なる（p.407参照）．
- 75g経口ブドウ糖負荷試験（75g OGTT）を行うことで診断する（p.407参照）．

〈インスリン分泌能の低下〉

- 膵ランゲルハンス島β細胞からのインスリン分泌が減少した状態をいう．
- インスリンの分泌能は遺伝的要因と関連している．
- 日本人を含めたアジア人は欧米人にくらべてインスリン分泌能が低いといわれる．

〈インスリン抵抗性〉

- インスリン分泌は保たれているが，インスリンの効きが悪い状態をいう．
- インスリンの効きが悪いと，肝臓・筋肉・脂肪組織へのブドウ糖の取り込みが低下し，血糖値が上昇する．
- インスリン抵抗性は肥満，運動不足や加齢など環境因子により惹起される．
- インスリン抵抗性は妊娠や炎症，ステロイド薬の投与によっても引き起こされる．

1型糖尿病，2型糖尿病の特徴

- 1型糖尿病，2型糖尿病それぞれの成因ごとの特徴を**表5**に示す[7]．

糖尿病の病態

- 糖尿病は，病態によって以下の2つに分類される（**表6**）[8]．
  - **インスリン依存状態**：インスリンが絶対的に欠乏し，生存のためにインスリン治療が不可欠な状態．
  - **インスリン非依存状態**：インスリンの絶対的欠乏ではない

表5◆糖尿病の成因による分類と特徴

糖尿病の分類	1型糖尿病	2型糖尿病
発症機構	主に自己免疫を基礎にした膵β細胞破壊．HLAなどの遺伝因子に何らかの誘因・環境因子が加わって起こる．他の自己免疫疾患（甲状腺疾患など）の合併が少なくない	インスリン分泌の低下やインスリン抵抗性をきたす複数の遺伝因子に過食（とくに高脂肪食），運動不足などの環境因子が加わってインスリン作用不足を生じて発症する
家族歴	家系内の糖尿病は2型の場合より少ない	家系内血縁者にしばしば糖尿病がある
発症年齢	小児〜思春期に多い．中高年でも認められる	40歳以上に多い．若年発症も増加している
肥満度	肥満とは関係がない	肥満または肥満の既往が多い
自己抗体	GAD抗体，IAA，ICA，IA-2抗体，ZnT8抗体などの陽性率が高い	陰性

HLA：human leukocyte antigen　　　ICA：islet cell antibody
GAD：glutamic acid decarboxylase　IA-2：insulinoma-associated antigen-2
IAA：insulin autoantibody　　　　　ZnT8：zinc transporter 8

文献7）より転載

表6◆糖尿病の病態による分類と特徴

糖尿病の病態	インスリン依存状態	インスリン非依存状態
特徴	インスリンが絶対的に欠乏し，生命維持のためインスリン治療が不可欠	インスリンの絶対的欠乏はないが，相対的に不足している状態．生命維持のためにインスリン治療が必要ではないが，血糖コントロールを目的としてインスリン治療が選択される場合がある
臨床指標	血糖値：高い，不安定 ケトン体：著増することが多い	血糖値：さまざまであるが，比較的安定している ケトン体：増加するがわずかである
治療	1．強化インスリン療法 2．食事療法 3．運動療法（代謝が安定している場合）	1．食事療法 2．運動療法 3．経口薬，GLP-1受容体作動薬またはインスリン療法
インスリン分泌能	空腹時血中Cペプチド0.6ng/mL未満が目安となる	空腹時血中Cペプチド1.0ng/mL以上

文献8）より転載

表7◆血糖以外のコントロールの目標値

BMI	22
血圧	130/80mmHg未満 （家庭血圧では125/75mmHg未満）
血清脂質 　LDLコレステロール	冠動脈疾患（−）:120mg/dL未満 冠動脈疾患（＋）:100mg/dL未満
トリグリセライド	150mg/dL未満（空腹時）
HDLコレステロール	40mg/dL以上
non HDLコレステロール	冠動脈疾患（−）:150mg/dL未満 冠動脈疾患（＋）:130mg/dL未満

文献9) をもとに作成

が，相対的に不足している状態．必ずしもインスリン治療を必要としない．

- ●2型糖尿病であっても，急性感染症や清涼飲料水多飲によるケトアシドーシスなどの際にはインスリン依存状態になることもある．
- ●1型糖尿病の発症初期には，食事・運動療法のみで良好な血糖値が得られる場合もある（インスリン非依存状態）．
- ●糖尿病の血糖コントロール目標をp.4**図3**に，血糖以外のコントロールの目標値を**表7**に示す⁹⁾．

◆引用文献

1) 日本糖尿病学会 編・著：糖尿病治療ガイド2018-2019．p10，文光堂，2018
2) 日本糖尿病財団編：在宅インスリン自己注射マニュアル 医療者用．p7，文光堂，1995
3) 日本糖尿病学会：糖尿病の分類と診断基準に関する委員会報告（国際標準化対応版）．糖尿病 55(7)：485-504，2012
4) 日本糖尿病学会 編・著：糖尿病治療ガイド2018-2019．p18，文光堂，2018
5) 日本糖尿病学会 編・著：糖尿病治療ガイド2018-2019．p33，文光堂，2018
6) 日本糖尿病学会 編・著：糖尿病専門医研修ガイドブック，改訂第7版．p87．診断と治療社，2017
7) 日本糖尿病学会 編・著：糖尿病治療ガイド2018-2019．p16，文光堂，2018

糖尿病

8) 日本糖尿病学会 編・著：糖尿病治療ガイド2018-2019. p17, 文光堂, 2018
9) 日本糖尿病学会 編・著：糖尿病治療ガイド2018-2019. p30, 文光堂, 2018

Memo

糖尿病合併症
糖尿病神経障害

疾患の概要

- 神経障害は腎症，網膜症と並んで糖尿病の3大合併症の1つである．
- 3大合併症のなかでも神経障害はもっとも高頻度で，かつもっとも早期から出現する．
- 糖尿病神経障害は，広汎性左右対称性神経障害（多発神経障害）と，局所性の単神経障害に分類される（**表1**）[1]．
- 臨床的に高頻度にみられるのは多発神経障害である．

表1 ◆ 糖尿病神経障害の分類

広汎性左右対称性神経障害（多発神経障害）
・感覚・運動神経障害
・自律神経障害
単神経障害
・脳神経障害
・体幹・四肢の神経障害
・糖尿病筋萎縮

文献 1）より引用

多発神経障害

- 糖尿病神経障害の診断では簡易診断基準案が日常診療に使用される[2]（p.90 **表2**参照）．
- 感覚障害は一般的に両側下肢（足先，足底）から出現し，症状は上行する．
- しびれや足の裏の違和感，冷感，ほてり，こむら返り，痛み（ジンジン，ピリピリといった自発痛）などの症状が出る．
- 進行すると知覚が低下し，足潰瘍や足壊疽の原因となる．
- 上肢の症状が目立つ場合，筋萎縮・筋力低下など運動神経障害優位の所見を認める場合，下肢優位だが左右差を認める場合は他疾患の鑑別が必要である．
- 自律神経障害は起立性低血圧，心臓神経の障害（無症候性心

筋梗塞, 突然死), 消化管の運動障害 (下痢, 便秘), 膀胱の機能異常 (無力性膀胱, 排尿障害), 性機能異常 (勃起障害) など多彩な症状を示す.

単神経障害 ....

● 単神経障害は血糖コントロールの良否にかかわらず, 糖尿病のいかなる病期においても発症しうる.

● 単神経障害は脳神経障害 (動眼神経麻痺が高頻度), 体幹・四肢の神経障害 (手根管症候群など), 糖尿病筋萎縮が代表的である.

検査 ....

● 糖尿病神経障害のスクリーニングに有用な検査として, アキレス腱反射, 振動覚検査 (10秒以下を異常の目安とする), モノフィラメントを用いた圧触覚検査, 爪楊枝や竹串を用いた痛覚検査が挙げられる.

● 自律神経機能検査としては, 心拍変動検査 (CVR-R) が有用である.

治療

● 糖尿病神経障害の発症・進展に関与する危険因子には, ①血糖コントロール不良, ②糖尿病罹病期間, ③高血圧, ④脂質異常, ⑤喫煙, ⑥飲酒などがある. このなかでもっとも重要な因子は, 血糖コントロール不良である[3].

● 厳格な血糖コントロールを行えば, 糖尿病神経障害の発症・進展を抑制することができる[4, 5].

● 飲酒, 喫煙が神経障害を悪化させる危険因子となるため, 禁酒・禁煙が日常生活での注意のポイントとなる.

感覚・運動障害 ....

● アルドース還元酵素阻害薬〔エパルレスタット (キネダック®)〕は, 糖尿病神経障害の発症機序の1つであるポリオール代謝亢進を抑制する薬剤であり, 神経障害が中等度以下で, 罹病期間が比較的短い患者において有効とされる. エパルレス

タットは1日3回毎食前に経口投与する.

自律神経障害

- 起立性低血圧には，ミドドリン塩酸塩（メトリジン®）がある程度有効である.
- 腹部膨満感，食欲不振にはモサプリドクエン酸塩（ガスモチン®），嘔気・嘔吐にはメトクロプラミド（プリンペラン®）やドンペリドン（ナウゼリン®）が有効である.

有痛性神経障害

- 近年，第一選択薬としては，中枢への痛みの伝達をブロックする神経障害性疼痛緩和薬であるプレガバリン（リリカ®），セロトニン・ノルアドレナリン再取込み阻害薬（SNRI）であるデュロキセチン塩酸塩（サインバルタ®）が用いられる.
- プレガバリンは眠気，ふらつき，浮腫に注意が必要であり，デュロキセチン塩酸塩は投与初期に嘔気・嘔吐が出やすい.

観察のポイント

- 症状だけでなく，症状によって日常生活に支障がないかを確認する.

多発神経障害

- 感覚障害では，しびれや疼痛，冷感，こむら返りなどの自覚症状を確認する.「足の裏に紙が貼りついたようだ」「砂利の上を歩いているみたいだ」と表現することがある.
- 振動覚検査やアキレス腱反射などの結果を確認する（p.92参照）.
- 知覚鈍麻の出現により，傷ができても気づきにくいため，足の状態を確認する（p.370 図1参照）.
- しびれや冷感によって，不眠や抑うつ状態となっていないかを観察する.

単神経障害

- 顔面神経麻痺では，顔面の麻痺を観察する.

- 動眼神経麻痺では，眼瞼下垂や複視の有無を観察する．
- 外転神経麻痺では，複視の有無を観察する．

自律神経障害 ....

- 起立性低血圧では，起立時のめまいやふらつきなどの自覚症状を確認する．
- 低血糖をくり返す患者では，低血糖の症状である動悸などを感じにくく，無自覚性低血糖を起こすことが多い．低血糖時にはブドウ糖の内服などの対処ができているかを確認する．自己血糖測定を行っている患者の場合は，低血糖となることが多くないかを確認する．
- 神経障害が進行している患者や糖尿病罹患歴が長い患者では，心筋梗塞を起こしたときでも胸痛などの痛みを感じにくく，自覚症状がない場合や，胸部の違和感などの軽い症状の場合があるため，心電図を確認する．
- 便秘や下痢などの便通異常をきたすため，排便の回数や便の性状，腹部膨満感などを確認する．
- 胃無力症では，胃内容の排泄が遅延するため，心窩部の膨満感や嘔気・嘔吐の有無を確認する．
- 汗をかきにくくないか，皮膚の乾燥がないかを確認する．
- 神経因性膀胱では，尿意の自覚がなかったり，頻尿や尿失禁がみられたりする．
- 起立性低血圧や無自覚性低血糖，便通異常などによって，外出などが制限されていないかを確認する．

ケアのポイント

- 神経障害の症状が生活に影響を及ぼし，心理的苦痛となるため，症状コントロールとともに心理的支援が必要である．
- 薬物療法を開始しても，効果がすぐに現れないこともあるため，血糖コントロールの継続の必要性を説明し，継続的に支援する．

多発神経障害 ....

- しびれや疼痛に対する薬物療法について医師と相談する．確

実に内服できるよう調整する.

● しびれや知覚鈍麻によって細かい作業ができなくなったりするため, 薬剤をヒート (PTP) 包装から取り出せるか, ペットボトル飲料のキャップを開けることができるかなどを確認する.

● 足トラブルの予防のためにフットケアが重要である. 足の観察ポイントやケアの方法などを指導する. 電気毛布やカイロの使用について説明する.

● マッサージや足浴などのタッチングを活用し, その時間を共有したり, 傾聴したりする.

単一性神経障害 ∙∙
● 自然に治ることが多いが, ボディイメージの変容をきたすことがあるため, 共感的にかかわる.

自律神経障害 ∙∙
● 起立性低血圧がある場合は, 急に立ち上がらないことや弾性ストッキングを着用することなど, 急激な血圧低下を予防する方法を説明する.

● 無自覚性低血糖がある場合は, 医師と相談し, 目標血糖値を高めに設定し, 薬剤の調整を行う. ブドウ糖と糖尿病手帳, 糖尿病カードを携帯するよう説明する. 血糖自己測定を行い, わずかな症状から血糖値を予測できるようトレーニングすることも有用である.

● 患者は, 起立性低血圧や低血糖のために倒れたりすることで, 職場などに迷惑をかけるのではないかという思いをもつことがあるため, 共感を示す. 職場に疾患のことを伝えている場合は, 症状についてあらかじめ伝えることも説明する.

● 糖尿病の合併症に心筋梗塞があること, 胸痛などの症状を感じにくいこと, 胸部の違和感があれば医療者に伝えることを説明する.

● 下痢や便秘に対する薬物療法について医師と相談する. 外出などのタイミングを考慮し, 確実に内服できるよう調整する.

● 神経因性膀胱では, 一定時間に排尿し, 排尿時に下腹部を圧

迫して排尿を促すといった排尿訓練を行う．場合によっては，尿道カテーテルを挿入することがあるため，自己導尿の指導を行う．オムツの着用を検討することがあるが，自尊心の低下をまねきやすいため，心理面への配慮が必要である．また，トイレが気がかりとなって外出を控えることもあるため，気がかりへの共感を示す．

● 胃無力症に対して消化管運動機能改善薬が処方される．確実に内服できるよう調整する．消化のよい食事を勧めたり，脂肪や食物繊維の多い食品を控えるよう説明する．

● 勃起障害では，泌尿器科医との連携が必要である．治療では，勃起不全改善薬によって陰茎の血管を拡張して海綿体内の血液量を増加させ，勃起を促す．全身の血管も拡張するため血圧の低下がみられるため，狭心症や心筋梗塞の治療を行っている場合は注意が必要である．勃起障害によって喪失感を感じたり，うつ状態になることもあるため，つらさに対する共感を示す．

● 乾燥によって皮膚に亀裂が生じ，感染症につながるため，皮膚の清潔を保持するとともに保湿を促す．とくに糖尿病患者は足のトラブルにつながりやすいため，フットケアは重要である．

◆引用文献

1) 日本糖尿病療養指導士認定機構編・著：糖尿病療養指導ガイドブック2019．p172，メディカルレビュー社，2019

2) 糖尿病性神経障害を考える会：糖尿病性多発神経障害の診断基準と病期分類．Peripheral Nerve 末梢神経 23：109-111，2012

3) 日本糖尿病学会 編・著：糖尿病診療ガイドライン2019．p172，南江堂，2019

4) Diabetes Control and Complications Trial Research Group：The effect of intensive treatment of diabetes on the development and progression of long-term complication in insulin-dependent diabetes mellitus. N Engl J Med 329(14)：977-986, 1993

5) Ohkubo Y et al：Intensive insulin therapy prevents the progression of diabetic microvascular complications in Japanese patients with non-insulin-dependent diabetes mellitus: a randomized prospective 6-year study. Diabetes Res Clin Pract 28(2)：103-117, 1995

糖尿病合併症
糖尿病網膜症

疾患の概要

● 糖尿病における高血糖の持続によって，ポリオール経路の亢進，プロテインキナーゼCの活性化，終末糖化産物の蓄積，酸化ストレスの産生亢進などの代謝異常が起こる．

● 代謝異常によって障害された網膜細小血管では，血流障害や血液成分の漏出が観察されるようになり，点状の出血や浮腫，白斑などの病変が発症する．

● 進行すると網膜細小血管の閉塞による網膜循環の悪化をきたし，網膜内細小血管異常，数珠状あるいはループ状などの静脈の変化を認める．

● 高度に進行すると血管内皮増殖因子（VEGF）をはじめとしたサイトカインが放出され，網膜や硝子体内に新生血管が生じ，硝子体出血や牽引性網膜剥離をきたして視力障害の原因となる．

● 眼内を循環する房水の流出路である隅角に新生血管が生じると，眼圧上昇をきたし，血管新生緑内障をきたす．血管新生緑内障は治療抵抗性で視力の予後が不良であり，高率に失明につながる．

● 糖尿病網膜症の病期分類は眼底所見の重症度に基づいており，Davis分類（表1），福田分類（表2），国際重症度分類などがある．

● Davis分類はわが国で広く使用され，福田分類は眼底病変をより詳しく分析し，治療介入の必要性があるかないかで良性のA群と悪性のB群に分ける点が特徴であり，わが国の眼科で汎用されている．

● 視機能に重要な役割をもつ黄斑部に生じた病変は「糖尿病黄斑症」と呼ばれ，病態によって浮腫型，虚血型，色素上皮型の3つに分類される．

● 浮腫型は頻度が高く，「糖尿病黄斑浮腫」と呼ばれ，糖尿病網膜症のどの病期でも発症する可能性があり，中等度視力低

表1 ◆ Davis 分類

病期	眼底所見
単純糖尿病網膜症	毛細血管瘤, 点状・斑状出血, 火焔状出血, 硬性白斑, 少数の軟性白斑
増殖前糖尿病網膜症	多発する軟性白斑, 網膜内細小血管異常, 静脈異常, 無灌流野 (蛍光眼底造影)
増殖糖尿病網膜症	新生血管, 硝子体出血, 線維血管増殖組織, 牽引性網膜剥離

文献1) より転載

表2 ◆ 福田分類

AI：毛細血管瘤, 点状出血	BI：多発する軟性白斑, 線状・火焔状出血, 静脈数珠状変化
AII：斑状出血, 少数の軟性白斑	BII：網膜上新生血管
AIII：陳旧性の新生血管	BIII：乳頭上新生血管
AIV：陳旧性の硝子体出血	BIV：網膜前出血, 硝子体出血
AV：陳旧性の増殖組織	BV：硝子体に立ち上がる新生血管 (増殖膜を伴う)
VI：牽引性網膜剥離	

付加記号
P：光凝固術後, V：硝子体手術後, M：黄斑症, G：血管新生緑内障

下の原因となる.

治療

● 厳格な血糖管理は, 1型および2型糖尿病患者における網膜症の発症・進展を予防する.

● 日本人の2型糖尿病患者を対象に行われたKumamoto Studyでは, HbA1c (NGSP値) 6.9％未満, 空腹時血糖値110mg/dL未満, 食後2時間血糖値180mg/dL未満が, 網膜症の発症・進展が認められない閾値として示されている.

● 急激な血糖コントロールは網膜症を増悪させることがあり, 血糖コントロールを行う前に網膜症の評価を行う必要がある.

● 糖尿病における高血圧のコントロールも, 網膜症の発症・進展を抑制するうえで有用である.

● 眼科的治療は, 単純糖尿病網膜症の時期は, 定期的な経過観

察が主体となる．ただし，黄斑浮腫を伴う患者では薬物療法（抗VEGF抗体，ステロイド），網膜光凝固術の適応となることがある．

- 増殖前糖尿病網膜症の時期は，新生血管の発症を予防する目的で網膜光凝固術が施行されることが多い．
- 重症の増殖糖尿病網膜症である硝子体出血や牽引性網膜剥離では硝子体手術が行われる．

観察のポイント

- 自覚症状が現れにくいため，定期的な眼科受診が必要である（表3）．
- 増殖糖尿病網膜症の症状としては，「小さな虫が飛んでいるように見える」「物がゆがんで見える」「カーテンがかかって見える」などと訴えることが多い．
- 網膜光凝固術や硝子体手術を受けても，血糖コントロールが重要であることを説明する．
- 視力障害によって，患者は失明への恐怖やこれまでのセルフケアへの後悔などネガティブな感情をもつことが多いため，今の身体や眼の状態に対してどのように考えているのかを確認する．
- 視力障害によって，これまでできていた内服や注射，食事，運動療法，フットケアなどのセルフケアの実施が困難になっていないか確認する．日常生活や仕事への影響も確認する（表4）．
- できないことが増え他者へ依存することが多くなったり，他者の今までと異なる対応に戸惑いを感じたりすることがある．

表3 ◆ 糖尿病網膜症の病期と受診の頻度

網膜症の病期	網膜症なし	単純糖尿病網膜症	増殖前糖尿病網膜症	増殖糖尿病網膜症
症状	・なし	・なし ・黄斑部の浮腫があれば，視力低下	・なし ・黄斑部の浮腫があれば，視力低下	・視力低下 ・飛蚊症 ・視野欠損
受診の頻度	6〜12か月に1回	3〜6か月に1回	1〜2か月に1回	2週間〜1か月に1回

表4 ◆ 視力障害による糖尿病のセルフケアへの影響（例）

注射	インスリンの単位が見えない，空打ちの確認ができない
血糖測定	測定値が見えない，血液の吸着ができない
内服	薬の識別ができない，薬袋の文字が読めない
食事療法	調理ができない
運動療法	段差などの危険を察知できない
フットケア	足の観察ができない，爪切りができない

ケアのポイント

● 糖尿病の合併症に糖尿病網膜症があること，病期が進行しないと症状が現れにくいこと，そのため定期受診が必要であることを説明する．

● 糖尿病内科医と眼科医が連携して患者を診察できるよう，糖尿病手帳や糖尿病眼手帳の活用を促す．とくに，血糖コントロール不良の状態が続いた場合に厳格な血糖コントロールを始めると，急激に糖尿病網膜症が進行する場合があるため，連携は重要である．

● 出産によって糖尿病網膜症が悪化する場合があるため，妊娠・出産の希望があるかどうかを確認し，事前に眼科を受診するよう促す．

● 血圧の上昇によって眼底出血などをきたすことがあるため，息止めを行うバルサルバ運動は控えるよう説明する．

● 視力障害によって生じる感情を聞き，受け止める．

● 視力障害によってできなくなった日常生活や糖尿病のセルフケアに対する調整を行う．患者指導時のパンフレットは文字の大きさに配慮する．

● 定期受診や治療の増加によって経済的な負担が増すため，ソーシャルワーカーと連携し，高額療養費制度や身体障害者手帳の申請などの手続きを紹介する．

網膜光凝固術（レーザー治療）

● 治療前に，治療について理解できているか，不安がないかを確認する．

● 患者に以下の注意点を伝える．

- ・新生血管の増殖を予防する治療であるため，視力の回復が目的の治療ではないこと．
- ・網膜光凝固術の合併症として，出血や網膜裂孔をきたし，治療前より視力が低下することがあるが，長期的には，治療を行ったほうが予後がよいこと．
- ・麻酔点眼後にレーザー用のコンタクトレンズをつけて治療を行うが，痛みを伴うこと．
- ・レーザーによってまぶしく感じること．
- ・治療中の急な眼球運動により網膜中心部にレーザーが誤射されると，視力低下をきたす可能性があること．

硝子体手術 ···
- ●術前に，手術について理解できているか，不安がないかを確認する．
- ●患者に以下の注意点を伝える．
- ・術後，腹臥位を保持しなければならないことがあること．
- ・硝子体を空気またはガスに置き換えた場合，気圧の変化によって眼圧が上昇するため，飛行機での旅行や高地（標高1,000m以上）への旅行は術後1〜2か月のあいだは禁止になること．

◆引用文献
1) 日本糖尿病学会 編・著：糖尿病専門医研修ガイドブック，改訂第7版，p284，診断と治療社，2017

Memo

....

....

....

....

....

....

糖尿病合併症

糖尿病合併症
糖尿病腎症

疾患の概要

- 糖尿病腎症は糖尿病発症後約5〜10年の経過で，微量アルブミン尿の出現をもって臨床的に発症する．

- メサンギウム細胞の細胞外基質増加とメサンギウム領域の拡大が引き起こされ，最終的に糸球体硬化を引き起こす．

- 日本透析学会の統計によると，2016年の透析導入患者における主要原疾患の第1位は糖尿病腎症で43.2%，第2位が慢性糸球体腎炎で16.6%，第3位が腎硬化症で14.2%である[1]．

- 1998年に糖尿病腎症が慢性糸球体腎炎に代わって原疾患の第1位になって以来，糖尿病腎症の割合は増加の一途であったが，この数年はほぼ横ばいで推移している．

- 糖尿病腎症の診断は，腎生検による病理診断がもっとも確実であるが，実際の臨床の場で使用される診断基準（**表1**），病期分類を示す（p.107**表1**参照）.

表1 ◆ 糖尿病腎症の早期診断基準

1. 測定対象：尿蛋白陰性か陽性（＋1程度）の糖尿病患者
2. 必須事項
尿中アルブミン値：30〜299mg/g Cr3回測定中2回以上
3. 参考事項
尿中アルブミン排出率：30〜299mg/24hrまたは，20〜199μg/min
尿中IV型コラーゲン値：7〜8μg/g Cr以上
腎サイズ：腎肥大

注1) 高血圧（良性腎硬化症），高度肥満，メタボリックシンドローム，尿路系異常・尿路感染症，うっ血性心不全などでも微量アルブミン尿を認めることがある．
注2) 高度の希釈尿，妊娠中・月経時の女性，過度の運動・過労・感冒などの条件下では検査を控える．
注3) 定性法で微量アルブミン尿を判定するのはスクリーニングの場合に限り，後日必ず上記定量法で確認する．
注4) 血糖や血圧管理が不良な場合，微量アルブミン尿の判定は避ける．

文献2) p.758より引用

- 医師，看護師，栄養士からなるプロジェクトチームにより，糖尿病腎症に対する下記の包括的治療が総死亡率を低下させ，また心血管死，腎症の悪化の抑制に寄与していることが報告されている．

・生活習慣の改善：糖尿病腎症の患者への生活指導基準を**表2**に示す[3]．運動療法が可能な場合，座りがちで身体活動の習慣がない人については，週3〜5日，軽〜中等度の自覚強度で，1日あたり20〜30分の有酸素運動を実施することが推奨される[4]．

・血糖コントロール：低血糖を避けHbA1c7.0%未満を目標とする．

・血圧コントロール：アンジオテンシン変換酵素阻害薬（ACE阻害薬），アンジオテンシンⅡ受容体拮抗薬（ARB）を使用し血圧目標130/80mmHg未満を目指す（尿タンパクが1g/日以上では125/75mmHg未満）[5]．目標達成不可の場合は，他の降圧薬（長時間作用型カルシウム拮抗薬，利尿薬など）を併用する．顕性腎症期の患者に対してはタンパク制限食が勧められる．

・脂質異常症：脂質管理目標－LDLコレステロール値<120mg/dL（心血管既往あるいは<100mg/dL），中性脂肪<150mg/dL，HDLコレステロール値≧40mg/dLで管理する．

- 腎機能の悪化とともに腎性貧血も出現するので注意が必要である．

- また，高カリウム血症もきたしやすく，ACE阻害薬，ARBを投与する際は血清電解質を注意深く観察する必要がある．

- 透析導入はeGFR<15mL/分/1.73m^{2}になった時点で必要性が生じるが，腎不全症候，日常生活の活動性，栄養状態で総合的に判断する（**表3**）．

表2 ◆ 糖尿病腎症生活指導基準

病期	生活一般	食事			
		総エネルギー[注1] kcal/kg標準体重/日	タンパク質	食塩相当量	カリウム
第1期 (腎症前期)	●普通生活	25〜30	20%エネルギー 以下	高血圧が あれば 6g未満/日	●制限せず
第2期 (早期腎症期)	●普通生活	25〜30	20%エネルギー 以下[注3]	高血圧が あれば 6g未満/日	●制限せず
第3期 (顕性腎症期)	●普通生活	25〜30[注4]	0.8〜1.0[注4] g/kg標準体重/日	6g未満/日	●制限せず (高カリウム 血症があれば <2.0g/日)
第4期 (腎不全期)	●疲労を感じ ない程度の 生活	25〜35	0.6〜0.8 g/kg標準体重/日	6g未満/日	<1.5g/日
第5期 (透析療法期)	●軽度制限 ●疲労の残ら ない範囲の 生活	血液透析(HD)[注5] :30〜35	0.9〜1.2 g/kg標準体重/日	6g未満/日[注6]	<2.0g/日
		腹膜透析(PD)[注5] :30〜35	0.9〜1.2 g/kg標準体重/日	PD除水量 (L)×7.5 +尿量(L)× 5(g)/日	●原則制限せ ず

注1) 軽い労作の場合を例示した.
注2) 尿タンパク量,高血圧,大血管症の程度により運動量を慎重に決定する.ただし,増殖網膜症を合併した症例では,腎症の病期にかかわらず激しい運動は避ける.
注3) 一般的な糖尿病の食事基準に従う.
注4) GFR<45では第4期の食事内容への変更も考慮する.
注5) 血糖および体重コントロールを目的として25〜30kcal/kg標準体重/日までの制限も考慮する.
注6) 尿量,身体活動度,体格,栄養状態,透析間体重増加を考慮して適宜調整する.

糖尿病性腎症合同委員会:糖尿病性腎症病期分類2014の策定(糖尿病性腎症病期分類改訂)について. 糖尿病 57:529-534, 2014に基づいて作成

運動[注2]	勤務	家事	妊娠・出産	治療，食事，生活のポイント
●原則として糖尿病の運動療法を行う	●普通勤務	●普通	可	●糖尿病食を基本とし，血糖コントロールに努める ●降圧治療 ●脂質管理 ●禁煙
●原則として糖尿病の運動療法を行う	●普通勤務	●普通	慎重な管理を要する	●糖尿病食を基本とし，血糖コントロールに努める ●降圧治療 ●脂質管理 ●禁煙 ●タンパク質の過剰摂取は好ましくない
●原則として運動可 ●ただし病態によりその程度を調節する	●普通勤務	●普通	推奨しない	●適切な血糖コントロール ●降圧治療 ●脂質管理 ●禁煙 ●タンパク質制限食
●原則として運動可 ●ただし病態によりその程度を調節する	●原則として軽勤務 ●疲労を感じない程度の座業を主とする ●残業，夜勤は避ける	●疲労を感じない程度の軽い家事	推奨しない	●適切な血糖コントロール ●降圧治療 ●脂質管理 ●禁煙 ●タンパク質制限食 ●貧血治療
●原則として運動可 ●ただし病態によりその程度を調節する	●原則として軽勤務 ●超過勤務，残業は時に制限	●普通に可 ●疲労の残らない程度にする	推奨しない	●適切な血糖コントロール ●降圧治療 ●脂質管理 ●禁煙 ●透析療法または腎移植 ●水分制限（血液透析患者の場合，最大透析間隔日の体重増加を6%未満とする）

糖尿病合併症

文献3) より転載

表3◆慢性腎不全透析導入基準

Ⅰ. 臨床症状	1. 体液貯留（全身性浮腫，高度低蛋白血症，肺水腫） 2. 体液異常（管理不能の電解質・酸塩基平衡異常） 3. 消化器症状（悪心，嘔吐，食思不振，下痢等） 4. 循環器症状（重篤な高血圧，心不全，心膜炎） 5. 神経症状（中枢・末梢神経障害，精神障害） 6. 血液異常（高度の貧血症状，出血傾向） 7. 視力障害（尿毒症性網膜症，糖尿病性網膜症） これら1〜7小項目のうち3個以上のものを高度（30点）， 2個を中等度（20点），1個を軽度（10点）とする.		
Ⅱ. 腎機能	血清クレアチニン (mg/dL)[Ccr (mL/分)]		点数
	8以上（10未満）		30
	5〜8未満（10〜20未満）		20
	3〜5未満（20〜30未満）		10
Ⅲ. 日常生活障害度	尿毒症状のため起床できないものを高度		30
	日常生活が著しく制限されるものを中等度		20
	通勤，通学あるいは家庭内労働が困難となった場合を軽度		10
判定	Ⅰ. 臨床症状 Ⅱ. 腎機能　　60点以上を透析導入とする Ⅲ. 日常生活		
	注）年少者（10歳未満），高齢者（65歳以上），全身性血管合併症のあるものについては10点を加算		

[厚生省科学研究・腎不全医療研究部，1991.]

観察のポイント

● 糖尿病腎症は，糸球体濾過量（GFR）と尿中アルブミン排泄量もしくは尿蛋白排泄量によって病期を判断するため，それらの検査データを確認する．GFRは血清クレアチニン値と年齢，性別を掛け合わせた推算糸球体濾過量（eGFR）で代用する．

● 糖尿病腎症が進行しても自覚症状はほとんどないため，GFRやeGFR，血清クレアチニン値，尿素窒素などの検査データや血圧を確認する．

● 腎機能の低下に伴って腎性貧血がみられ，Hbが低下したり，エリスロポエチンによって急激なHbの上昇がみられるため，HbA1cでの血糖コントロールの評価が困難な場合がある．

● 腎機能が低下すると，①老廃物の排泄，②水分調節，③血圧

表4 ◆腎臓の機能と身体的変化

腎臓の機能	身体的変化	
	検査データ	症状
老廃物の排泄	BUN・クレアチニン・尿酸・無機リンの上昇、尿蛋白の出現	尿毒症症状（食欲低下、嘔気、倦怠感、頭痛、瘙痒感、しびれ、思考力の低下、痙攣、意識障害など）
水分調節	胸部X線（CTR）、BNP高値、尿量減少、体重増加	心不全症状（浮腫、咳嗽、息切れ、呼吸困難など）
血圧調節	血圧上昇	
電解質・酸塩基平衡の調節	Na・K・Cl異常、心電図（不整脈）、重炭酸イオン	足がつる、倦怠感
ビタミンDの活性化	無機リンの上昇、カルシウムの低下	骨折しやすい
エリスロポエチンの分泌促進	Hb低下	貧血症状（ふらつき、動悸、倦怠感）

調節、④電解質・酸塩基平衡の調節、⑤ビタミンDの活性化、⑥エリスロポエチンの分泌促進に障害をきたし、**表4**に示すような症状が出現する.

- 糖尿病腎症3期以降では、蛋白質の制限やカリウムの制限など食事療法や運動制限など、これまで実施してきたセルフケアとは異なり、混乱や戸惑いが生じやすい. そのため、混乱や戸惑い、後悔など、患者がどのような思いでいるのかを確認する.
- 症状の出現や治療の変更は心理的・社会的影響を及ぼすため、その影響を確認する.

ケアのポイント

- 糖尿病腎症の認識と思いを確認する.
- 自覚症状がなく、生活に支障がない場合は、糖尿病腎症であることの認識がもてないため、糖尿病の合併症に糖尿病腎症があること、糖尿病腎症の進行予防のためには、血糖、血圧、脂質、体重のコントロールが重要であることを説明する.
- 現在の糖尿病腎症の病期と今後の見通しとしての糖尿病腎症

の経過を伝える.

● 糖尿病腎症であることの認識がもてるよう，自覚症状と検査値の意味を伝える.

● はっきりとした自覚症状は乏しいため，血糖値，血圧，体重，浮腫の有無などの自己モニタリングの必要性を説明する．体重の増減の確認はエネルギーの過剰摂取の目安となるが，糖尿病腎症3期以降では，体液の貯留の目安となることを説明する.

● 腎臓をいたわるためのセルフケアとその必要性を説明する．そのうえで，生活に合わせたセルフケアを患者とともに検討する．食事療法は，栄養士と連携をとりながらかかわる.

・食事療法の変更：蛋白制限，塩分制限，カリウム制限，水分制限，リン制限

・過剰な運動負荷や疲労を回避

・薬物療法（**表5**）：降圧薬，利尿薬，球形吸着炭，活性型ビタミンD₃，リン吸着薬，陽イオン交換樹脂薬，重炭酸ナトリウム

・腎毒性薬剤の使用の差し控え（抗生物質，解熱薬，鎮痛薬，造影剤など）

・感染症や脱水の予防

・禁煙

● 腎機能の低下に伴う薬物の作用遅延による低血糖について説明する.

● 糖尿病腎症悪化時の症状と受診の必要性について説明する.

● 透析導入に関しての意思決定の支援を行う（p.283参照）.

表5◆腎不全治療薬の注意点

腎不全治療薬	注意点
降圧薬	血圧の下がりすぎによるふらつきがある，カリウムが高値となる
利尿薬	脱水に注意する
球形吸着炭	ほかの薬剤の内服から30分〜1時間以上はあける
リン吸着薬	食事の直前〜直後までに内服する
陽イオン交換樹脂薬	便秘に注意する

・透析のイメージや思いを確認する.

・透析のメリットを説明する.

● 混乱や戸惑い, 不安があることに対して共感を示す.

● 今までのセルフケア行動やその努力を労う. 後悔の思いがあることを考慮し, 自己否定につながらないようにかかわる.

● ソーシャルワーカーと連携し, 社会資源を活用する.

◆**引用文献**

1) 日本透析学会:2017年末の慢性透析患者に関する集計
   http://docs.jsdt.or.jp/overview/pdf2017/p017.pdf より 2019年3月13日検索

2) 糖尿病性腎症合同委員会:糖尿病性腎症の新しい早期診断基準. 糖尿病 48(10):757-759, 2005

3) 日本糖尿病学会 編・著:糖尿病治療ガイド2018-2019. p88-89, 文光堂, 2018

4) 厚生労働省:e-ヘルスネット
   https://www.e-healthnet.mhlw.go.jp/ より 2019年12月18日検索

5) 日本腎臓学会編:エビデンスに基づくCKD診療ガイドライン2018. 東京医学社, 2018

◆**参考文献**

1) 日本糖尿病学会 編・著:糖尿病専門医研修ガイドブック, 改訂第7版, 診断と治療社, 2017

2) 糖尿病性腎症合同委員会報告:糖尿病性腎症病期分類2014 の策定(糖尿病性腎症病期分類改訂) について. 糖尿病 57(7):529-534, 2014

3) 日本糖尿病学会 編・著:糖尿病診療ガイドライン2019. 南江堂, 2019

糖尿病合併症

Memo

....

....

....

....

....

....

糖尿病合併症
糖尿病足病変

疾患の概要

- 糖尿病足病変とは，国際的には「神経障害や末梢血流障害を有する糖尿病患者の下部に生じる下肢の感染，潰瘍形成，深部組織の破壊」であると定義される[1]．

- 糖尿病足病変は，糖尿病が引き起こす合併症において，患者のQOLを低下させ，生命予後の短縮をきたす重篤な疾患の1つである．

- わが国では糖尿病人口の増加や高齢化により，合併症の進行や動脈硬化性病変の併発などを背景に近年増加している．

- 糖尿病足病変の成因としては，糖尿病神経障害や末梢血流障害が挙げられる．

糖尿病神経障害

- 糖尿病神経障害には運動神経障害，感覚神経障害，自律神経障害があり，これらが単独または複合的に障害されることが糖尿病足病変の原因となる．

- 糖尿病神経障害に対する検査は，温痛覚，識別覚，振動覚，触圧覚，深部腱反射などがあり，触圧覚は爪楊枝やモノフィラメントを足背および足底に，振動覚はC128Hz音叉を内踝および外踝に，深部腱反射はアキレス腱反射を用いる．

- その他，電気生理学的検査として，運動神経伝導速度（MCV），感覚神経伝導速度（SCV），F波潜時，心電図R-R間隔変動などがある[2, 3]．

末梢血流障害

- 末梢血流障害は，進行性に動脈が狭窄・閉塞する動脈硬化により発生し，糖尿病足病変の原因となるだけでなく，感染制御や肉芽形成などの治癒機転も阻害する．

- 末梢血流障害に対する検査は，足の皮膚の光沢および脱毛，チアノーゼの有無の確認や，皮膚温の測定，足背動脈および

後脛骨動脈などの下肢動脈の拍動触知などがある.

● その他, 画像・生理学的検査として, 足関節上腕血圧比 (ABI) や足趾上腕血圧比 (TBI), 経皮酸素分圧 (TcPO₂), CT/MRアンギオグラフィ, 血管エコー, 下肢動脈造影検査がある[2~3].

観察, 感染症検索 ・・

● 現病歴や既往歴, 生活状況を聴取し, 足の観察を入念に行い, 足底の角化, 乾燥, 亀裂や胼胝, 鶏眼, 疣贅, 足白癬や陥入爪の有無を確認する[3].

● 感染症検索として, スワブを用いた創部の培養検査や血液培養検査を行い, 血液検査による炎症反応上昇の有無, 単純X線検査, CT, MRI, エコー, 骨シンチグラフィなどを用いてガス像, 異物, 骨髄炎の有無を確認する.

治療

● 厳格な血糖コントロールが感染制御の面から重要であり, インスリン頻回注射・持続静脈投与を用いて血糖値の適正化を行う.

● 創部に負荷をかけない免荷は足病変治療に重要であり, 床上安静や免荷パッド, 足底板, 車椅子, 松葉杖などを適宜使用する.

● 表在性潰瘍のように局所的な軽症感染症～中等度の深部感染症の患者では, 好気性グラム陽性球菌による感染が多く, ペニシリン系やセフェム系の抗菌薬を経口または経静脈的に投与する.

● 広範囲の深部感染や骨髄炎, 発熱などの全身症状を有する重症感染症の患者では, グラム陽性菌に加え, グラム陰性菌, 嫌気性菌の混合感染が多く, β-ラクタム薬/β-ラクタマーゼ阻害薬配合剤, セフェム系薬＋クリンダマイシン, クリンダマイシン＋アミノグリコシド系薬あるいはニューキノロン系薬, カルバペネム系薬などの広域抗菌スペクトルを有する抗菌薬を経静脈的に投与し, 起炎菌の同定後, 薬剤感受性の結果により抗菌薬を変更する.

- 糖尿病患者では，メチシリン耐性黄色ブドウ球菌 (MRSA) が起炎菌となる場合が少なくなく，抗菌薬選択においては十分に注意する[2]．
- 糖尿病足病変部の保護や湿潤・清潔の保持が重要であるが，消毒薬の長期使用は肉芽の形成を阻害する可能性があるため避ける．
- 肉芽や上皮の形成を促進するために，外用薬を使用する場合がある．
- 外科的治療としては，壊死組織の除去 (デブリードマン) や切開排膿，植皮や筋皮弁移植による形成外科的再建術，壊疽部分の除去のための外科的小切断 (Chopart関節より末梢での切断) を行う．
- 重症の進行性感染症および広範囲壊疽を有するなどの保存的治療ではコントロールできない場合は，外科的大切断 (Chopart関節より上位での切断) が行われる[2]．

観察のポイント

- 高血糖では抵抗力が低下し，足病変の悪化につながるため，血糖コントロールを確認する．
- 足の皮膚の状態を観察する (図1)．あわせて，浮腫がないか，清潔が保たれているかを確認する．
- 神経障害の有無として，知覚鈍麻やしびれ，痛みを確認する．

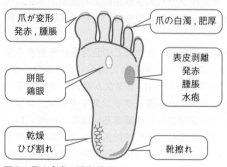

爪が変形
発赤，腫脹

爪の白濁，肥厚

表皮剥離
発赤
腫脹
水疱

胼胝
鶏眼

乾燥
ひび割れ

靴擦れ

図1◆足の皮膚の観察ポイント

- 血流障害として，冷感や，動脈の触知・左右差，間欠性跛行はないかを確認する．
- 姿勢や歩き方が前傾姿勢でないか，靴底の減り方を確認する．
- 生活状況として，立ち仕事ではないか，長靴などを長時間履くことはないかを確認する．
- 喫煙の有無を確認する．
- 足病変の悪化予防のためにはフットケアが重要であるため，視力低下はないかなどを含めたセルフケア能力を確認する．

ケアのポイント

- 毎日，足を観察し，清潔を保つことを説明する．
  - ・運動後や長時間歩いた後はとくによく観察する．
  - ・石けんをよく泡立てて，柔らかいタオルやスポンジで優しく洗う．
  - ・指の間も忘れずに洗う．
  - ・洗った後は水気をよく拭きとり，保湿クリームを塗って保湿する．
- 爪切りは，深爪にならないように説明する．
  - ・爪と足趾が同じくらいの長さになるようし，スクエアカットにする（**図2**）．
- 自分の足に合った靴を履くことを説明する（**図3**）．
  - ・爪先に1cm程度の余裕があり，足の形に合った靴を選ぶ．
  - ・靴の中に石などの異物がないか，確認してから履く．
  - ・素足を避け，靴下を履く．
- 熱傷に注意することを説明する．
  - ・湯たんぽや電気毛布，カイロなどは低温熱傷につながる．
  - ・夏の炎天下に素足で砂浜やプールサイドを歩くと熱傷につな

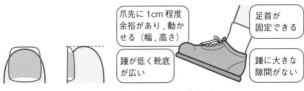

爪先に1cm程度余裕があり，動かせる（幅，高さ）

踵が低く靴底が広い

足首が固定できる

踵に大きな隙間がない

図2◆爪の切り方　　**図3◆靴を選ぶポイント**

がる.
- 自分で処置をしないことを説明する.
- 足に変形がある場合など，胼胝や潰瘍などのトラブル予防のために義肢装具士や理学療法士と協働し，装具の使用を検討する.
- 必要時，形成外科や皮膚科，整形外科，血管外科などの医師とも連携する.
- 糖尿病看護認定看護師や皮膚・排泄ケア認定看護師などのリソースも活用する.

◆引用文献
1) International Diabetes Federation: IWGDF Guidance on the prevention and management of foot problems in diabetes 2015 https://iwgdfguidance.org/guidance/ より2019年3月14日検索
2) 日本糖尿病学会 編・著：糖尿病専門医研修ガイドブック，改訂第7版，p.315-320，診断と治療社，2017
3) 柏崎耕一ほか：糖尿病足病変．糖尿病看護ビジュアルナーシング（平野勉監，柏崎純子編）．p154-173，学研メディカル秀潤社，2015

Memo

....

....

....

....

....

....

....

糖尿病合併症
動脈硬化（糖尿病大血管障害）

疾患の概要

動脈硬化とは ・・

- 動脈が加齢とともに弾力性が失われて固くなったり，動脈内にさまざまな物質が沈着して血管が狭くなり，血液の流れが滞る状態を「動脈硬化」という．

- 動脈硬化は加齢，糖尿病，高血圧，脂質異常，喫煙など種々の原因が重なって進行するが，糖尿病では，高血糖により惹起されるポリオール経路の亢進，プロテインキナーゼC（PKC）活性の異常，ヘキソサミン経路の亢進，酸化ストレスの亢進，終末糖化産物（AGEs）-AGE受容体（RAGE）系の亢進などやインスリン抵抗性（高インスリン血症）が血管平滑筋細胞，血管内皮細胞に影響を及ぼすことにより生じる[1]．

- 動脈は内膜・中膜・外膜の三層構造を呈しているが，動脈硬化は，中等度以上の太さの動脈の内膜に変化が起こる「粥状硬化」，おもに中膜が硬化した「中膜硬化」，末梢の細い動脈が硬化した「細動脈硬化」の3種類に分類される[2]．

- 臨床的にもっとも問題となるのは粥状硬化であり，大動脈，脳動脈，冠動脈などの比較的太い動脈に発生し，内膜にコレステロールなどの脂肪からなる粥腫（アテローム）が形成され，次第に肥厚して動脈内腔が狭くなることが特徴である．

糖尿病大血管障害とは ・・・・・・・・・・・・・・・・・・・・・・・・・・・・・・・・

- 糖尿病に発生する，おもに粥状硬化を原因とした動脈硬化は，糖尿病大血管障害とよばれ，虚血性心疾患である狭心症や心筋梗塞などの冠動脈疾患や，脳梗塞などの脳血管疾患，糖尿病足病変などの末梢動脈疾患（PAD）といった重大な疾患を引き起こす．

＜冠動脈疾患＞

- 糖尿病における冠動脈疾患は，わが国では健常人と比較して

表1◆糖尿病における冠動脈疾患にみられる症状

心電図	・異常Q波 ・1mm以上のST低下 ・陰性T波
心エコー	・左室駆出率 (EF) 低下 ・壁運動の局所的異常
心筋シンチグラム	・虚血心筋への集積低下
冠動脈CT 冠動脈造影検査	・冠動脈有意狭窄

発症頻度は約2～3倍と報告されており[3, 4]，複数枝かつ複数個所に出現することが多く，心不全合併例も少なくなく予後不良で死亡率が高い.

●糖尿病性神経障害の強い糖尿病では，典型的な胸部症状を認めないことがあり（無症候性心筋虚血），**表1**に示す症状の有無により診断する.

＜脳血管疾患＞

●糖尿病における脳血管疾患は，わが国では健常人と比較して発症頻度は約1.6～3倍と報告されており[3]，脳梗塞の3大病型（アテローム血栓性梗塞，ラクナ梗塞，心原性脳塞栓）のいずれも糖尿病が発症リスクとなる. NIHSS (National Institute of Health Stroke Scale) を用いた神経学的診察や**表2**に示す症状の有無により診断する.

表2◆糖尿病における脳血管疾患にみられる症状

CT/CT angiography	・皮髄境界消失 ・レンズ核の不明瞭化 ・脳溝消失 ・閉塞した中大脳動脈の高吸収変化
MRI/MR angiography	・拡散強調画像（DWI）における高信号領域 ・脳主幹動脈の閉塞・狭窄

表3◆糖尿病における末梢動脈疾患にみられる症状

観察	・Fontaine分類を用いた自覚症状 ・大腿動脈，膝窩動脈，後脛骨動脈，足背動脈の拍動 ・脈波伝播速度（PWV）の上昇 ・足関節上腕血圧比（ABI）および足趾上腕血圧比（TBI）の低下
血管エコー	・カラードップラー法におけるカラー表示の低下・消失
CT angiography MR angiography	・下肢血管の閉塞・狭窄

＜末梢動脈疾患＞

● 糖尿病における末梢動脈疾患は，糖尿病における動脈硬化性疾患のなかでもっとも多いとされており，浅大腿動脈から膝窩動脈，腓骨動脈，足背動脈，足趾動脈にまで及ぶ．

● 表3に示す症状の有無により診断する．

治療

冠動脈疾患

● 冠動脈疾患に対する治療は，ステント留置術などの冠動脈形成術や冠動脈バイパス術などの外科的治療による冠動脈血流維持と，再発予防のための内科的管理が必要である．

● HbA1c＜7.0％を目標として血糖管理を行い，あわせて血圧・脂質管理も行う．

● 抗血小板薬やβ遮断薬の内服も併用する．

● 経口糖尿病治療薬では，大規模臨床研究によりメトホルミン塩酸塩やピオグリタゾン塩酸塩，エンパグリフロジンに心血管イベント抑制効果が報告されている．

脳血管疾患

● 脳血管疾患に対する治療は，発症4.5時間以内の超急性期であれば，病型にかかわらず，組織プラスミノーゲン活性化因子（tPA）療法が考慮される．

● 血糖値：50mg/dL未満，401mg/dL以上では禁忌であり，コントロール不良の糖尿病，糖尿病性出血性網膜症・出血性眼症や重篤な腎障害では慎重投与とされており，糖尿病に対

しては適応を慎重に判断する.

● 急性期〜慢性期では，アテローム血栓性梗塞およびラクナ梗塞に対しては抗血小板薬やトロンボキサンA_2合成阻害薬や選択的トロンビン直接阻害薬の内服を，心原性脳塞栓に対しては抗凝固薬の投与を行う.

● 急性期の脳梗塞に対しては積極的な降圧治療は行わず，急性期以後は血圧:140/90mmHg未満（抗血栓薬内服中は130/80mmHg未満）を目標に血圧管理を行い，低比重リポ蛋白(LDL)<120mg/dL，高比重リポ蛋白(HDL)>40mg/dLを目標とした脂質管理も行う.

● 現在，急性期〜慢性期の脳血管疾患に対する積極的な血糖管理目標は明確に定められていないが，大規模臨床研究により，経口糖尿病治療薬のピオグリタゾン塩酸塩で脳卒中イベント抑制効果が報告されている[5].

末梢動脈疾患

● 末梢動脈疾患に対する治療は，Fontaine分類II度以下では，血圧・脂質・血糖コントロールおよび禁煙指導などのリスク因子の管理や運動療法，クロピドグレル硫酸塩やシロスタゾール，サルポグレラート塩酸塩などを用いた薬物療法を行う.

● Fontaine分類III度以上（p.291 **表1**参照）では，経皮的血管形成術（PTA）やバイパス手術などの血行再建が行われる.

抗血栓療法

● 抗血栓療法に使用する薬剤としては，アスピリンやクロピドグレル硫酸塩，プラスグレル塩酸塩，シロスタゾール，オザグレルナトリウムなどの抗血小板薬や，ダビガトランエテキシラートメタンスルホン酸塩などの経口トロンビン直接阻害薬，リバーロキサバン，アピキサバン，エドキサバントシル酸塩などの経口直接Xa阻害薬，ヘパリンやアルガトロバン，ワルファリンなどの抗血栓薬が使用される.

● 薬剤使用における注意点としては，出血についてはとくに注意を要し，皮下出血や鼻出血，歯肉出血をはじめ，頭蓋内出

表4◆虚血性心疾患

	狭心症	心筋梗塞
症状の起こり方	突然	突然, 前駆症状なし
症状	胸痛, 心窩部痛, 胸部圧迫感	激しい胸痛, 放散痛 (肩や歯などの痛み), 冷汗
症状の持続時間	1〜5分以内, 長くても30分以内	30分以上〜数時間
ニトログリセリンの効果	(多くは) 著効	無効
心電図変化	ST低下, T波平坦	ST上昇, 異常Q波
血液データの変化 (CPK, CPK-MB, WBC)	変化なし	上昇

血や消化管出血, 腹腔内出血などの重篤な出血をきたす可能性がある.
- その他では, 蕁麻疹や肝機能障害, アスピリンによるアスピリン喘息, ヘパリンによるヘパリン起因性血小板減少症などの薬剤固有の副作用の出現や, 他の薬剤との相互作用についても注意が必要である.

観察のポイント

- 血糖コントロールの状態だけでなく, 血圧や脂質, 体重のコントロールの状態も不良であると動脈硬化のリスクになるため, それらのコントロール状態を確認する.
- 血糖や血圧, 脂質, 体重のコントロールは食事や運動によって大きく影響するため, 食事療法と運動療法の実施状況を確認する.
- 禁煙の有無を確認する.

虚血性心疾患 (表4) ･･････････････････････････････

- 胸痛や胸部圧迫感などが自覚症状としてある.
- 神経障害がある患者では, 痛みを感じにくい場合がある (無痛性心筋梗塞).

脳血管疾患 ･･････････････････････････････････････

- 片麻痺や歩行困難などの運動障害や, 呂律障害などの言語障

害，しびれなどの感覚障害，複視や視野欠損などの視覚障害の有無を観察する.

末梢動脈疾患 ･･････････････････････････････････････

● 下肢の冷感やしびれ，疼痛の有無を観察する.
● 下肢の左右の足背動脈や後脛骨動脈の拍動を確認する.

ケアのポイント

● 血糖や血圧，脂質，体重のコントロールと禁煙が動脈硬化のリスクを低下させるため，食事療法や運動療法，禁煙の必要性を説明する.
● 定期的に動脈硬化の評価のための検査を受けることを促す（p.111参照）.
● 脱水によって血液中の水分が失われて血栓が生じやすく，心筋梗塞や脳梗塞を発症しやすいため，入浴の前後や運動の前後などの水分補給を勧める. とくにSGLT2阻害薬を内服している場合は脱水になりやすいため，注意する.
● 禁煙に関しては，禁煙外来を紹介し，禁煙補助薬を用いて禁煙を勧めることが有効である.
● 末梢動脈疾患がある場合は，バージャー体操を促す. またフットケアも重要である.
● 虚血性心疾患や脳血管疾患の症状が出現した場合は，直ちに病院に連絡し，受診することをあらかじめ説明する.
● 虚血性心疾患の既往がある場合は，医師や理学療法士と連携し，心機能の状態に応じた運動療法のプログラムを実施する.
● 脳梗塞によって麻痺やしびれなど後遺症が残っている場合は，環境の調整を行い，転倒に注意する.

◆引用文献
1) 日本糖尿病学会 編・著:糖尿病専門医研修ガイドブック，改訂第7版，p279-283，診断と治療社，2017
2) 金子貴美江:動脈硬化（糖尿病大血管障害）. 糖尿病看護ビジュアルナーシング（平野勉監，柏崎純子編）. p178-183，学研メディカル秀潤社，2015

3) Fujishima M et al：Diabetes and cardiovascular disease in a prospective population survey in Japan：The Hisayama Study. Diabetes 45：S14-S16, 1996

4) 山田信博ほか：厚生労働科学研究補助金 臨床研究基盤整備推進研究事業 糖尿病における血管合併症の発症予防と進展抑制に関する研究 (JDCS).平成18年度総括研究報告書, p38-53, 2007

5) 日本糖尿病学会 編・著：糖尿病専門医研修ガイドブック, 改訂第7版, p321-332, 診断と治療社, 2017

糖尿病合併症

Memo

....

....

....

....

....

....

....

....

....

....

....

....

....

....

....

糖尿病合併症
感染症

疾患の概要

● 感染症は，細菌，ウイルス，真菌（カビ）の感染により生じる病態の総称である．

● 糖尿病患者は易感染状態である．

● とくにコントロール不良な糖尿病患者は，免疫力が低下しており，さまざまな感染症にかかりやすく，重症化しやすい（**表1**）．

● 糖尿病の合併症である神経障害により痛みを感じにくくなり，発見が遅れることがある．また，微小循環障害により損傷部の修復が遅れることがある．

● 感染症そのものが血糖値を著しく上昇させるため，適切な血糖管理を行っていない状態では，感染が進行し治りにくく，経過が長引く悪循環が生じる．

表1 ◆ 糖尿病患者の免疫機能低下のしくみ

高血糖	➡ 白血球反応の低下 ➡ 感染症の重症化
	（多核白血球，単球の接着，遊走，貪食殺菌能の低下）
	➡ 細胞性免疫の低下 ➡ 易感染性
	（感染に対する増殖反応の低下）

Memo

....

....

....

....

....

....

表2◆糖尿病患者に多くみられる感染症

部位	感染症
頭頸部	歯周病感染，口腔カンジダ症，食道カンジダ症，<u>鼻脳型ムコール症，悪性外耳道炎</u>
尿路	無症候性細菌尿，膀胱炎，腎盂腎炎，腎膿瘍，腎周囲膿瘍，気腫性膀胱炎，気腫性腎盂腎炎
皮膚軟部組織	手術部位感染症，足感染症（足白癬含む），骨髄炎，壊死性筋膜炎，<u>フルニエ壊疽</u>，<u>非クロストリジウム性ガス壊疽</u>
下気道	肺炎，肺膿瘍，肺結核
腹部	胆石性胆嚢炎，気腫性胆嚢炎，サルモネラ感染症，カンピロバクター感染症，リステリア感染症

※<u>下線</u>の疾患は，頻度は低いが糖尿病患者に特異的で致死的な場合もあり注意が必要.

- **表2**に糖尿病患者に多くみられる感染症を挙げる．とくに多いものは，呼吸器感染症，皮膚感染症，尿路感染症，胆嚢炎である．
- 皮膚感染症のうち，とくに足部の感染は靴擦れや軽度の傷が潰瘍となり壊疽の原因となることがあるため，日頃から足の観察をするなど注意が必要である．

治療

- 抗菌薬投与前に，適切な検体を採取し，感染源の特定，起炎菌の特定を行う．検体としては，血液，喀痰，尿，分泌物などの培養検査，塗抹検査がある．
- 糖尿病患者では重症化しやすいため，早期から適切な抗菌薬を十分量投与する．
- 感染症に対する治療と並行し，血糖値140～180mg/dL程度を管理目標とし，血糖コントロールを行う．厳格な血糖コントロールを行いすぎると重症低血糖の危険性があるため注意する．
- メトホルミン塩酸塩やSGLT2阻害薬を内服している場合は，シックデイへの対応に準じ，原則として中止する．その他の内服薬は，食事摂取が可能であれば継続することもあるが，重症感染症の急性期はインスリン療法が望ましい．
- ケトーシス合併など著しい高血糖である場合は，絶食のう

表3 ◆ 感染症の種類と症状

感染症の種類	疾患名	症状
呼吸器感染症	肺炎	咳嗽，喀痰，呼吸困難
	インフルエンザ	咽頭痛，関節痛
尿路感染症	膀胱炎	排尿時痛，残尿感，頻尿
	腎盂腎炎	腰背部痛，膀胱炎症状
皮膚感染症	カンジダ腟炎	陰部の瘙痒感，白色帯下の増加
	壊死性筋膜炎	浮腫，熱感，水疱，疼痛

え，補液，インスリン静脈内持続療法（インスリンポンプ）を開始する．

● 経口摂取を継続する場合は，インスリン固定注射とする．

● 経口摂取不良時は，補液中のブドウ糖量に応じた速効型インスリンの混注，または，インスリンスライディングスケール（血糖値に応じた速効型インスリンの投与）とする（p.258図2参照）．

● 感染症の病状の改善とともにインスリン抵抗性が改善し，必要インスリン量は減少する．血糖値の推移をみながら適宜インスリンを減量し，低血糖にならないように注意する．

観察のポイント

● 体温を測定するとともに，発熱に伴う随伴症状である倦怠感や食欲不振，食事や水分の摂取状況などを観察する．

● 糖尿病患者では，呼吸器感染症や尿路感染症，皮膚感染症などが多く，その感染症の種類に合わせた症状の観察を行う（**表3**）．

● 血糖測定を頻回に行う．

Memo

. . . .

. . . .

. . . .

. . . .

感染症発症時 ･･･････････････････････････････

● 安静と保温に努める.

● 糖尿病患者が感染症に罹患すると, サイトカインの増加によりインスリン抵抗性が増大し高血糖となるため, 血糖測定を行う.

● 水分摂取を促す. 脱水症状が強い場合は, 点滴による補液を行う.

● 感染症罹患時に食欲不振などがある場合, 糖尿病の内服薬を継続することで低血糖をきたしたり, 脱水を助長させたりすることがあるため, 内服薬の調整を行う.

● 血糖コントロールはインスリンで行うことが多く, インスリンに対して抵抗感があることもあるため, その必要性を説明する.

● 感染症が改善するとインスリン抵抗性が改善され, 血糖値が低下するため, 低血糖に注意する.

感染予防 ･･･････････････････････････････････

● 血糖コントロールが不良となると免疫機能が破綻するため, 日頃から血糖コントロールを良好に保つ必要がある.

● 感染症にかかった場合のシックデイルールについて説明しておく.

＜呼吸器感染症＞

● 手洗い, うがい, マスクの着用といった基本的な気道からの感染予防に努める.

● 感染症の重症化予防のため, インフルエンザワクチンや肺炎球菌ワクチンの予防接種を促す.

● 歯磨きも肺炎予防に有用である.

● 高齢者で義歯を使用している場合は, 義歯の洗浄を行う.

＜尿路感染症＞

● 膀胱内に細菌を残さないように水分を多くとるよう促し, 尿意を我慢しないようにする.

糖尿病合併症

- SGLT2阻害薬を内服している場合は，膀胱炎やカンジダ腟炎などを起こしやすいため，陰部の清潔を保つとともに，脱水予防に努める.

＜皮膚感染症＞

- 皮膚の清潔を保つ.
- とくに足は念入りに保清する. ただし，ナイロンタオルやアカスリタオルなどで強くこすると，必要以上に皮脂を落とすことになり，さらに乾燥する. 綿素材のタオルを用いたり，手で優しく洗うことを勧める.
- 高齢者や神経障害がある患者では皮膚の乾燥があり，皮膚のバリア機能が低下し，細菌などの異物が侵入しやすくなっていることから，日頃から保湿剤を用いて保湿を行うことを促す.

◆参考文献
1) 浜田禅ほか：糖尿病患者の感染症の診断とケア. Modern Physicisn 35 (1)：84, 2015
2) 金子貴美江：感染症. 糖尿病看護ビジュアルナーシング (平野勉監, 柏木純子編). p184-188, 学研メディカル秀潤社, 2015

Memo

....

....

....

....

....

....

....

....

糖尿病合併症
認知症

疾患の概要

認知症とは

- 認知症とは「生後，正常に発達した種々の認知機能がなんらかの障害によって持続的に低下し，日常生活・社会生活に支障をきたしている状態」のことを意味する．

- 認知症の診断は病歴，現症，神経学的所見をもとに行われるが，その際に改訂長谷川式簡易知能評価スケールなどの神経心理学的検査が広く用いられている．

- また，認知症の病型診断には頭部MRIによる形態学的検査や，PET/SPECTを用いた脳機能画像検査がきわめて有用である．

糖尿病合併症としての認知症

- 糖尿病はアルツハイマー型認知症をはじめとする認知症の重要な危険因子であることが明らかになってきた．

- 糖尿病では認知機能低下だけでなく，アルツハイマー型認知症を約1.5倍，脳血管性認知症を約2.5倍起こしやすい[1]．

- 高血糖のみならずインスリン抵抗性，血糖の日内変動や治療に伴う低血糖も認知症発症のリスクであることが指摘されている．

- 高齢の糖尿病患者における重症低血糖は，認知機能低下または認知症のリスクを高める．また，認知機能障害が重症になるにつれて，重症低血糖のリスクが高まるという悪循環をきたす．

- 糖尿病はさまざまな機序を介して，認知症のリスクを上昇させると考えられている[2]．糖尿病は脳動脈硬化を促進して脳梗塞を発生させるとともに，細小血管病変を引き起こして潜在的な脳虚血を惹起し，脳血管性認知症の原因となる（**図1**）．

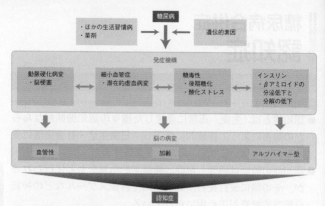

図1◆糖尿病における認知症発症の機序

文献2)より引用

治療

● 糖尿病に関しては，以下の4つが治療のポイントである．
　①血糖値の下限値をやや高めに設定して，高血糖を是正する．
　②血糖値の変動を最小限に抑える．
　③インスリン抵抗性を軽減する．
　④合併する生活習慣病の管理を行う．

● 認知症の治療は，薬物治療だけでなく，リハビリテーションやケアなどの非薬物療法も重要となる．

● 薬物治療はアセチルコリンエステラーゼ阻害薬とNMDA受容体アンタゴニストが使用可能である．

● これらの薬剤は認知症の病態を改善する疾患修飾薬ではなく，認知機能を一定期間改善する症状改善薬であるため，認知症の早期から薬物療法を開始することが望ましく，非薬物療法を併用した包括的な治療を行う必要がある．

Memo

観察のポイント

● 認知症の中核症状と行動・心理症状（BPSD）（**表1**）の有無，程度を確認し，それによって糖尿病のセルフケアの何ができないのか，どんなサポートが必要なのかを把握する．

● 認知症と診断されていない場合は，日常生活のなかで認知症を疑うような行動がないかを観察する（**表2, 3**）．

ケアのポイント

● 患者の思いを尊重することが支援の原則である．

・ADLとニードに応じたケアを提供する（行動範囲の制限によって認知症症状の悪化をまねく）．

・治療やケアに伴う苦痛を最小限にする（突然中止しない，説明する）．

・これまでの生活との変化を最小限にする（運転は中止してもらう）．

・ケアによる恐怖心をもたらさない（認知機能の低下によって，ケアの提供者である看護師と会うことや注射器などを「初めて」ととらえているため，毎回，名前を名乗ったり，使い方や使用目的を説明し，一緒に行う）．

● 中核症状に合わせて目標と療養行動を調整する．

・目標：低血糖や著しい高血糖がない（HbA1c 8.0%）．

・療養行動：複雑でないシンプルな方法を検討する．

> 例：インスリンの単位を朝昼晩，同じ単位にする．
>   インスリンの注入ボタンを押す時間をインスリンの単位と同じにする．

● 食前や食後の内服薬となると飲み忘れにつながりやすいため，内服薬の作用に応じてすべて食前に内服するなど，医師や薬剤師と内服時間について相談する．

● 口渇や低血糖などの症状を感じにくく，シックデイや低血糖をきたしやすいため，日頃から脱水予防に努め，家族にも症状や予防，対応を説明しておく．

表1◆認知症における中核症状と行動・心理症状（BPSD）

中核症状	・記憶障害（新しいことを覚えられない） ・見当識障害（月日や場所を認識できない） ・高次脳機能障害（失行・失認・失語） ・実行機能障害（段取りができない）
行動・心理症状 （BPSD）	・幻覚・妄想・暴言・徘徊・不穏・せん妄など ・意欲や自主性の低下・感情鈍麻・うつなど

表2◆アルツハイマー型認知症と脳血管性認知症の特徴

	アルツハイマー型認知症	脳血管性認知症
脳の変化	老人斑（アミロイドβ） 神経原線維変化（タウ蛋白）	虚血
初期症状	物忘れ	物忘れ，意欲の低下
特徴的な症状	認知機能障害（判断力の低下） 物忘れ，物とられ妄想 徘徊，取り繕い	認知機能障害（まだら認知症） 感情のコントロールがうまく いかない，注意力低下
進行状況	記憶障害から始まり，徐々に進行（第1期⇒第2期⇒第3期）	急に発症し，脳血管障害のたびに段階的に進行

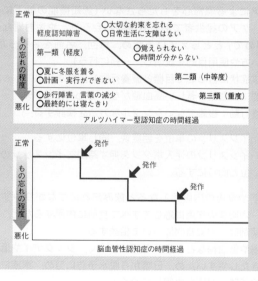

表3◆日常生活のなかで認知症を疑わせる行動

- ・物忘れ（置き忘れやしまい忘れ）が多い
- ・ついさっきのことが思い出せない
- ・同じことを何度も言ってくる，聞いてくる
- ・処方箋を紛失する，飲み忘れが多くなる
- ・受診日を間違える，昔話が多くなる
- ・些細なことで怒り出す
- ・意欲がなくなった，自分から行わない
- ・身だしなみを気にしない，適切でない
- ・味付けが濃くなる

- ● これまでの生活と最小限の変化となるように療養行動を調整する.
- ・入院中から退院後の生活に近づけて習慣化する.
- ● BPSDへの対策を考え，指導する.
- ・今まで使用していた手帳やメモなどを活用する.
- ・情報量は少なく，患者のペースに合わせて根気よく，一緒に実施する.
- ● サポート体制を調整する.
- ・家族の負担を考慮しながら，家族や社会資源を活用する.

◆**引用文献**
1) Cheng G et al：Diabetes as risk factor for dementia and mild cognitive impairment：a meta-analysis of longitudinal studies. Intern Med J 42：484-491, 2012
2) Biessels GJ et al：Risk of dementia in diabetes：a systematic review. Lancet Neurol 5：64-74, 2006

糖尿病合併症

Memo

....

....

....

....

....

....

....

糖尿病合併症
歯周病

疾患の概要

歯周病とは

- 歯の喪失を引き起こす口腔内の2大疾患は「う蝕」と「歯周病」であり，その発症や進行のおもな原因は細菌性プラーク（歯垢）の放置によるものである．

- 歯垢中の有機成分のほとんどは口腔細菌であり，これら細菌は**バイオフィルム**とよばれる細菌集合体を形成し，共生・共存している．

- 歯周病は口腔細菌（おもに嫌気性菌）によって引き起こされる**感染性炎症性疾患**であり，歯肉病変と歯周炎に大別される．

- 歯肉病変は炎症性病変が歯肉にのみ生じたもので，歯周炎は炎症性病変が深部に波及し，歯を支える組織の破壊を伴うものである．歯周炎が進行すると，最終的に歯の脱落に至る．

- 一般的に歯周炎は慢性の経過をたどり，徐々に進行するのが特徴である．

- 生体の防御反応の低下を伴う全身疾患や，ストレス，喫煙，食生活などの生活習慣もその進行程度に関係する．

- 多くは35歳以上で発症し，中高年層の歯を喪失する原因の第1位の疾患である．

- 口腔細菌は歯周病のみならず，糖尿病をはじめ，誤嚥性肺炎，感染性心内膜炎や動脈硬化症，さらに早産・低体重児出産など多くの全身疾患の発症や進行に関連している可能性が示唆されている．

糖尿病と歯周病

- 重度の歯周病を放置すると，糖尿病の発症あるいは耐糖能異常を生じる可能性があり，また糖尿病の放置は歯周病の発症リスクを上げるという数多くの報告から，歯周病は糖尿病の合併症の1つとして注目されるようになった．

- 1型および2型糖尿病患者ともに，血糖コントロール不良の

場合は歯周病を悪化させると考えられている.

治療

- 歯周治療を適切に行うためには，歯周組織検査などを実施し，歯肉の炎症や組織破壊の程度を把握することが重要である．また，全身疾患を有する場合は医師と連携をとり，全身状態を考慮し治療を行う.
- 歯垢の放置が原因であるため，患者の日々行う口腔清掃（**プラークコントロール**）が継続的に行えているかどうかが，治療の成否に非常に重要である.
- 歯科医師が歯石除去などの処置で口腔環境を整えることにより，患者がプラークコントロールしやすい口腔内へと改善することが治療の基本である.
- 治療終了後は再発予防のため，定期的なメンテナンスで口腔環境をチェックする必要がある.
- 糖尿病患者が歯周病を有する場合，歯周治療を行うことがHbA1cの改善に有効である.
- 血糖コントロール不良な糖尿病患者の場合は歯周治療後の再発リスクが高いため，血糖コントロールを十分に行うとともに，定期的な口腔内のメンテナンスをより厳密に行う必要がある.

観察のポイント

- 血糖コントロールが不良な状態であると，白血球の機能低下をきたし，歯周病になりやすい状態となるため，血糖コントロールの状態を確認する.
- 歯周病は，歯肉病変，歯周炎の順で進行するため，進行とともに腫脹が増強し，出血もしやすくなる（**表1**）.

ケアのポイント

- 血糖コントロールを良好に保つことが，歯周病の発症・進行の予防につながることを説明する.
- 歯周病の治療が血糖コントロールの改善につながるため，毎日のプラークコントロールが重要であることを説明する.

糖尿病合併症

表1◆歯周病の症状

歯肉病変	歯周炎
・歯肉が赤い ・歯肉の腫脹 ・歯みがきや食事のときの歯肉からの出血	・歯肉が赤紫色 ・歯肉の腫脹の増強 ・歯みがきや食事のときの歯肉からの出血 ・歯と歯の間が広がり，食物が詰まりやすい ・歯肉が退縮し，歯が長く見える ・歯周ポケットが深くなり，歯槽骨が溶ける

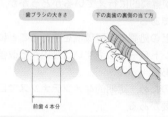

歯ブラシの大きさ　　　下の奥歯の裏側の当て方

前歯4本分

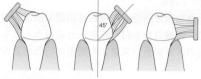

内側の歯ブラシの当て方　歯と歯肉の境目の当て方　外側の歯ブラシの当て方

45°

下顎の前歯4本分くらいの小さめの歯ブラシで，植毛部の幅が狭いものを選択し，歯ブラシを当て，振動程度に小刻みに動かす

図1◆歯ブラシの当て方

- プラークは，歯みがきや歯間ブラシ，デンタルフロスを使って取り除く．洗口液を用いたプラークコントロールも有効である．必要時，歯科衛生士と連携をとり，効果的なブラッシングの方法を指導する（**図1**）.
- 定期的に歯科で歯石の除去を行うことを説明する.
- 糖尿病内科医と歯科医が連携して患者の診察ができるよう，糖尿病手帳の活用を促す.
- 喫煙者は非喫煙者にくらべ2〜9倍，歯周病の罹患率が高いと報告されているため，禁煙を促す.

◆**参考文献**
1) 日本歯周病学会：歯周病の検査・診断・治療計画の指針2008

糖尿病の特殊な病態
1型糖尿病

疾患の概要

- 1型糖尿病は，膵ランゲルハンス島β細胞の破壊的病変によりインスリンの欠乏が生じることによって起こる糖尿病と定義される．

- 膵ランゲルハンス島β細胞の破壊が進展して，最終的にはインスリンの絶対的欠乏に陥ることが多いため，ほとんどの症例が生存にインスリンが必要なインスリン依存状態となる．

- 多くの症例はウイルス感染をトリガーとした免疫異常の結果，膵ランゲルハンス島β細胞が破壊されると考えられている．

治療

- 典型的な1型糖尿病では，内因性インスリン分泌が絶対的に不足するために，適切にインスリン補充を行うことが治療のポイントである．

- 1型糖尿病のインスリン治療は，強化インスリン療法が中心となる．

強化インスリン療法 ···

- インスリンの頻回注射療法，または持続皮下インスリン療法（CSII）に血糖自己測定（最近では持続血糖測定の場合もある）を併用し，医師の指示に従い，患者自身がインスリン注射量を決められた範囲で調整しながら良好な血糖コントロールを目指す方法である．

- とくに追加インスリンは，血糖自己測定値や食事内容により，患者が自ら能動的にインスリン投与量を調整する．

- 海外の臨床研究により，良好な血糖値を目指す強化インスリン療法は，細小血管合併症のみならず，大血管合併症の進展を予防・抑制することが報告されている[1]．

- 頻回注射療法は，インスリンの作用時間が長い持効型インスリンにより基礎インスリンを補充し，食（直）前に投与する

（超）速効型インスリンにより追加インスリンを補充する.

- CSIIにおいて, 基礎インスリンは事前にインスリン注入ポンプにプログラムされた単位数が投与され（主治医の指示のもとに設定する）, 追加インスリン（ボーラス）はノーマルボーラス, スクエアウェーブボーラス, デュアルウェーブボーラスといった注入方法の選択が可能である.

観察のポイント

- 1型糖尿病の発症は突然で, インスリン注射が必須であるため, 1型糖尿病であることやインスリン注射のある生活を受け入れることは容易ではない. そのため, 患者の疾患や治療の受け入れ状態を確認する.
- 疾患に関する知識をどの程度もっているか, 高血糖や低血糖に対してどのように考えているかを確認する.
- 発達課題や社会的役割を確認する.
- 生活パターンや職業, ライフイベントを確認する.
- インスリン注射を続けていく必要があるため, 経済状況に関して確認する.

•••Column•••

スマートガイド機能

　日本メドトロニック社のミニメド640Gシステムにはスマートガード機能が備わっているため, 持続血糖測定を併用した場合, 低グルコース一時停止, 低グルコース前一時停止の2種類による基礎インスリン注入の自動停止が可能となり, 1型糖尿病患者の重症低血糖のリスク回避が期待されている.

Memo

....

....

....

患者教育

- 1型糖尿病患者に対する患者教育は，すべてを通り一遍に指導するのではなく，患者の生活，理解度，精神面に配慮しながら進め，繰り返し行う．

- 患児，患者またその家族が，糖尿病とそれを取り巻く問題に立ち向かえるように手助けをしていこうという気持ちが大切である[1]．

- 1型糖尿病の療養指導にかかわる医療関係者は，1型糖尿病と2型糖尿病の本質的な違いを理解することが肝要である[2]．

- 発症時は，倦怠感や眠気などがある場合が多く，体調に配慮したうえで指導を行う．

- 新規の発症の場合は，疾患の特徴を説明し，疾患を受容することができるように時間をかけてサポートする．

- ほかの1型糖尿病患者からアドバイスをもらったり，患者自身が悩みを打ち明けたり，またそれを傾聴してもらうことにより，疾患の理解，受容が得られやすくなることもある．1型糖尿病患者会なども積極的に活用する．

インスリン療法

- インスリンの種類と単位数，責任インスリン（その時間帯の血糖値に最も影響するインスリンのこと）の考え方，食事と血糖の関係，運動と血糖の関係などを理解してもらう．

- 患者の生活に合わせてインスリン量を調整していくことが必要であるため，生活パターンのなかの血糖の変動に影響を及ぼす要因を確認する（**表1**）．

- 運動する前のインスリンは減量し，運動中・運動後にも低血

表1 ◆生活パターンのなかの血糖変動に影響を及ぼす要因

食事	食事時間，食事量と内容（炭水化物や脂質の割合，食物繊維），間食の有無，アルコールの摂取状況，低血糖時の補食内容と量など
活動	生活習慣，運動習慣（内容，実施時間），睡眠状態，通勤スタイル，仕事内容，家事などの日常生活での活動と時間，入浴時間など
ライフイベント	旅行，冠婚葬祭，試験など

糖に注意し，血糖測定してもらい，適切な補食の量・種類を提案する．

● 運動の種類によっては，運動後のみならず翌日の日中まで血糖値が低下しやすいこともあり，個々の患者の特徴を把握することも大切である．インスリン減量による運動後のケトーシスにも注意する．

● 登山など長時間にわたり運動する場合には，インスリン必要量は1/3程度まで減ることもある．

● 患者の理解度により，1単位のインスリンによる血糖低下量，糖質摂取量によるインスリン投与量の調整（応用カーボカウント），糖質，炭水化物，脂質がそれぞれどのように血糖上昇に影響するかなどを教える．

● カーボカウントを活用することも血糖コントロールには有用である．活用する場合は，インスリンの作用や責任インスリンの考え方の理解を確認したうえで説明する．

● インスリン注射や血糖測定を継続していくことの必要性を説明し，生活のなかでそれらをしていくことで障壁となることを患者とともに洗い出し，対策を考える．

● 患者が測定した血糖値をもとに血糖パターンをみながら，インスリンの量や注射のタイミング，食事内容などを患者とともに検討する．

低血糖への対応 ………………………………………………

● 血糖値コントロールを目指す治療においては，必然的に低血糖の頻度が増加する．低血糖が起こる事態を少なくするように，個々の患者にあったインスリン治療，治療目標を医師の指導のもと設定する．

● 第三者の介助を必要とする重症低血糖を繰り返し起こすような患者は，インスリンポンプ療法に切り替えると低血糖の頻度，患者のQOLの改善につながるため，治療の変更を提案する．

● 自動車の運転中に無自覚低血糖になり交通事故を引き起こさないように，運転する前や運転中に頻回に血糖測定を行い，低血糖の際は自動車を安全に停車させ，すみやかに低血糖に

対応できるように日頃から指導しておく.

食事療法

- 1型糖尿病において, 食事療法の基本は食事制限ではない[1]. もちろん, 健康に留意することを目的に, 摂取カロリーを制限し, 食物繊維の摂取を増やし, 節度ある飲酒を行い, 脂質に富む食事を減らすことは, すべての1型糖尿病患者に望ましい食事療法である.
- 1型糖尿病治療＝強化インスリン治療＋カロリー制限ではない. とくに小児に対し, 根拠のないカロリー制限は行ってはならない.

心理的ケア

- 1型糖尿病であることやインスリン注射のある生活を受け入れることができるよう, 患者が感情を表出できるよう環境を整え, 話を傾聴する.
- 患者同士の交流を活用するために患者会などを紹介する.
- 一度, 1型糖尿病であることを受け入れたとしても, 進学や就職, 結婚などを機に1型糖尿病であることに対して悩むこともあるため, 適宜, 患者とコミュニケーションをとり, 心理的サポートを行える状況にしておく.
- 1型糖尿病によってやりたいことが制限されていないか, 人間関係に変化がないか確認する.
- 低血糖やその対処などを考慮すると, 周囲からの支援が必要なこともあり, 1型糖尿病であることを友人や同僚に伝えておくことが望ましいが, 1型糖尿病であることを打ち明けることで不利益を被るのではないかなど抵抗があるため, 周囲への告白に関しては患者の思いを尊重しながら対応する.
- 1型糖尿病であることを伝えた場合と伝えなかった場合のメリット, デメリットをともに整理し, デメリットをカバーできるように支援する (**表2**).
- ・会社への説明の仕方を一緒に考える.
- ・低血糖の予防や対処の方法を一緒に考える.
- ・心理的負担に関して話を聴く.

**表2◆病気であることを職場に伝えた場合と伝えなかった場合の
　　　メリット・デメリット**

伝えた場合	
〈メリット〉	〈デメリット〉
・職場の理解を得やすい	・仕事上の不利益の可能性がある
・自分の身体を優先できる	・特別扱いされる
・心理的に楽である	

伝えなかった場合	
〈メリット〉	〈デメリット〉
・病気のことを知られない	・必要な配慮を求めにくい
・周囲の態度が変わらない	・制度を利用しにくい
・周囲からの気遣いが不要である	・身体的，心理的に負担である

◆**引用文献**

1) The Diabetes Control and Complications Trial Research Group：The effect of intensive treatment of diabetes on the development and progression of long-term complications in Insulin-Dependent Diabetes Mellitus. N Engl J Med 329：977-986, 1993
2) 日本糖尿病学会 編・著：糖尿病専門医研修ガイドブック，改訂第7版，p156-159，診断と治療社，2017

◆**参考文献**

1) 丸山太郎：1型および2型糖尿病の病態の基本的理解．糖尿病診療マスター1（5）：515-521, 2003

Memo

....

....

....

....

....

....

....

糖尿病の特殊な病態
小児の糖尿病

疾患の概要

- 小児においても糖尿病は発症する. 以前は小児糖尿病の大半が1型糖尿病であると考えられていたが, 近年肥満小児の増加に伴い, 2型糖尿病が増加しているといわれる.
- 小児糖尿病の症状には次のような特徴がある.
- ・何となく元気がない. 疲れやすい.
- ・喉の渇き, 尿が多い (夜尿が多い).
- ・食欲はあるが, 体重が減少する.
- ・嘔吐や腹痛, 意識障害〜昏睡 (糖尿病ケトアシドーシス) をきたす.

病型分類

- 糖尿病の病型により, 将来的な治療方針や教育的アプローチの方法は異なってくるが, 発症時に高度の糖代謝異常をきたし, ケトーシスを伴う場合には, いずれのタイプであったとしてもインスリン治療が必須となる.
- 1型・2型糖尿病の特徴を**表1**に示す[1].

表1 ◆糖尿病の分類

	1型糖尿病	2型糖尿病
患者の割合	20〜40%	60〜80%以上
体格	痩せ型が多い	過体重・肥満型が多い (ただし痩せ型の場合にも発症する)
おもな発症年齢	若年者 (25歳以下) が多い	中年以降が多いが, 学童期の小児も増えている
おもな誘因	ウイルス感染などにより免疫の異常が生じる	過食, 運動不足, ストレスなどまた遺伝的な異常によるものもある
発症の経過	急激に発症	年余にわたりゆっくり発症
症状	喉の渇き, 多飲・多尿など	無症状のことも多く, 学校検尿などで発見されることもある
治療	インスリン注射が不可欠	食事療法と運動療法が基本血糖降下薬やインスリン注射を併用する場合もある

文献 1) より引用

治療目標

- 小児糖尿病の治療目標は，非糖尿病児と同様の発育とQOLの確保である[2]．
- 血糖コントロール目標の指標となるHbA1c値は小児1型糖尿病で7.5％，2型糖尿病で6.0％未満が理想であるが，積極的な薬物療法の介入で重症低血糖を繰り返した場合はかえってQOLの低下をきたし，また認知機能の予後が悪いという報告もあるため，個別に設定することが望ましいとされる[3]．

小児の1型・2型糖尿病

- 2型糖尿病の発症は加齢との関係があるが，1型糖尿病の発症は10歳代がピークである（**図1**）[4]．
- 欧米諸国では1型糖尿病が小児・思春期糖尿病の90％以上を占めるのに対し，わが国では2型糖尿病の割合が多い．
- 2型糖尿病発症早期にはインスリン抵抗性がみられる．
- 成人の場合は生活習慣の乱れから肥満や脂肪肝がインスリン抵抗性を引き起こすが，思春期には成長ホルモンの影響などによる「生理的インスリン抵抗性」が増大し思春期特有の精神的葛藤や，女子の場合は月経周期の影響によるインスリン抵抗性増大に影響を与える（**表2**）[5]．

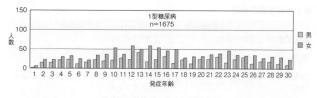

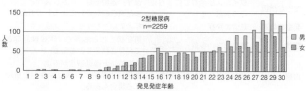

図1◆1型および2型糖尿病の発症年齢の相違　　　　文献4）より引用

表2◆小児に特有な血糖値に影響を及ぼす要因

学童期	・遊びに夢中になることによる注射忘れや補食のとり忘れ ・授業中に補食しづらい環境 ・体育や運動会などの学校行事に伴う活動量 ・好き嫌いや菓子の多量摂取
思春期	・修学旅行や受験などの学校行事に伴う活動量やストレス ・二次性徴に関連するホルモン ・やせ願望による食事量の低下や偏食

文献5）より引用

治療

糖尿病の特殊な病態

1型糖尿病

● 小児1型糖尿病では成人同様，インスリン治療が必須である．

● ケトアシドーシス昏睡などで比較的急激に発症するので，発症直後には患児本人はもとより，保護者への対応が重要である（**表3**）[5]．

● 発症後インスリン療法を継続するにあたり，患児本人はもとより，家族や学校の担任教諭へも1型糖尿病の病態や治療に対しての十分な説明が必要になる（**表4**）[5]．

2型糖尿病

● 小児2型糖尿病の治療の基本は食事・運動療法である．

● 肥満を伴う場合は，標準体重に対するエネルギー必要量の90〜95％程度に調整する（**表5**）[6]．

● 偏食にならないよう，患児およびその家族へも指導を行う．

表3◆1型糖尿病の子をもつ親に伝えること

・1型糖尿病は特別な病気ではない．インスリンが不足または欠乏しているだけの状態である
・1型糖尿病はインスリンを正しく補充するだけで，健常人と同じ生活を送ることができる
・兄弟や学校の同級生のなかで患児を特別視しない．過干渉も不要である
・学校行事も他の児童，生徒と同様に参加可能である
・将来の結婚や妊娠も問題ない
・食事と運動，インスリンのタイミングが合わない場合には低血糖，高血糖になることがあり，低血糖，高血糖症状とその対応への理解が必要である
・友人宅へ遊びに行く場合は友人の保護者へも病気の説明をしておく

文献5）より引用

表4◆学校の担任教諭に伝えること

- ・1型糖尿病は特別な病気ではない（保護者と同様の説明）
- ・同級生のなかで特別視しない
- ・学校行事もほかの児童，生徒と同様に参加可能である
- ・学校内にインスリン注射や血糖測定ができる場所（保健室など）を用意してもらう
- ・補食を要する場合には，その必要性を理解してもらう
- ・体育などで発汗する場合は適切な水分補給が必要である
- ・学校での低血糖時の対応について理解してもらう
- ・可能であれば担任，または保健室担当教諭による血糖測定も必要時にお願いする
- ・病気を誰に伝えておくか（クラス全員，または親しい友人のみにするかは患児本人と保護者の意見を聞いたうえで決定する）

文献5）より引用

表5◆小児の推定エネルギー必要量（kcal/日）

年齢群	男児			女児		
	身体活動レベル			身体活動レベル		
	低い	普通	高い	低い	普通	高い
6〜7歳	1,350	1,550	1,750	1,250	1,450	1,650
8〜9歳	1,600	1,850	2,100	1,500	1,700	1,900
10〜11歳	1,950	2,250	2,500	1,850	2,100	2,350
12〜14歳	2,300	2,600	2,900	2,150	2,400	2,700
15〜17歳	2,500	2,850	3,150	2,050	2,300	2,550

文献6）より引用

- ● 運動療法は，肥満例においては有酸素運動を中心に指導し，体重の減少を図る．
- ● 小児2型糖尿病の薬物療法はビグアナイド類，スルホニル尿素（SU）類のグリメピリド，インスリンが国内では適応が承認されている．
- ● その他の薬剤に関しては，小児に対する安全性は確立していないが，海外では**図2**に示す治療手順が推奨されている[7]．
- ● 小児2型糖尿病の診療の流れを**図3**に示す．
- ● 1型糖尿病と異なり，2型糖尿病では薬物治療を中断しても無症状のことがほとんどである．食事・運動療法と同様に患児本人，家族とのコミュニケーションを図り，治療を継続できるよう支援していくことが重要である．

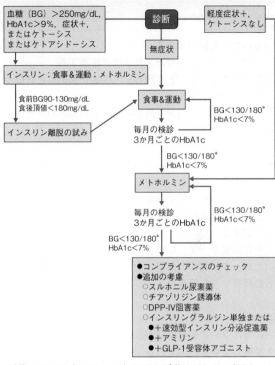

```
血糖（BG）>250mg/dL,          診断          軽症症状＋,
HbA1c>9%,症状＋,                              ケトーシスなし
またはケトーシス
またはケトアシドーシス          無症状

インスリン；食事＆運動；メトホルミン

    食前BG90-130mg/dL
    食後頂値<180mg/dL             食事＆運動          BG<130/180*
                                                    HbA1c<7%
インスリン離脱の試み          毎月の検診
                             3か月ごとのHbA1c

                                          BG<130/180*
                                          HbA1c<7%

                             メトホルミン          BG<130/180*
                                                  HbA1c<7%

                             毎月の検診          BG<130/180*
                             3か月ごとのHbA1c    HbA1c<7%

    BG<130/180*
    HbA1c<7%
```

●コンプライアンスのチェック
●追加の考慮
　○スルホニル尿素薬
　○チアゾリジン誘導体
　○DPP-IV阻害薬
　○インスリングラルジン単独または
　　●＋速効型インスリン分泌促進薬
　　●＋アミリン
　　●＋GLP-1受容体アゴニスト

*血糖BG130/180（7.2/10mmol/L）はSMBGで食前90-130mg/dL（5-7.2mmol/L）
または食後頂値<180mg/dL（10mmol/L）を表す.

図2◆小児・思春期2型糖尿病の治療手順　文献8）p.1738より引用
(Rosembloom AL et al：ISPAD Clinical Practice Consensus 2006-2007.
Type 2 diabetes mellitus in the child and adolescent. Pediatric Diabetes
9：520, 2008)

学校検診における検尿
　　　↓
精密耐糖能検査（75g経口ブドウ糖負荷試験）
　　　↓
肥満，高血圧，脂質代謝異常，脂肪肝などの有無を確認
　　　↓
食事・運動療法
　　　↓　効果がなければ
薬物療法

図3◆小児2型糖尿病の診療の流れ

乳幼児期 ··

● 親に依存している時期である.
● 疾患や治療に対する親の受け入れ状態を確認する.
● 低血糖の症状を訴えることが難しく, 機嫌が悪いなど普段と変わりがないか確認する.
● インスリン注射や血糖測定, 低血糖時の補食の際の患児の反応を確認する.

学童期 ···

● 学校生活を安全に過ごし, 必要なセルフケアを行いながら友達関係を築いていく時期である.
● 1型糖尿病であることや注射を打つことで疎外感をもっていないか確認する.
● 食事量や運動量が一定しないことから血糖値が不安定となりやすいため, やや高めの血糖コントロールとなる. 体育や遠足などの授業や学校行事のスケジュールを確認する.

思春期 ···

● 主体的にセルフケアを行いながら, 家庭や社会のなかで自分自身を模索していく時期である.
● 成長ホルモンや性ホルモンによって血糖値が影響を受けやすいため, 血糖値の変動を確認する.
● 糖尿病があることで疎外感をもっていないかなど交友関係に変化がないか確認する. また, 交友関係を優先することで注射を打てないことや補食がとれないこともあるため, 注射や補食の実施状況や血糖値の変動を確認する.
● 女性では容姿を気にするあまり食事を減らしたり, 不規則になったりするため, 食生活の状況も確認する.

● きょうだいや学校の友達のなかで特別扱いすることなく, 生活環境を整えていくことが重要である.
● 発達段階ごとの血糖値に影響を及ぼす要因を**表6**に示す.

表6 ◆ 発達段階における血糖値に影響を及ぼす要因

発達段階	血糖値に影響を及ぼす要因
乳幼児期	哺乳，遊び
学童期	体育の授業や運動会，遠足や修学旅行などの学校行事
思春期	成長ホルモン，性ホルモン，月経，受験によるストレス

乳幼児期 ·····

● 両親に対して血糖コントロールや育児に関する指導を行う．母親に負担がかからないよう父親にも母親と同様に指導を行う．必要に応じて，祖父母など患児の周囲の人々へも情報提供を行う．

● インスリン注射や血糖測定の指導は親に行うが，成長とともに親が行っていることを見てまねることができてくる．お手伝いという形で一緒に行い，できたところはほめて少しずつ患児へ移行できるようにしていく．

● 食事量や運動量が一定しないことから血糖値が不安定となりやすいが，頻回の血糖測定は患児に負担をかけるため，インスリンの作用時間と食事や運動との関係を考慮しながら低血糖を予測できるよう説明する．

● 血糖コントロールを気にするあまり，食事量の過不足が起こりやすいが，成長に必要なエネルギーや栄養を摂取することを説明する．

学童期 ·····

● 学校給食がある場合は，弁当にする必要はなく，ほかの児童と一緒に食事してよいことを説明する．

● 学校の授業や行事のスケジュールに合わせて，低血糖を予測し，インスリンの量や注射のタイミング，補食を調整する．

● 高血糖で倦怠感が強く，尿ケトン体が認められる場合は，運動は控えることを説明する．

● 注射や補食の場所，緊急時の対応などについて親や学校の教員と連絡をとり，環境調整を行う．修学旅行では緊急時に対応できるよう医療機関への紹介状を準備する．

● 糖尿病に対する理解と注射や血糖測定，低血糖への対応など

糖尿病の特殊な病態

405

具体的なセルフケアの方法を体験的に学ぶ機会となる小児サマーキャンプへの参加を活用する.

思春期

● 交友関係のなかで糖尿病であることに対して否定的な感情をもつことがあるため, 自己否定につながらないよう支援する. ヤングの会や患者会への参加も有効である.

● 進学は, 糖尿病であることを理由に志望校をあきらめることがないようにかかわる.

● 就職の選択では, 糖尿病であることで消極的にならないようかかわるが, 低血糖によって危険が伴う職業は避けることが望ましいことを伝える.

● 進学や就職において, 糖尿病であることを先方に伝えるか伝えないかは患児本人が選択することであるため, 強要しない. 糖尿病であることを伝える場合は, どのように周囲に説明するかなど患者とともに考える. 周囲に伝えない場合は, 低血糖の予防とその対処法に関して具体的に指導する.

◆引用文献
1) 日本小児内分泌学会：病気の解説－糖尿病
 http://jspe.umin.jp/public/tounyou.html より 2019年9月15日検索
2) 日本糖尿病学会 編・著：糖尿病治療ガイド2018-2019. p98, 文光堂, 2018
3) 日本糖尿病学会 編・著：糖尿病治療ガイド2018-2019. p98-99, 文光堂, 2018
4) Uchigata Y et al：Time-course changes in clinical features of early-onset Japanese type 1 and type 2 diabetes: TWMU hospital-based study. Diabetes Res Clin Pract 82：80-86, 2008
5) 柏崎耕一：小児の糖尿病. 糖尿病看護ビジュアルナーシング（平野勉 監, 柏崎純子）. p81-82, 学研メディカル秀潤社, 2015
6) 厚生労働省：日本人の食事摂取基準（2015年版）の概要, p7, 2015
 https://www.mhlw.go.jp/file/04-Houdouhappyou-10904750-Kenkoukyoku-Gantaisakukenkouzoushinka/0000041955.pdf より 2019年9月15日検索
7) 日本小児内分泌学会糖尿病委員会：国際小児思春期糖尿病学会臨床診療コンセンサスガイドライン2006～2008. 日本小児科学会雑誌112 (11)：1733-1747, 2008

糖尿病の特殊な病態
妊娠糖尿病（GDM）

疾患の概要

● 妊娠中の糖代謝異常には，妊娠糖尿病（gestational diabetes mellitus：GDM），妊娠中の明らかな糖尿病（overt diabetes in pregnancy），糖尿病合併妊娠（pregestational diabetes mellitus）がある．

● 3つの診断基準に関して，**表1**に示す[1]．

● なお，糖尿病合併妊娠以外では，妊娠初期・中期にスクリーニング検査（随時血糖値やグルコースチャレンジテスト[注]）を行い，異常が認められた場合や持続的に尿糖陽性となる場合，胎児過剰発育や羊水過多症などの糖代謝異常妊娠で起こ

糖尿病の特殊な病態

表1 ◆ 妊娠中に取り扱う糖代謝異常の診断基準

1) 妊娠糖尿病（gestational diabetes mellitus：GDM）

75gOGTTにおいて次の基準の1点を満たした場合に診断する．
1. 空腹時血糖値 ≧92mg/dL（5.1mmol/L）
2. 1時間値 ≧180mg/dL（10.0mmol/L）
3. 2時間値 ≧153mg/dL（8.5mmol/L）

2) 妊娠中の明らかな糖尿病（overt diabetes in pregnancy）[注1]

以下のいずれかを満たした場合に診断する．
1. 空腹時血糖値 ≧126mg/dL
2. HbA1c値 ≧6.5%
＊随時血糖値 ≧200mg/dLあるいは75gOGTTで2時間値 ≧200mg/dLの場合は，妊娠中の明らかな糖尿病の存在を念頭に置き，1または2の基準を満たすかどうか確認する[注2]．

3) 糖尿病合併妊娠（pregestational diabetes mellitus）

1. 妊娠前にすでに診断されている糖尿病
2. 確実な糖尿病網膜症があるもの

註1 妊娠中の明らかな糖尿病には，妊娠前に見逃されていた糖尿病と，妊娠中の糖代謝の変化の影響を受けた糖代謝異常，および妊娠中に発症した1型糖尿病が含まれる．いずれも分娩後は診断の再確認が必要である．

註2 妊娠中，特に妊娠後期は妊娠による生理的なインスリン抵抗性の増大を反映して糖負荷後血糖値は非妊時よりも高値を示す．そのため，随時血糖値や75gOGTT負荷後血糖値は非妊時の糖尿病診断基準をそのまま当てはめることはできない．

これらは妊娠中の基準であり，出産後は非妊娠時の「糖尿病の診断基準」に基づき再評価することが必要である．

文献1）より引用

表2◆糖代謝異常妊娠の周産期合併症

母体	流早産，妊娠高血圧症候群，羊水過多症　など
胎児	先天奇形，過剰発育・巨大児，発育遅延，子宮内胎児死亡　など
新生児	新生児低血糖症，高ビリルビン血症，呼吸障害　など

りやすい周産期合併症を認めた場合などに，75g経口ブドウ糖負荷試験 (75g OGTT) を行う．

合併症

● 糖代謝異常妊娠の周産期合併症を**表2**に示す．

注：妊娠中期に行われる GDM のスクリーニング検査．食事時間に関係なくブドウ糖 50g を飲み，1 時間後の採血で血糖値を測定する．140mg/dL 以上で陽性と判定する．

治療

管理目標値

● 母体，胎児の合併症を予防するための管理目標値として，妊娠中は空腹時血糖値70〜100mg/dL，食後2時間血糖値120mg/dL未満，HbA1c 6.2％未満，グリコアルブミン15.8％未満と設定されている[2]．

● 糖尿病合併妊娠に関しては，妊娠前からの管理が必要であり，HbA1c 6.2％未満，糖尿病網膜症は単純網膜症まで，もしくは前増殖，増殖網膜症においては治療により眼底所見が安定していること，糖尿病腎症は腎症2期までが妊娠許可基準となる．

食事療法，薬物療法

● 治療に関しては，血糖自己測定に加え，分割食療法を含めた食事療法，インスリン治療による薬物療法などが行われる．

● 食事療法に関しては，胎児発育を維持し，食後高血糖の発生や空腹時のケトン体産生を亢進させないよう，妊娠前の体格指数 (BMI) に合わせて必要エネルギー量を設定する．

● 薬物療法に関しては，催奇形性や胎盤通過による低血糖などの副作用により，現在のところ妊娠中に安全に使用できる薬

物はインスリンのみで，超速効型や速効型インスリン，場合によって持効型や中間型インスリンを併用した強化インスリン療法が一般的である．

観察のポイント

● 巨大児の出産の既往がないか，糖尿病の家族歴がないかなど，GDMになりやすい危険因子を確認する（**表3**）．

表3◆妊娠糖尿病（GDM）発症の危険因子

- ・糖尿病家族歴
- ・肥満
- ・過度の体重増加
- ・尿糖陽性
- ・巨大児の出産の既往
- ・35歳以上

● GDMという診断を受けることで不安やショックを受けることが多く，血糖自己測定（SMBG）やインスリン注射を受け入れることが困難となる．そのため，GDMということに対するイメージや思いを確認する．

● 子どもがいることで一緒におやつを食べたり，自分の思いどおりの時間に食事ができなかったりと食生活が不規則になることがあるため，食事についての状況を確認する．

● 分娩時の胎盤の娩出とともにインスリン抵抗性が改善されるため，低血糖に注意する．

···Column···

グルコースモニタシステム

　最近の話題として，2018年5月，グルコースモニタシステム（FreeStyle リブレ，FreeStyle リブレ Pro，アボット ジャパン社）の妊娠中の女性に対する使用禁忌が解除された．インスリン治療に関してもリアルタイム持続グルコース測定（CGM）機能付きインスリンポンプ（sensor-augmented insulin pump）の使用が可能となり，血糖コントロール困難な1型糖尿病合併妊娠などの管理向上が期待される．

● GDMや治療，血糖コントロールに対する思いを表出できる
よう環境を調整し，患者の思いに共感を示す．
● 前向きにセルフケアに取り組める心理的準備が整ったら，必
要なセルフケアについて指導する．

初期教育 ･･
● GDMについて説明する．
・胎盤から分泌されるホルモンによって血糖値が上昇し，胎盤
の成長に伴って内因性のインスリンの必要量が増えること
・血糖コントロールすることによって血糖値に関連する妊娠や
分娩時の合併症のリスクが減ること
・妊娠の経過とともに高血糖になったとしても，胎盤の成長に
伴うホルモン（ヒト胎盤性ラクトゲン）の分泌によるもので
あり，インスリンの補充が必要な時にはインスリン注射する
ことが最良の治療であること
● GDMと診断されてからの行動変容について確認し，患者な
りに行動変容していれば，称賛する．
● SMBGの必要性と方法について説明する．
・デモンストレーションしながらパンフレットに沿った血糖測
定の方法
・穿刺針の廃棄方法
・血糖測定の回数とタイミング

···Column···
妊娠糖尿病（GDM）と将来の耐糖能異常との関連

　GDMを経験した女性は，将来糖尿病や耐糖能異常を発症しや
すい．日本でも産後5年で約20%が糖尿病に移行していること
が報告されている[3]．そのため，分娩後長期にわたる健康管理の
必要性を妊娠中から十分に説明し，分娩後の経口ブドウ糖負荷試
験による耐糖能再評価の重要性や，妊娠中だけでなく分娩後も積
極的に自己管理していくよう教育・指導することが大切である．

表4◆血糖上昇の要因

食事	
炭水化物の量	炭水化物が血糖値を上昇させる
食物繊維の含有量	食物繊維によって血糖値の上昇が緩やかになる
脂質の含有量	脂質が含まれることで高血糖が長引く
炭水化物の形態	多糖類→二糖類→単糖類で分解されるため，単糖類を摂取すると急激に血糖値が上昇する
食べる速さ	食べる速さが速いと急激に血糖値が上昇する
食べる順番	野菜→蛋白質→炭水化物の順に食べると血糖値が上昇しにくい
活動量	
悪阻や切迫流産などによる安静，育児	

・職業などの確認後，穿刺部位（指先，手のひら）や測定のタイミング（食後1〜2時間）の検討
・自己管理ノートの記載方法
● 血糖上昇の要因を説明する（**表4**）.
● SMBGの活用方法を説明する.
・食事や活動などによる血糖値の変動を知ることができ，その後の食事や運動による血糖値の変動が推測でき，安心して食事できることにつながる.
● 血糖測定器の貸与と返却について説明する.
● 炭水化物の摂取の必要性を説明する.
・身体はブドウ糖をエネルギーとするため，ブドウ糖が不足すると脂肪を分解することによってケトン体が産生され，ケトアシドーシスに至る.
● 妊婦において，運動療法は血糖コントロールのための補助的治療である．ウォーキングや体操などを勧める．運動は，運動不足の解消だけでなく，肥満の防止や気分転換にもなる.
● 運動は食後1〜2時間が効果的であり，インスリンを使用している場合は低血糖を回避するために食前は避けることを説明する.

血糖値が高値を示す場合

● 必要時，分食について栄養士と連携しながら，指導する.
● インスリン治療が開始されたら，低血糖やシックデイに関す

る指導も実施する.

産後 ....

● 産後の1〜3か月の間に75g OGTTを行い，糖尿病への進行を評価するため，受診と検査の必要性を説明する.

● 妊娠というインスリン抵抗性の増大によって耐糖能異常をきたしたことから，長期にわたっても健康な生活を送ることが必要である.

◆引用文献
1) 日本糖尿病・妊娠学会：妊娠中の糖代謝異常と診断基準．糖尿病と妊娠　15(1)，2015

2) 武田純：妊娠中の血糖管理目標はどのように設定したらよいですか？妊婦の糖代謝異常　診療・管理マニュアル（日本糖尿病・妊娠学会編），p56-57，メジカルビュー社，2015

3) 和栗雅子：平成23年度厚生労働科学研究費補助金「女性における生活習慣病戦略の確立—妊娠中のイベントにより生活習慣病ハイリスク群をいかに効果的に選定し予防するか」平成23年度総括・分担研究報告書

Memo

糖尿病の特殊な病態
高齢者の糖尿病

疾患の概要

- 高齢者糖尿病の大半は2型糖尿病であり，遺伝的素因に，過食，運動不足，肥満，ストレスなどの環境因子および加齢が加わり発症する．

- 加齢に伴う糖尿病患者の増加は，①加齢に伴う内臓脂肪増加，②筋肉量の減少，③肝臓でのインスリン抵抗性増大，④身体活動量の減少によるインスリン抵抗性の増大，⑤細胞のミトコンドリアからの活性酸素の放出や酸化ストレスの亢進によるインスリン初期分泌の低下が原因と考えられている．

- 高齢期には糖尿病発症の頻度が高くなり，合併症や併存疾患だけでなく，身体機能，認知機能などの個人差が大きい．

- 高齢者糖尿病には，**表1**に示すような特徴がある．

- 高齢者糖尿病患者は重症低血糖を起こしやすく，自律神経症状である冷汗，動悸，手の震えが消失する場合が多く，頭のくらくら感，ふらふら感，認知症様症状，せん妄，興奮状態などの非典型的な症状で発見されることが少なくない．

- 高浸透圧高血糖状態をきたしやすく，食後高血糖が顕著な場合が多い．

- 合併症の特徴としては，糖尿病細小血管障害，糖尿病大血管障害の合併頻度が高い．また，腎機能が低下している場合が多く，多剤併用などで薬物有害事象が出やすい．

表1 ◆ 高齢者糖尿病の特徴

- ・口喝，多飲，多尿などの高血糖の自覚症状が乏しい
- ・低血糖の症状が出にくい
- ・無症候性を含めた動脈硬化性疾患の合併症発症の頻度が高い
- ・認知症，手段的日常生活動作（IADL）の低下，うつ，転倒または転倒骨折，サルコペニア，排尿障害といった老年症候群を合併しやすい
- ・社会・経済的問題やQOL低下の問題が治療を困難にする場合がある

413

管理目標値 ··

- 高齢者糖尿病の血糖コントロールは患者のさまざまな条件を考慮して決定する必要がある.
- 日本糖尿病学会・日本老年医学会合同委員会「高齢者糖尿病の血糖コントロール目標（HbA1c値）」を参考にして，心理状態，QOL，社会・経済状況，患者や家族の希望などを考慮しながら，患者ごとに血糖コントロール目標を設定する（**図1**）[1].

患者の特徴・健康状態[注1]		カテゴリーⅠ ①認知機能正常 かつ ②ADL自立	カテゴリーⅡ ①軽度認知障害〜軽度認知症 または ②手段的ADL低下，基本的ADL自立	カテゴリーⅢ ①中等度以上の認知症 または ②基本的ADL低下 または ③多くの併存疾患や機能障害
重症低血糖が危惧される薬剤（インスリン製剤，SU薬，グリニド薬など）の使用[注2]	なし	7.0%未満	7.0%未満	8.0%未満
	あり[注3]	65歳以上75歳未満 7.5%未満（下限6.5%） / 75歳以上 8.0%未満（下限7.0%）	8.0%未満（下限7.0%）	8.5%未満（下限7.5%）

治療目標は，年齢，罹病期間，低血糖の危険性，サポート体制などに加え，高齢者では認知機能や基本的ADL，手段的ADL，併存疾患なども考慮して個別に設定する．ただし，加齢に伴って重症低血糖の危険性が高くなることに十分注意する．

注1：認知機能や基本的ADL（着衣，移動，入浴，トイレの使用など），手段的ADL（IADL：買い物，食事の準備，服薬管理，金銭管理など）の評価に関しては，日本老年医学会のホームページ（http://www.jpn-geriat-soc.or.jp/）を参照する．エンドオブライフの状態では，著しい高血糖を防止し，それに伴う脱水や急性合併症を予防する治療を優先する．

注2：高齢者糖尿病においても，合併症予防のための目標は7.0%未満である．ただし，適切な食事療法や運動療法だけで達成可能な場合，または薬物療法の副作用なく達成可能な場合の目標を6.0%未満，治療の強化が難しい場合の目標を8.0%未満とする．下限を設けない．カテゴリーⅢに該当する状態で，多剤併用による有害作用が懸念される場合や，重篤な併存疾患を有し，社会的サポートが乏しい場合などには，8.5%未満を目標とすることも許容される．

注3：糖尿病罹病期間も考慮し，合併症発症・進展阻止が優先される場合には，重症低血糖を予防する対策を講じつつ，個々の高齢者ごとに個別の目標や下限を設定してもよい．65歳未満からこれらの薬剤を用いて治療中であり，かつ血糖コントロール状態が表の目標や下限を下回る場合には，基本的に現状を維持するが，重症低血糖に十分注意する．グリニド薬は，種類・使用量・血糖値などを勘案し，重症低血糖が危惧されない薬剤に分類される場合もある．

【重要な注意事項】　糖尿病治療薬の使用にあたっては，日本老年医学会編「高齢者の安全な薬物療法ガイドライン」を参照すること．薬剤使用時には多剤併用を避け，副作用の出現に十分に注意する．

図1 ◆ 高齢者糖尿病の血糖コントロール目標（HbA1c値）

日本老年医学会・日本糖尿病学会編・著：高齢者糖尿病診療ガイドライン2017．p.46，南江堂，2017

食事療法

● 高齢者の食事は，**表2**に示すような傾向がある.

表2◆高齢者の食事の傾向

・蛋白質が減少して，糖質が増加する
・味覚の低下から塩分過剰になる
・歯が少なく咀嚼能力低下のために，硬い野菜などが食べにくくなる
・従来からの自分の嗜好を変えにくい.

● 老化の基本的変化として位置づけられているサルコペニアの防止のためには，高齢になっても腎機能に注意しながら適度の蛋白質の摂取が重要になってくる.
● 高齢者では，認知機能低下がある場合が多いため，あまり複雑になりすぎず，簡略的な指導を心掛けるべきである.

運動療法

● 高齢者糖尿病において，運動療法の意義は，血糖コントロールが大きな目的ではあるが，それだけにとどまらず，健康・体力づくりによってQOLの維持・向上を図ることが重要である.
● 運動の強度が高くなると，無酸素的な代謝となり，脂肪分解が抑制されるだけでなく，血圧上昇などの危険を伴いやすい.
● 基本的には，歩行を中心とした有酸素運動が勧められる.
● 運動の種類としては，ウォーキング，ジョギング，自転車，水泳，体操などの全身の筋肉を使う有酸素運動が勧められる.
● 筋力が低下した高齢者に対しては，軽いダンベル，タイヤチューブや，自重を用いた軽いレジスタンストレーニングなどもあわせると有効である.
● ①合併症の程度に応じて運動強度を調節する，②脱水をきたしやすい，③低血糖症状が顕著ではない，④運動能力に個人差が大きい，などの高齢者の特質を熟知して指導にあたらなければならない.

薬物療法

● 高齢者では，薬剤の代謝・排泄が遅延していることから，薬

剤の投与は少量から開始し，有効であれば副作用評価を行いながら，少しずつ増量する必要がある．

- 認知機能の低下は服薬アドヒアランスの低下につながるので，食直前・食後の薬剤が混在する処方は避けて，できるかぎり少ない服薬回数ですませられる処方が望ましい．

- 長期にわたる経口血糖降下薬治療による内因性インスリンの減少のために，高血糖をきたす患者は多く，1型糖尿病のため内因性インスリンが枯渇しインスリン治療が必須の高齢患者もいる．しかし，高齢者は継続的に治療を行っていくことに関して，手技的または認知面での問題があることが多い．そのような場合は，自己注射，介助者による投与の区別なく，なるべく回数を少なく簡略化することが望ましい．

- メトホルミン塩酸塩は，高齢者では腎機能・肝機能の予備能が低下していることが多く，慎重に投与する必要がある．とくに75歳以上の高齢者では，より慎重に判断しなければならない．

Memo

....

....

....

....

....

....

....

....

....

....

観察のポイント

● 高齢の糖尿病患者では，①身体的変化への適応，②退職と収入の変化への適応，③満足な生活管理の形成，④配偶者の死への適応，⑤高齢の仲間との親和形成といった発達課題に加えて，糖尿病のセルフケアも実施していかなければならない.

● 高齢の糖尿病患者では，身体機能や認知機能など身体的変化が糖尿病の治療やセルフケアにさまざまな影響を及ぼし，これまで行えていたセルフケアもうまく行えなくなることがある. そのため，身体機能や認知機能などを評価する（**図2**）.

●「生活機能面」「精神・心理面」「社会・環境面」の3つの側面から高齢者総合的機能評価（CGA）を実施し，患者の全体像を把握する（**表3**）.

● 高齢者は筋肉量の低下があり，サルコペニアになりやすいため，厳格な食事療法となっていないか，現体重に合った摂取量かを確認する.

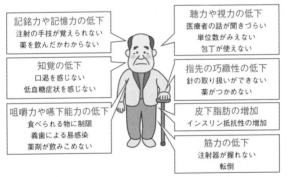

記銘力や記憶力の低下
注射の手技が覚えられない
薬を飲んだかわからない

聴力や視力の低下
医療者の話が聞きづらい
単位数がみえない
包丁が使えない

知覚の低下
口渇を感じない
低血糖症状を感じない

指先の巧緻性の低下
針の取り扱いができない
薬がつかめない

咀嚼力や嚥下能力の低下
食べられる物に制限
義歯による易感染
薬剤が飲みこめない

皮下脂肪の増加
インスリン抵抗性の増加

筋力の低下
注射器が握れない
転倒

図2◆高齢糖尿病患者の身体的特徴から糖尿病の治療やセルフケアへの影響

表3◆高齢者総合的機能評価（CGA）

側面	評価項目
生活機能面	日常生活動作（ADL）・手段的日常生活動作（IADL）
精神・心理面	認知機能・気分・情緒・意欲・コミュニケーション能力
社会・環境面	介護者・家族構成・住居・支援体制

- キーパーソンが誰なのか，どの程度協力を得ることができるのか，サポート体制を確認する．

ケアのポイント

- 高齢者の糖尿病治療においても，厳格な血糖コントロールが合併症の発症，進展を予防するが，低血糖や昏睡などのリスクから安全面が優先される．
- 血糖コントロールの目標をどの程度にするか，本人や家族の思いを確認し，QOLを尊重した支援が必要である．
- 本人の考えやこだわりを尊重し，今までのセルフケアを否定しない．
- 大きな変容は抵抗感が強いため，小さな変容や行えそうなことから始める．
- 自尊感情が低下しないよう，また依存的になりすぎないよう，サポートの程度を検討する．
- 行えているところは称賛し，根気よくかかわる．
- 独居や，配偶者も高齢であるなど，サポート体制が不十分な場合は，ソーシャルワーカーと連携し，訪問看護師やヘルパーなどの社会資源を活用する．

食事療法

- 高齢者では，身体の衰えによって調理が困難となったり，硬いものが食べられなくなったりと，食事療法に影響を及ぼす．
- 食事療法が継続できるよう，栄養士と連携しながら食事の工夫を行う．必要時，歯科とも連携を図る．
- 宅配食を活用する際は，経済面も配慮する．
- デイサービスでの食事やおやつで高血糖をまねく食品が出されることもあるため，施設の看護師と連携し食事内容を把握しておくことが望ましい．

運動療法

- 運動によって転倒など思わぬ事故につながることも考えられるため，事前にメディカルチェックとして糖尿病の合併症の進行の確認のほか，膝関節症など整形外科疾患の有無も確認

する.
- 低血糖になりやすい空腹時や危険を察知しにくい夜間，脱水を誘発しやすい炎天下などの運動は控える.

薬物療法 ･･････････････････････････････････
- 食前や食後の内服薬が混在すると飲み忘れにつながりやすいため，内服薬の作用に応じてすべて食前に内服するなど，服薬回数が少なくなるように医師や薬剤師と内服時間について相談する.
- 定期的にインスリン注射の手技や，インスリンや内服薬の残数などを確認する.

シックデイ ･･････････････････････････････
- 口渇や低血糖などの症状を感じにくく，シックデイや低血糖をきたしやすいため，日頃から脱水予防に努め，家族にも症状や予防，対応を説明しておく.
- とくに，SGLT2阻害薬を内服している場合は，脱水になりやすい.
- 高血糖による免疫機能の低下に加えて，老化に伴っても免疫機能が低下するため，高齢者では感染症に罹患しやすい. 手洗いやうがい，マスクの装着とともに義歯の清潔を保つ必要がある.
- 重症化予防のため，インフルエンザワクチンや肺炎球菌ワクチンの接種を促す.

◆引用文献
1) 日本老年医学会・日本糖尿病学会編・著：高齢者糖尿病診療ガイドライン2017. p.46, 南江堂, 2017

糖尿病の特殊な病態

Memo

....

....

....

糖尿病の特殊な病態
血液透析療法中の糖尿病

疾患の概要

- 一般の糖尿病患者と比較して，糖尿病血液透析患者はすでに合併症を有しており，生命予後も悪い．
- 治療目標としては，①生命予後の改善，②大血管合併症の発症抑制，③急性合併症の抑制，④QOLの改善などが挙げられ，なかでも生命予後の改善がもっとも重要であり，これらを達成するための血糖コントロールが大切となる．

治療

血糖コントロールの意義と指標・目標値

- 血液透析開始前の随時血糖値およびグリコアルブミン（GA）値を血糖コントロール目標とする．
- ・随時血糖値180〜200mg/dL未満，GA値20.0%未満
- ・心血管イベントの既往歴を有し低血糖傾向のある患者：GA値24.0%未満
- HbA1c値は貧血や赤血球造血刺激因子製剤の影響により低下し，正しく血糖コントロールを反映しないため参考程度に用いる．

血液透析開始時の高血糖

- 血液透析開始時に500mg/dL以上の著明な高血糖を認める場合には，2〜4単位の超速効型インスリンを皮下注射する．
- 2時間後に血糖値を再検し，血液透析中100〜249mg/dLの血糖値を目標とし，過度な血糖低下（100mg/dL未満）を起こさないように注意する．
- 600mg/dL以上の場合は糖尿病ケトアシドーシス（DKA）の合併を考慮する．

血液透析前後の低血糖

- 血液透析前の血糖値が高い場合，血糖値と透析液間のブドウ

糖濃度格差が大きくなり, 血液透析中に血糖値が急速に低下する可能性がある.

● 血液透析開始時に血糖値60mg/dL未満あるいは有症状時には, 緊急の処置を要する.

・経口可能:5〜10gのブドウ糖摂取.

・経口不可能:50%グルコース注射液20mL (10gブドウ糖含有)を透析回路静脈側より1分間程度注入.

● 30分〜1時間おきに血糖値を測定し, 再度血糖値60mg/dL未満の場合は, 上記処置を繰り返す.

糖尿病治療薬

● 透析患者では, **表1**に示す薬剤は禁忌である.

● インスリン治療中の患者は, 血液透析中に血中インスリン濃度が低下することがあり, 血液透析後にインスリン追加投与が必要なことがある.

● インクレチン関連薬のGLP-1受容体作動薬のうち, リラグルチドは**慎重投与**, エキセナチドは禁忌である.

表1◆透析患者に禁忌の糖尿病治療薬

経口血糖降下薬	・スルホニル尿素 (SU) 類 ・ビグアナイド (BG) 類 ・チアゾリジン (TZD) 誘導体 ・速効型インスリン分泌促進薬 (ナテグリニド)
インクレチン関連薬	・DPP-4阻害薬 (シタグリプチンリン酸塩)

動脈硬化症

● 糖尿病血液透析患者では, 非糖尿病血液透析患者にくらべて, 血液透析導入期より高度の動脈硬化や血管石灰化を認める.

● 動脈硬化の診断は, 単純X線での大血管や末梢血管石灰化の評価, 超音波Bモード法による内膜中膜複合体厚 (IMT) 測定, 脈波伝播速度 (PWV) 測定などで行う.

● 糖尿病血液透析患者の末梢動脈疾患 (PAD) の罹患率は, 非糖尿病血液透析患者にくらべて約4倍高いため, 足病変の有無や足背動脈の触知を定期的に最低6か月に一度は行い, 異

常所見があれば適切に対処する.
- 糖尿病血液透析患者に特化した高血圧症の治療目標は存在しない.
- 脂質異常症では2型糖尿病血液透析患者に対するスタチンの有用性が示されている.
- 2011年に発表された「血液透析患者における心血管合併症の評価と治療に関するガイドライン」[1]で示された管理目標値に基づいた管理が望まれる.
- 透析療法には血液透析と腹膜透析の2種類があり,血液透析は血液の体外循環により人工腎臓に血液を通し,尿毒素を除去する.腹膜透析は腹膜を使用し,尿毒素を除去する.

観察のポイント

血糖値 ·····

- 腎機能が低下すると血液中の尿素窒素が蓄積され,インスリン抵抗性が増大するが,腎不全期(糖尿病腎症4期)や透析期(糖尿病腎症5期)には薬物代謝が遅延し,血糖低下作用のある経口血糖降下薬やインスリンでは低血糖のリスクが高くなるため,血糖値を確認する.
- 血糖降下作用がなくとも,腎機能低下がある患者で禁忌になっている糖尿病治療薬もあるため,使用可能な薬剤を選択する(表2).
- 腎性貧血やエリスロポエチン製剤の投与によって,HbA1cだけでは血糖コントロールの評価が困難であるため,グリコアルブミンでも評価する.しかし,ネフローゼ症候群を呈している場合は,蛋白質の代謝が促進されているため,低値となることがある.

表2◆糖尿病腎症4期・5期で使用できる糖尿病治療薬

経口糖尿病治療薬	商品名
速効型インスリン分泌促進薬	グルファスト®,シュアポスト®
DPP-4阻害薬	ジャヌビア®,グラクティブ®,ネシーナ®,トラゼンタ®,テネリア®,スイニー®,オングリザ®
α-グルコシダーゼ阻害薬	グルコバイ®,ベイスン®,セイブル®

- 血液透析療法中の糖尿病患者の血糖は，血液透析前の血糖値や血液透析液に含まれているブドウ糖の濃度によって影響を受け，透析中〜透析後に変動するため，血糖値の確認が必要である．

- 血液透析中の血糖の低下に伴う血液透析後の高血糖を「透析起因性高血糖」といい，血糖低下によってインスリン拮抗ホルモンが分泌されたことによるものと考えられている．

- 血液透析を受けている患者ではすでに糖尿病の合併症が進行していることが多いため，自律神経障害によって低血糖の自覚症状を感じることなく，痙攣や意識レベルの低下に至ることもあるため，観察が必要である．

- 午前中に血液透析治療を行う場合は，血液透析に要する時間によっては昼食が遅れ，昼食と夕食の間隔が短いことで夕食前の血糖値が高くなることがある．

血圧 ・・・

- 自律神経障害のある患者では，血液透析の除水によって循環血液量が減少しても血圧の調整がうまくできず，起立性低血圧を起こしやすい．

- 起立時の立ちくらみやめまいの有無を確認する．

- 急激に失神を起こすこともある．

ケアのポイント

血糖値 ・・・

- 血液透析によって血糖値の変動があるため，低血糖症状など身体に変化があればすぐに申し出るように説明する．

- 血液透析中に低血糖になった場合も経口摂取が可能であれば，ブドウ糖を摂取する．経口摂取が不可能な場合には，透析回路の静脈側より50％グルコース注射液20mLを1分間程度で投与する．

- 血液透析日と非血液透析日で血糖パターンが異なる場合は，医師と相談して血液透析日と非血液透析日でインスリン量を調整する．

低血圧

- 血液透析終了時に起立性低血圧を起こす場合は，ゆっくり起き上がるよう指導するとともに，緩徐な除水を行うために血液透析時間を延長したり，血液透析間の体重増加が多くならないように塩分や水分摂取の調整を行ったりする．
- 降圧薬を内服している患者では，血液透析日の減量もしくは中止を医師と相談する．

合併症

- 血液透析が導入になった糖尿病患者では動脈硬化が進行していることが多い．心筋梗塞や脳梗塞といった大血管合併症の予防のために脱水にならないよう水分補給を促す．
- 末梢動脈疾患を合併している場合も多く，糖尿病神経障害による知覚鈍麻も加わり，足のトラブルが発症しやすい．日頃のフットケアが重要である．

低カルシウム血症，骨密度低下

- 腎機能の低下によって，腎臓でのビタミンDの活性化が阻害され，低カルシウム血症をきたす．
- さらにリンの排泄が十分に行えず，血液中のリンが増加し，カルシウムの吸収が抑制され，骨密度が低下する．
- ビタミンDや高リン血症治療薬の内服が必要となる．
- 確実に内服できるよう支援するとともに転倒による骨折予防も行う．

心理面

- 長期にわたって透析施設への通院が必要であり，週3回の血液透析では時間的な制約があり，自分のしたいことができないという心理的負担が大きい．
- 心理面へのサポートも重要である．

◆引用文献
1) 日本透析医学会：血液透析患者における心血管合併症の評価と治療に関するガイドライン．日本透析医学会雑誌　44 (5)：337-425，2011

◆**参考文献**
1) 日本透析医学会：血液透析患者の糖尿病治療ガイド2012. 日本透析医学会雑誌　46 (3)：311-357，2013
2) 島健二ほか：糖尿病透析患者の血糖管理－第53回日本透析医学会教育講演より. 日本透析医学会雑誌　42 (1)：47-57，2009
3) 日本腎臓学会ほか：腎不全－治療選択とその実際2019年版，2019
https://www.jsn.or.jp/academicinfo/sbook.phpより2019年11月26日検索

Memo

....

....

....

....

....

....

....

....

....

....

....

....

....

....

....

糖尿病の特殊な病態

糖尿病の特殊な病態
ステロイド治療を受ける糖尿病

ステロイドとは ··

- ステロイド（副腎皮質ステロイド）は，さまざまなメカニズムで高血糖を誘発する．
- 筋肉はエネルギーとして糖分を使用するが，ステロイドは筋肉でのインスリン受容体（インスリンが作用する部位）のはたらきを弱めたり，糖を筋細胞内へ取り込む輸送担体のはたらきも弱めることで，インスリンが効きにくくなるのに加えて，ブドウ糖をエネルギーとして使いにくくすることで，いわゆるインスリン抵抗性を呈する．
- 膵臓では α 細胞からのグルカゴン分泌を増やすことで肝臓での糖新生が亢進し，β 細胞ではインスリン分泌が抑制される．
- ステロイドはインスリン抵抗性だけでなく，インスリン分泌の低下を引き起こすことで耐糖能障害を起こす．
- 2型糖尿病患者において，ステロイドを使用した際に血糖値が上昇するパターンもあれば，もともとの軽い耐糖能異常がステロイド投与によって顕在化するパターンもある．

ステロイドが原因の血糖値上昇 ································

- ステロイドによる血糖値上昇時には，肝臓でのグリコーゲン合成も亢進するため，早朝空腹時血糖値は正常もしくはやや低下し，食後に血糖が上昇するのが特徴である．
- 空腹時血糖値が高い症例はステロイド糖尿病ではなく，もともとの糖尿病が増悪した可能性が高い．
- これらの糖尿病では，夕食前もしくは食後の血糖値のモニタリングが重要となる．
- 持続血糖モニタリング（CGM）では，昼食後から夕食にかけての食後血糖値の上昇が著明であり，空腹時血糖値はそこまで高値を呈していない．

● プレドニゾロンなど短〜中時間作用型のステロイドの場合，一般的に朝に内服することが多く，ステロイドの効果発現が数時間後に最大となることが影響している（**図1**）.

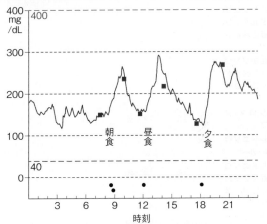

60代男性　HbA1c 7.5%
自家感作性皮膚炎に対してプレドニゾロン 20mg/ 日内服中

図1◆プレドニゾロンによる血糖値上昇作用

糖尿病の特殊な病態

ステロイドの種類による違い ……………………………

● ステロイドが糖代謝に及ぼす影響は，ステロイドの種類によって強さや持続時間が異なる.

● 各ステロイドの糖質コルチコイド（抗炎症，抗アレルギー，高血糖誘発）作用は**表1**のとおりである.

● 臨床の現場では，単回の投与でもデキサメタゾンやベタメタゾンはその効果が36〜54時間持続すること，セレスタミン® (d-クロルフェニラミンマレイン酸塩・ベタメタゾン配合）はステロイドと抗ヒスタミン薬の合剤で幅広く使われる薬剤であるが，ベタメタゾンがプレドニゾロン換算で2.5mg程度入っており，漫然と使用すると高血糖を誘発することを覚えておきたい.

● これらの血糖値上昇作用は可逆性であり，薬剤中止とともに

表1◆各ステロイドの糖質コルチコイド作用

ステロイド	血中半減期 (時間)	生物学的半減期 (時間)	糖質コルチコイド作用	同等力価投与量 (mg)
コルチゾン酢酸エステル (コートン)	1.2〜1.5	8〜12	0.8	25
ヒドロコルチゾン (コートリル®)	1.2〜1.5	8〜12	1	20
ヒドロコルチゾンリン酸エステルナトリウム (水溶性ハイドロコートン)				
ヒドロコルチゾンコハク酸エステルナトリウム (ソル・コーテフ®)				
プレドニゾロン (プレドニン®)	2.5〜3.3	12〜36	4	5
メチルプレドニゾロン (メドロール®)	2.8〜3.3	12〜36	5	4
メチルプレドニゾロンコハク酸エステルナトリウム (ソル・メドロール®)				
デキサメタゾン (デカドロン®)	3.5〜5.0	36〜54	25〜30	0.5
ベタメタゾン (リンデロン®)	3.5〜5.0	36〜54	25〜30	0.5
d-クロルフェニラミンマレイン酸塩・ベタメタゾン配合 (セレスタミン®)				

※セレスタミン®1錠中にはベタメタゾン0.25mg含有

すみやかに血糖値は元のレベルまで低下する.

Memo

ステロイド開始後
血糖値測定開始

↓

食後血糖＞180mg/dL
速効型もしくは超速効型インスリンの定期打ち開始

↓

空腹時血糖＞140mg/dL
持効型インスリンの定期打ち開始

図2◆ステロイドによる糖尿病の治療

治療

- ステロイドによる糖尿病の治療は，インスリン注射の使用が基本となる．
- 血糖値を1日3〜4回測定し，連続的に180mg/dLを超すようであれば，インスリン注射の定期打ちを開始する．
- 食後の血糖値上昇が主体であるため，速効型もしくは超速効型インスリンの各食前投与が有効である（**図2**）．
- 早朝空腹時血糖が140mg/dLを超す場合は，持効型インスリンも併用する．
- ステロイドによる血糖値上昇は予測が困難なため，短期間の使用であれば，スライディングスケールのみで十分だが，長くなる場合は，後追いになるのを防ぐために漫然とスライディングスケールを続けず，食後の血糖値をみながらインスリン量を調節したほうが良い．
- 化学療法をくりかえして行う場合は，前回使用したインスリン量を参考にして，あらかじめインスリン量を増やすことを考える．ステロイド投与終了から2〜3日で元の血糖値に戻るので，その際には低血糖を避けるため再度インスリン量を通常量に戻すことが必要である．
- ステロイドによる糖尿病では基本的にインスリン治療の適応となるが，食後の血糖値上昇が軽度な場合は，内服薬でもコ

ントロールすることがある.

- 食後高血糖を抑制するα-グルコシダーゼ阻害薬や速効型インスリン分泌促進薬を使用するのがよく, 場合によっては昼のみの内服でも十分効果がある.
- 近年は, 低血糖を起こしにくいDPP-4阻害薬もよい適応となる.

観察のポイント

- ステロイド投与によってインスリン抵抗性が増大し, 高血糖となるため, 血糖値とともに口渇や多飲, 多尿, 倦怠感などの高血糖症状を確認する. ステロイド投与から2〜3時間後から血糖値が上昇し, 約5〜8時間後に最高となる.
- ステロイドの作用として, 食欲が増進するため, 食事摂取量を確認する. 長期的には食事量の増加に伴い肥満となりやすいため, 体重の推移を確認する.
- 減量に伴ってインスリン抵抗性が改善され, 血糖値の低下がみられるため, 低血糖の症状を確認する.
- ステロイドの導入によって食後血糖値の上昇がみられる場合は, 糖尿病の治療が経口糖尿病治療薬からインスリン治療に変更され, インスリン注射に対して抵抗感を示すことがある. インスリン注射への思いを確認する.

ケアのポイント

- ステロイドの増減によって血糖値が変動するため, 血糖値を測定する. 高血糖や低血糖の症状をあらかじめ説明し, 症状があった場合はすぐ申し出ることを伝えておく.
- ステロイド投与によって食欲が増進し, 今までの食事療法が困難となることがあるため, 空腹感に対して共感を示す.
- 急にステロイドを中止することで, 全身倦怠感, 血圧低下などの副腎不全症状が出現するため, 自己判断で中止しないように説明する.
- インスリン導入となることに対しての思いを確認し, 共感を示す. 誤った情報からインスリン注射への誤解がある場合は, それに対して説明し, 生活のなかでインスリン注射を行

えるように支援する.

● ステロイドの作用として免疫抑制作用があり，易感染状態となることに加えて，高血糖による白血球の遊走能低下によって免疫力の低下があるため，感染予防に努める.

● 長期にステロイドを投与することによって骨粗鬆症をまねきやすいため，運動療法の際は転倒に注意する.

◆参考文献
1) 山本剛史：糖尿病看護ビジュアルナーシング（平野勉監，柏崎純子編）.
   p102-105，学研メディカル秀潤社，2015

糖尿病の特殊な病態

Memo

....
....
....
....
....
....
....
....
....
....
....
....
....
....

糖尿病の特殊な病態
周術期にある糖尿病

疾患の概要

- 外科患者の約15〜20％は糖尿病患者であるといわれ，周術期の血糖管理は重要である.
- 高血糖状態では，創傷治癒の遅延や術後感染症の増加などのリスクが高まるため，是正する.
- 術前に糖尿病と全身状態の把握が必要である (**表1**).

表1 ◆ 術前の全身状態の把握

①糖尿病の病型
②罹病期間
③治療内容 (内服薬，インスリン)
④検査データ (HbA1c，空腹時血糖，食後血糖，尿ケトン体)
⑤糖尿病合併症の評価 (網膜症，腎症，神経障害の評価)
⑥全身の評価 (心肺機能，肝機能，大血管障害の評価)

治療

術前管理 ……………………………………

- 術前の血糖コントロール目標がある (**表2**).
- 血糖コントロールが得られないような場合には，手術延期が勧められる (**表3**).
- 血糖コントロールが不良であった患者が緊急手術を余儀なくされた場合，術後合併症を生じるリスクが高いことを説明しておく.
- 経口血糖降下薬を使用している患者の場合，術前にインスリ

表2 ◆ 術前コントロールの目標

	目標値 (術前)
空腹時血糖	100〜140mg/dL
食後血糖	160〜200mg/dL
尿糖	1＋以下 1日の糖質摂取量の10%以下
尿ケトン体	陰性

文献1) をもとに作成

表3 ◆ 手術延期の目安

	目標値
空腹時血糖	200mg/dL 以上
食後血糖	300mg/dL 以上
尿ケトン体	陽性

文献1) をもとに作成

ン治療に切り替えておくのが基本である.

● インスリン治療を行っている患者の場合,コントロールが不良の時は,術前にインスリン量の調整や強化インスリン療法への切り替えなどを行い,血糖の安定化を図る.

● ビグアナイド（BG）類は全身麻酔の手術では乳酸アシドーシスの危険性が高まるため,手術2日前から中止する.

● スルホニル尿素（SU）類は効果が数日間持続することがあり,周術期の低血糖のリスクがあるため,手術2～3日前からの休薬が推奨される.

術中管理

● 術中の血糖コントロールは150～200mg/dL,尿糖は1＋以下,尿ケトン体陰性を目標にする（**表4**）.

● 全身麻酔中はインスリン過剰投与による低血糖が起こってもわからないため,しっかりとモニタリングを行う.

表4◆術中のコントロール目標

	目標値（術中）
術中の血糖値	150～200mg/dL
尿糖	1+以下
尿ケトン体	陰性

文献1）をもとに作成

術後管理

● 術後は,手術の侵襲により血糖管理が悪化しやすくなる.

● 高血糖状態は,創部感染のリスクを増大させる.

● 術後の血糖管理は140～180mg/dLを目標とする.

● ケトーシス予防のため術後の補液はブドウ糖液を基本とする.その場合,ブドウ糖5～10gに対して速効型インスリンを1単位の割合で混注し,血糖の上昇を防ぐ.

● 術後,絶食期間中はインスリン療法を継続する.

● 血糖値を定期的に測定し,高ければスライディングスケール（**表5**）により速効型インスリンの投与を行う.

● 経口摂取開始後も,食事摂取量が安定するまではインスリン療法を継続する.安定してきたら経口血糖降下薬に切り替え

る．もしくは定時インスリンを開始する．

- 手術のストレスは術後2〜3日で軽減していき，1週間後には消退するとされる．

表5◆スライディングスケールの1例

血糖値	速効型インスリン
〜149mg/dL	なし
150〜199mg/dL	2単位
200〜249mg/dL	4単位
250〜299mg/dL	6単位
300〜349mg/dL	8単位
350mg/dL 〜	10単位

＊1　スライディングスケールとは，一定時間ごと（4〜8時間ごと）に血糖測定を行い，血糖値に応じて速効型インスリンの皮下注射を行う方法である．
＊2　スライディングスケールは一時的な高血糖に対応する方法であり，長期間使用するものではない．
＊3　これはスライディングスケールの1例であり，個々の患者の状態によって設定が変わることもある．

観察のポイント

- 手術による侵襲や，絶食，出血などによる循環血液量の減少，疼痛や恐怖などのストレスなどによって高血糖をきたすため，血糖値と高血糖症状を観察する．術後の創部などの感染などからインスリン抵抗性が増大し，高血糖をきたしやすい．
- 術中は静脈内投与によるインスリン治療となる．
- 術後は水分や食事の摂取状況が不安定となり，低血糖や高血糖，脱水などをきたしやすい状況になるため，血糖コントロール状態を確認し，それに伴う低血糖や高血糖の症状を観察する．また，食事摂取状況も確認する．術後，食事量が安定すれば元の経口糖尿病治療薬に切り替えられる．
- 術後の離床によって活動量が増加し，血糖値の降下がみられるため，低血糖症状の有無を確認する．
- 高血糖状態では，術後，創治癒の遅延や感染症のリスクが高くなるため，創部の発赤や腫脹，疼痛，熱感といった感染徴候の観察とともに，発熱の有無や，白血球，CRPなどの炎症反応を確認する．
- 経口糖尿病治療薬での治療を行っている患者では術前よりインスリン治療に切り替えられるため，インスリン治療への思

いを確認する.

ケアのポイント

- 周術期では，創治癒の遅延や感染症のリスクから術前から血糖コントロールを行う必要がある.
- インスリン治療に切り替えられる場合は，インスリン治療に対する思いを傾聴し，受け止める.
- 術後は血糖測定とともにスライディングスケールによってインスリン投与がなされる. 静脈内に投与される場合は，ブドウ糖液とインスリンを同期させて投与する.
- 創部の感染によって高血糖のリスクが高まるため，創部の感染予防に努める.
- 全身麻酔での手術の場合，肺炎や尿路感染の予防にも努める.
- 術後，経管栄養となる場合は，直接，胃や腸に液体が注入されるため，経口で食事摂取より消化吸収が速い. 注入速度が速すぎると，急激な血糖上昇やダンピング症状により，低血糖が起こる.
- 胃チューブの閉塞などによって栄養剤が注入されなかった場合は低血糖をきたすため，胃チューブが適切に挿入されているかを確認する必要がある.

◆**引用文献**

1) 日本糖尿病学会 編・著：糖尿病専門医研修ガイドブック，改訂第7版. p388，診断と治療社，2017

◆**参考文献**

1) 金子貴美江：感染症. 糖尿病看護ビジュアルナーシング（平野勉監，柏崎純子編）. p184-188，2015

Memo

糖尿病の特殊な病態
がん化学療法を受ける糖尿病

疾患の概要

● 一般に，糖尿病（おもに2型糖尿病）は大腸がん，肝臓がん，乳がん，子宮内膜がん，膀胱がんなどの罹患リスク増加と関連がある一方で，前立腺がんリスク減少に関連していると報告されている．日本人にかぎると，大腸がん，肝臓がん，膵臓がんの罹患リスク増加と関連がある[1]．

● 糖尿病によりがん罹患リスクが高まる機序として，インスリン抵抗性とそれに伴う高インスリン血症，高血糖，炎症などの関与が示唆されている．

● がん化学療法を行う際に，嘔気や食思不振などの副作用の抑制および抗腫瘍作用を期待してステロイド投与を行うことがある．ステロイドによる高血糖は，その用量や投与前の血糖管理によるが，糖尿病ケトアシドーシスなどの急性合併症を併発することがある．

● ステロイド以外にも，抗腫瘍薬で血糖値が上昇する場合があり，注意が必要である（**表1**）[2]．そのなかでも，T細胞活性化作用を有する抗ヒトPD-1モノクローナル抗体であるニボルマブが注目されている．頻度は500例に1例程度とごくまれではあるが，迅速な治療を行わなければ致死的となる可能性のある劇症1型糖尿病を発症することが報告されている．

治療

● 悪性腫瘍の種類やステージを把握し，年齢，生命予後，ADL，認知機能を考慮し，患者のQOLに配慮する．個々に応じた血糖管理目標を設定し，治療を行うことが重要である．

● がん患者は，化学療法による嘔気や全身状態から，食事の量が不安定なことが多い．食事がとれない場合，つまりシックデイに関する指導を徹底する必要がある（p.236参照）．経口血糖降下薬においては，SGLT2阻害薬やメトホルミン塩酸塩は休薬し，インスリンにおいては，持効型インスリンの

表1 ◆ 高血糖がみられるがん治療に用いる薬剤

薬品分類	薬物	用途
インターフェロン	インターフェロンγ-1a	腎細胞がん
免疫チェックポイント阻害薬	ニボルマブ ペムブロリズマブ	悪性黒色腫 非小細胞肺がん 腎細胞がん ホジキンリンパ腫
免疫抑制薬	タクロリムス シクロスポリン	骨髄移植時
代謝拮抗薬	L-アスパラギナーゼ	急性白血病 悪性リンパ腫
LH-RHアゴニスト	リュープロレリン酢酸塩 ゴセレリン酢酸塩	前立腺がん 閉経前乳がん
抗アンドロゲン薬	クロルマジノン酢酸エステル ビカルタミド	前立腺がん

文献2) より改変

糖尿病の特殊な病態

注射は中止しないことが重要である.

● ステロイド使用時を始め,周術期,膵全摘後などにはインスリン療法が適応となる.その際には,低血糖や高血糖を評価するため,患者の負担にならない程度に血糖自己測定(SMBG)を導入する.急激な血糖上昇が,がんの増悪や感染症の前兆であることがある.また,シックデイ時の医療機関受診の判断にも役立つ.ステロイド使用時の対応は,前項(p.426)を参照されたい.

● 膵がんの治療で膵全摘術を施行された場合,内因性インスリン分泌がまったくなくなるため,強化インスリン療法を導入することとなる.膵全摘患者は,グルカゴンの分泌も欠いており,重篤な低血糖昏睡を引き起こすことがあるため,注意する.

● 免疫チェックポイント阻害薬使用中に,口渇・多飲・多尿・全身倦怠感などの糖尿病症状が現れた際には,劇症1型糖尿病の可能性を考慮し,血液検査,尿検査を行い,インスリンですみやかに治療を行う.

- がんと診断されたことでショックを受け，糖尿病のセルフケアが手につかないなどセルフケアに影響を及ぼすことがあるため，セルフケアの状況を確認する．

- 化学療法の副作用による嘔気や食欲低下，下痢に伴う水分や食事の摂取状況の不安定があり，低血糖や高血糖，脱水などをきたしやすい状況となる．化学療法時のステロイド治療に伴いインスリン抵抗性が増大し，高血糖となりやすい．そのため，血糖コントロール状態を確認し，それに伴う低血糖や，口渇や倦怠感，多尿などの高血糖の症状を観察する．

- 抗がん薬の効果が低下するとの報告があるため，著明な高血糖も防ぐ必要がある．

- ステロイド以外にインターフェロンや免疫抑制薬でも高血糖を起こしやすく，分子標的薬にも血糖値の上昇を起こしやすいものがある．

- がん患者では，がん腫瘍細胞による血液凝固系の活性化などのために血栓が生じやすいことに加え，高血糖に伴う脱水により血栓塞栓症を起こしやすい．

- SGLT2阻害薬やビグアナイド薬は原則中止となるが，内服している場合は，SGLT2阻害薬は脱水をきたしやすく，ビグアナイド薬は脱水や腎機能低下によって副作用が出現しやすい．そのため，がん化学療法による下痢や嘔吐による脱水，腎機能低下がないか，電解質や腎機能のデータを確認するとともに，脱水症状や腎機能低下の症状を観察する．

皮膚トラブルと末梢神経障害 ･･････････････････････････

- 手足のひび割れや爪周囲炎，水疱などの皮膚トラブルを起こす薬剤を使用した化学療法を行っている患者では，皮膚の状態を確認する．

- がん化学療法によって手足のしびれなどの末梢神経障害をきたすことがあるため，ボタンをかけるといった日常生活からインスリン注射などの治療へも影響が及ぶ．内服や注射ができているか確認する．

- 糖尿病のあるがん患者は，糖尿病とがんの治療を受けなければならず，両疾患の病態や治療の影響をふまえ，患者とかかわっていく必要がある．
- 糖尿病のあるがん患者では，がん化学療法などの治療により高血糖や低血糖をきたしやすい．血糖コントロールがうまくいかないことで感染症や皮膚トラブルなどの治療の副作用の出現リスクが高まり，さらに血糖コントロールが困難となる．
- 患者はセルフケアに戸惑いや不安を感じやすい．そのため，糖尿病のあるがん患者に対して，がんに対する思いを確認するとともに，これまでのセルフケア行動や血糖コントロールに対する思いも確認しながら援助していくことが重要である．

高血糖

- 患者自身もこれまで血糖値が安定することを目標に療養行動を実施してきたため，血糖値の変動に対して不安を感じることもある．
- 糖尿病や血糖値についての認識や，食事・運動・薬物療法といった生活での自己管理の状況を確認し，これまでの努力をねぎらう．

低血糖

- 胃や大腸などの消化器の術後の食事量の減少や抗がん薬の副作用による嘔気や食欲低下による食事量の減少の可能性があり，インスリン注射や経口糖尿病薬を内服している場合は低血糖のリスクがある．
- 下痢や嘔気のために，患者自身があえて食事を控えることもある．そのため，食事摂取状況と血糖値の確認が必要である．
- 超速効型インスリンは食事直後の注射が可能なため，食事量を確認して食事量に合わせたインスリン量を注射するなどの対応を事前に医師と相談しておく必要がある．
- 低血糖への不安がインスリン注射の中断につながることもあることから，低血糖の予防が重要である．
- 低血糖を経験したことがない患者も少なくなく，糖尿病診断

時に受けた低血糖の症状や対処法に関する教育を覚えていないこともある．そのため，がん化学療法の副作用の説明だけでなく，低血糖の症状が出現した場合はすぐに医療者に伝えるよう説明する必要がある．

インスリン治療の導入

● がん化学療法時には制吐薬であるステロイドの使用によって高血糖をきたしやすく，抗がん薬によって食事量が不安定になり低血糖のリスクがあり，血糖コントロールが難しい．そのため，経口糖尿病治療薬からインスリン注射に変更することが多い．

● 糖尿病患者はインスリン注射に対して抵抗感をもつことが多いため，インスリン注射導入に対してどのような思いがあるのか確認し，その思いを受け止める．

● 食欲低下や嘔気などによって食事量が不安定となることが多いため，食事時の超速効型インスリンや速効型インスリンの注射を行う際は，食欲の状態を確認してから行う．場合によっては，食事摂取量を確認し，食事直後に超速効型インスリンを注射することを医師に相談する．

皮膚トラブルと末梢神経障害

● 手足のしびれや疼痛，皮膚の乾燥や発赤，腫脹などの手足症候群が副作用としてある（表2）．

● 重度となると指先に亀裂が生じたり，水疱が形成されたりすることがある．そのうえ，高血糖による白血球の遊走能の低下や化学療法による骨髄抑制から免疫力が低下するため，感

表2◆末梢神経障害，手足症候群の副作用がある抗腫瘍薬

副作用	おもな商品名
末梢神経障害	パクリタキセル，パクリタキセル・アルブミン懸濁型，ドセタキセル，ビンクリスチン硫酸塩，オキサリプラチン，シスプラチン，カルボプラチン　など
手足症候群	フルオロウラシル，カペシタビン，テガフール・ギメラシル・オテラシルカリウム配合，パクリタキセル・アルブミン懸濁型，ドセタキセル，パクリタキセル，セツキシマブ，ソラフェニブトシル酸塩，ベバシズマブ　など

染のリスクが高くなる.

● 血糖コントロールとともに，日頃からの清潔の保持や保湿などのスキンケアが不可欠である.

● 足のしびれや発赤から歩行が困難になることがある．運動療法の際は転倒に注意する．皮膚トラブルの程度によっては安静が必要である.

◆**引用文献**
1) 春日雅人ほか：糖尿病とがんに関する委員会報告．糖尿病56 (6)：374-390，2002
2) 日本糖尿病学会 編・著：糖尿病専門医研修ガイドブック，改訂第7版，p408，診断と治療社，2017

◆**参考文献**
1) Biernacka KM et al：Hyperglycaemia-induced chemoresistance of prostate cancer cells due to IGFBP2．Endocrine-Related Cancer 20：741-751，2013

糖尿病の特殊な病態

Memo

....

....

....

....

....

....

....

....

....

....

脂質異常症

疾患の概要

脂質異常症とは

- 脂質異常症とは，血液中のLDLコレステロール (LDL-C)，中性脂肪 (TG) のいずれかが基準値より高いか，HDLコレステロール (HDL-C) が基準値より低い状態である．
- 動脈硬化性疾患の危険因子として，加齢（男性45歳以上，女性55歳以上），高血圧，糖尿病，喫煙，冠動脈疾患の家族歴などに加え，高LDL-C血症，低HDL-C血症も挙げられる．
- 脂質異常症は動脈硬化性疾患，とくに冠動脈疾患と関連している可能性が指摘されているほか，著明な高TG血症は急性膵炎の発症リスクを上昇させる．
- 脂質異常症の原因として過食，運動不足，肥満，喫煙，飲酒などが関係しているとされる．また，特殊な脂質異常症として遺伝的な要因によって起こる家族性高コレステロール血症 (FH) がある．
- 続発性高コレステロール血症の原因として，甲状腺機能低下症，ネフローゼ症候群，肝硬変などが挙げられる．
- 脂質異常症をそのままにしておくと動脈硬化が進行し，虚血性心疾患（狭心症，心筋梗塞），脳血管障害（脳梗塞，脳出血），下肢閉塞性動脈硬化症など，生命にかかわる病気を引き起こす危険性が高くなる．
- 基本的に自覚症状は認めない．

診断

- 空腹時採血で**表1**に示す基準に該当する場合を脂質異常症と診断する．

表1◆脂質異常症の診断基準

LDLコレステロール	140mg/dL以上
HDLコレステロール	40mg/dL未満
中性脂肪 (TG)	150mg/dL以上

治療

● 脂質異常症の診断基準は動脈硬化発症リスクを判断するためのスクリーニング値であり，治療開始のための基準値ではなく，併存疾患により管理目標値は異なる（図1，表2）¹⁾.

● 脂質異常症の治療の基本は，生活習慣の改善（禁煙，食事療法，運動療法，アルコール摂取量の減量）である．生活習慣の改善で不十分な場合には，薬物療法を考慮する．

● 生活習慣改善後もLDL-Cが管理目標値に達しなければ，スタチン，小腸コレステロールトランスポーター阻害薬での治療を開始する．

● LDL-C値が目標値を達成した後も，HDL-C値やTG値が管理不十分の場合には，イコサペント酸エチル（EPA）やニコチン酸系薬の併用も検討する．手術や処置の前に休薬することもある．

● 著明な高TG血症（TG≧500mg/dL）の場合には，フィブ

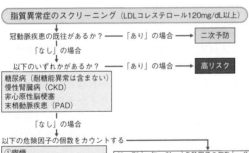

図1 ◆冠動脈疾患予防からみたLDLコレステロール管理目標設定のためのフローチャート（危険因子を用いた簡易版）

文献1）より引用

表2◆リスク区別脂質管理目標値

治療方針の原則	管理区分	脂質管理目標値 (mg/dL)			
		LDL-C	Non-HDL-C	TG	HDL-C
一次予防 まず生活習慣の改善を行った後薬物療法の適用を考慮する	低リスク	<160	<190	<150	≧40
	中リスク	<140	<170		
	高リスク	<120	<150		
二次予防 生活習慣の是正とともに薬物治療を考慮する	冠動脈疾患の既往	<100 (<70)*	<130 (<100)*		

*家族性コレステロール血症, 急性冠症候群の時に考慮する. 糖尿病でも他の高リスク病態 (非心原性脳梗塞, 末梢動脈疾患 (PAD), 慢性腎臓病 (CKD), メタボリックシンドローム, 主要危険因子の重複, 喫煙) を合併する時はこれに準ずる.
・一次予防における管理目標達成の手段は非薬物療法が基本であるが, 低リスクにおいてもLDL-Cが180mg/dL以上の場合は薬物治療を考慮するとともに, 家族性高コレステロール血症の可能性を念頭においておくこと (動脈硬化性疾患予防ガイドライン2017年版 第5章参照).
・まずLDL-Cの管理目標値を達成し, その後non-HDL-Cの達成を目指す.
・これらの値はあくまでも到達努力目標値であり, 一次予防 (低・中リスク) においてはLDL-C低下率20～30%, 二次予防においてはLDL-C低下率50%以上も目標値となり得る.
・高齢者 (75歳以上) については動脈硬化性疾患予防ガイドライン2017年版 第7章を参照.

文献1) より引用

ラート系薬を開始する.

● スタチン (ロスバスタチンカルシウム, ピタバスタチンカルシウム, アトルバスタチンカルシウムなど) とフィブラート (ベザフィブラート, フェノフィブラートなど) の併用は横紋筋融解症のリスクが上がるため, できるかぎり避ける.

● わが国においても, スタチンを最大量で使用しても目標を達成しない場合には, PCSK9阻害薬の自己注射が近年保険適用となった.

観察のポイント

● 脂質異常症では直接的な自覚症状はないため, 定期受診による採血でデータを確認する.

● HDL-Cの低値は, 動脈硬化性疾患の危険因子になる.

● HDL-Cは妊娠によって上昇する.

● TGが低い場合, 女性は過度なダイエットや運動が考えられる.

● 疾患や家族歴がなくても, 女性の場合は閉経後にコレステ

ロール値が上昇する傾向がある.

- 脂質異常症治療薬の注意すべき副作用として，横紋筋融解症がある．骨格筋細胞の融解，壊死により筋肉痛や脱力，クレアチンキナーゼ（CK）上昇，赤褐色尿（ミオグロビン尿）などをきたす.
- 横紋筋融解症は発見が遅れると急性腎不全に至ることもあり，症状の早期発見と治療が重要であるため，薬剤投与中の症状を観察する（とくに高齢者や腎機能低下者は注意が必要である）.

ケアのポイント

- 生活習慣が数値に影響するので，生活状況が重要な情報となる．得られた情報から生活習慣の改善点を見出し，継続できる方法を患者と一緒に考える.
- 生活習慣を改善することで脂質異常の危険因子（過食・多量の飲酒・運動不足・脂質過多・高カロリー食・喫煙・高血圧・糖尿病・遺伝的要素）を減らすことができる.
- 指導上のポイントを**表3**に示す.
- 脂質異常症は自覚症状に乏しいため病識をもっていないことが多く，生活習慣改善の指導が必要となる．脂質異常症は動脈硬化発生のリスクであるため，将来起こる可能性のある動脈硬化合併症について説明する.
- 薬剤治療開始後も生活習慣の改善・予防は中断せず，継続して行うことを指導する.
- 生活習慣（とくに食習慣）を変えることは難しいため，難しさに対して共感を示し，患者のできることから実践していくように支援する.

表3◆生活習慣改善の指導上のポイント

禁煙	喫煙は動脈硬化を進行させるため，禁煙を勧める
肥満対策	肥満によるインスリン抵抗性により，肝臓の中性脂肪の合成を促進させるため，適正体重の維持または近づけるための対策を行う
食事	コレステロールの多い食品や糖分過剰摂取を控え，食物繊維を積極的にとる
運動	適度な運動の習慣化により中性脂肪やHDL-Cを高める

● 脂質異常症治療薬の副作用である横紋筋融解症を予防するため、薬剤投与開始時に副作用とともに脱水予防策や症状出現時の対処法について、患者や家族に指導しておく.

◆引用文献
1) 日本動脈硬化学会編：動脈硬化性疾患予防ガイドライン2017年版, p54, 日本動脈硬化学会, 2017

Memo

高血圧症

疾患の概要

高血圧症とは

- わが国の高血圧症患者数は，約4,300万人と推定される．
- 至適血圧を超えて血圧が高くなるほど，全心血管病，脳卒中，心筋梗塞，慢性腎臓病（CKD）などの罹患リスクおよび死亡リスクは高くなる．
- 高血圧症には本態性高血圧症と二次性高血圧症があり，90%が本態性高血圧症である．
- 本態性高血圧症の発症には，遺伝的素因と環境要因が関与している．

診断

- 表1に示す正しい条件・測定法の下で検査を行う[1]．
- 高血圧症の定義は，診察室血圧140/90mmHg以上とされる（表2）[1]．
- 高血圧症診断では診察室血圧のほかに，家庭血圧，自由行動下血圧によっても定義される（表3）[1]．

治療・患者への指導

- 高血圧症の治療は，以下に示す生活習慣の修正（第1段階）と降圧薬治療（第2段階）により行われ，降圧薬治療の開始時期は個々の患者のリスクレベルに応じて決定される（表4）．

＜塩分制限＞

- 食塩6g/日未満とする．
- だしを工夫し，香辛料，酢，レモンなどで味にアクセントをつける．

＜野菜・果物＞

- 野菜・果物を積極的に摂取する．

表1◆診察室血圧測定法

1. 装置	a.電子圧力柱（擬似水銀）血圧計またはアネロイド血圧計を用いた聴診法による測定，および上腕式の自動血圧計による測定が用いられる[*1].
	b.聴診法では，カフ内ゴム嚢の幅13cm，長さ22-24cmのカフを用いる．上腕27cm未満では小児用カフ，太い腕（腕周34cm以上）で成人用大型カフを使用する．
2. 測定時の条件	a.静かで適当な室温の環境．
	b.背もたれつきの椅子に脚を組まずに座って数分の安静後．
	c.会話をかわさない．
	d.測定前に喫煙，飲酒，カフェインの摂取を行わない．
3. 測定法	a.前腕を支え台などに置き，カフ下端を肘窩より2-3cm上に巻き[*2]，カフ中央を心臓の高さ（胸骨中央あるいは第4肋間）に維持する．
	b.聴診法では橈骨動脈あるいは上腕動脈を触診しながら急速にカフを加圧し，脈拍が消失する血圧値より30mmHg以上高くして聴診器をあてる．
	c.カフ排気速度は2-3mmHg/拍あるいは秒．
	d.聴診法ではコロトコフ第I相の開始を収縮期血圧，第V相の開始[*3]を拡張期血圧とする．
4. 測定回数	a.1-2分の間隔をあけて少なくとも2回測定．この2回の測定値が大きく異なっている場合[*4]には，追加測定を行う．
5. 判定	a.安定した値[*4]を示した2回の平均値を血圧値とする．
	b.高血圧の診断は少なくとも2回以上の異なる機会における血圧値に基づいて行う．
6. その他の注意	a.初診時には，上腕の血圧左右差を確認．以後は，測定側（右または左）を記載．
	b.厚手のシャツ，上着の上からカフを巻いてはいけない．厚地のシャツをたくし上げて上腕を圧迫してはいけない．
	c.糖尿病，高齢者など起立性低血圧の認められる病態では，立位1分および3分の血圧測定を行い，起立性低血圧の有無を確認．
	d.聴診法では，聴診者は十分な聴力を有する者で，かつ測定のための十分な指導を受けた者でなくてはならない．
	e.脈拍数も必ず測定し記録．

[*1] 電子圧力柱（擬似水銀）血圧計とは，水銀柱の代わりに電子式のアナログ柱を用いた血圧計である．アネロイド血圧計とは，バネ式の針が円弧状に動く血圧計である．自動血圧計は，定期的な点検，および各機器の添付文書に記載の耐用年数・測定回数を考慮した使用が必要である．アネロイド血圧計は原理的に衝撃や経年変化で誤差が生じやすいため，耐用年数を超えた使用後や劣化が疑われる場合は速やかに破棄・交換が必要である．
自動巻き付け式血圧計を待合室などで使用する場合，十分な指導と管理の下で測定されなければ大きな誤差が生じる．

[*2] カフを緩くなく，またきつくないように巻く．緩く巻いた場合，血圧は高く測定される．添付文書に記載のある機器では，記載通りに巻く．

[*3] 第V相の開始とは，コロトコフ音の消失時（disappearance）をいう．これは，欧米のガイドライン（ESH2018，ACC/AHA2017）と共通の定義である．

[*4] 異なった値あるいは安定した値の目安は，およそ5mmHg未満の測定値の差とする．

文献1）より転載

表2◆成人における血圧値の分類（診察室血圧）

分類	収縮期血圧 (mmHg)		拡張期血圧 (mmHg)
正常血圧	＜120	かつ	＜80
正常高値血圧	120〜129	かつ	＜80
高値血圧	130〜139	かつ／または	80〜89
Ⅰ度高血圧	140〜159	かつ／または	90〜99
Ⅱ度高血圧	160〜179	かつ／または	100〜109
Ⅲ度高血圧	≧180	かつ／または	≧110
（孤立性）収縮期高血圧	≧140	かつ	＜90

文献1）より一部抜粋して引用

表3◆異なる測定法における高血圧基準

		収縮期血圧 (mmHg)	拡張期血圧 (mmHg)
診察室血圧		≧140かつ／または	≧90
家庭血圧		≧135かつ／または	≧85
自由行動下血圧	24時間	≧130かつ／または	≧80
	昼間	≧135かつ／または	≧85
	夜間	≧120かつ／または	≧70

文献1）より引用

表4◆降圧目標

	診察室血圧	家庭血圧
若年，中年，前期高齢者患者	140/90mmHg未満	135/85mmHg未満
後期高齢者患者	150/90mmHg未満 （忍容性が 140/90mmHg未満）	145/85mmHg未満 （忍容性が 135/85mmHg未満）
糖尿病患者	130/80mmHg未満	125/75mmHg未満
CKD患者（蛋白尿陽性）	130/80mmHg未満	130/80mmHg未満 （目安）
脳血管障害患者 冠動脈疾患患者	140/90mmHg未満	135/88mmHg未満 （目安）

＊目安で示す診察室血圧と家庭血圧の目標値の差は，診察室血圧140/90mmHg，家庭血圧135/85mmHgが高血圧の診断基準であることから，この二者の差をあてはめたものである．

● なお，重篤な腎障害を伴う患者は高K血症をきたすリスクがあるため，野菜・果物の積極的摂取は推奨しない．

● また，果物の過剰な摂取は肥満者や糖尿病などのエネルギー制限が必要な患者では勧められない．

＜脂質制限＞

- コレステロール・飽和脂肪酸の摂取を控える．
- 魚（魚油）を積極的に摂取する．

＜減量＞

- BMI（体重（kg）÷［身長（m）]^2）を25未満とする．

＜運動＞

- 心血管病のない高血圧症患者が対象で，有酸素運動を中心に定期的に（毎日30分以上を目標に）運動を行う．
- 少なくとも10分以上の運動で，合計して1日30分を超えればよいとされている．

＜節酒＞

- エタノール換算で，以下を目安とする．
  - 男性：20～30mL/日（日本酒1合，ビール大瓶1本）以下
  - 女性：10～20mL/日（日本酒半合，ビール中瓶1本）以下

＜禁煙＞

- 受動喫煙の防止も含む．

観察のポイント

- 糖尿病では良好な血糖コントロールを心掛けるとともに，積極的に血圧を下げると合併症を予防することができる．
- 糖尿病患者はインスリン抵抗性などが原因で高血圧になりやすいといわれている．
- 軽症の高血圧症では，まったく症状がなく，中等度以上になると頭痛や動悸，めまい，肩こり，手足のしびれなどが現れることがある．
- 高血圧は腎臓に負担が大きくかかるため，一度腎症が発症すると進行につれて血圧が上昇し，さらに腎症が悪化する．また，網膜内の血管にも悪影響を及ぼすため，網膜症の進行を加速させる．
- 高血圧状態が血管壁を傷つけて動脈硬化を進行させるため，

糖尿病と高血圧症の両方があると大血管障害（心筋梗塞・狭心症・閉塞性動脈硬化症）発症の危険性が高まるといわれている．糖尿病患者では血圧を130/80mmHg未満に低下させないと大血管障害のリスクが高くなるため，血糖値だけでなく血圧の管理も重要である．

● 日常生活のなかで感じるストレスも血圧を上げる要因となるため，ストレス要因の有無も確認する．

● 高齢者における厳しい血圧管理はふらつきや起立性低血圧などの原因となる可能性があるため，転倒に注意する．

ケアのポイント

● 高血圧症は自覚症状に乏しいため，血圧が高いと指摘されても放置してしまいがちである．定期的な検査を受け，治療を継続できるように指導する．

● 高血圧症は糖尿病と同様に生活習慣病といわれているため，日常の生活習慣の改善が重要である．

● 生活習慣の改善は，脂質異常症の予防と治療のためだけでなく，メタボリックシンドローム，糖代謝異常，高血圧症などが原因となる動脈硬化性疾患の予防と治療のためにも行う．

● 血圧管理のポイントを**表5**に示す．

表5◆血圧管理のポイント

禁煙	喫煙は血管を収縮させ，血圧を上昇させるだけでなく脳卒中や心筋梗塞の危険因子でもあるため，禁煙を指導する
体重管理	肥満やメタボリックシンドロームは血圧上昇の原因となるため，体重管理が必要である
食事療法（減塩）	塩分過多では循環血液量が増え，血管収縮物質に対する反応が高まり，血圧が上昇する．塩分の多い食品を控え，味付けの工夫を指導する
血圧測定	自身の血圧の状態を把握するために測定するよう指導する
運動療法	運動は血圧を整える効果がある．運動を生活習慣に取り入れられるように指導する

◆引用文献

1) 日本高血圧学会編：高血圧治療ガイドライン2019，ライフサイエンス出版，2019

肥満症

肥満とは

- 肥満とは，脂肪が過剰に蓄積された状態である．
- わが国では体格指数（BMI）が25以上を肥満，35以上を高度肥満と定義している．
- 2017年の国民健康・栄養調査による肥満者の割合は，20歳以上の男性では30.7％，同じく女性では21.9％であった．男性の肥満者は40歳代が35.3％と最多で，20歳代から60歳代までにはほぼ3人に1人が肥満者であった．女性では40歳代が17.4％であり，70歳代では26.5％と高齢者での肥満者の割合が高い．

診断

- 肥満に加えて，**表1**に示す「肥満症の診断基準に必須な健康障害」[1]に示す健康障害を有するか，臍レベルの腹部CTで測定した内臓脂肪面積が100cm^2（腹囲：男性約85cm，女性約90cm）以上の内臓脂肪型肥満を認める場合には肥満症と診断する[2]．
- 肥満の診断にはBMIを計算すればよいが，とくに内臓脂肪型肥満では糖尿病，高血圧症，脂質異常症などの合併率が高いため，鑑別することが望ましい．
- 単純性肥満が95％を占めるが，**表2**に示す二次性肥満（症候性肥満）を疑う場合には，各疾患に応じた検査が必要となる．

治療

- 症候性肥満では，原疾患の治療により肥満も改善する場合があるので，原疾患の治療を優先する．
- 単純性肥満では，食事療法，運動療法，グラフ化体重日記などの行動療法を基本とする．もっとも重要なのは食事療法で，一般的には標準体重1kgあたり25〜30kcal/日のエネ

表1 ◆肥満に起因ないし関連し，減量を要する健康障害

1. 肥満症の診断基準に 必須な健康障害	①耐糖能障害（2型糖尿病，耐糖能異常など） ②脂質異常症 ③高血圧 ④高尿酸血症・痛風 ⑤冠動脈疾患：心筋梗塞，狭心症 ⑥脳梗塞：脳血栓症，一過性脳虚血発作 ⑦脂肪肝（非アルコール性脂肪肝疾患：NAFLD） ⑧月経異常，妊娠合併症（妊娠高血圧症候群，妊娠 糖尿病，難産） ⑨睡眠時無呼吸症候群（SAS），肥満低換気症候群 ⑩整形外科的疾患：変形性関節症（膝，股関節）， 変形性脊椎症，腰痛症 ⑪肥満関連腎臓病
2. 肥満に関連する健康障害	①悪性疾患：大腸がん，食道がん（腺がん），子宮体 がん，膵臓がん，腎臓がん，乳がん，肝臓がん ②良性疾患：胆石症，静脈血栓症・肺塞栓症，気管 支喘息，皮膚疾患，男性不妊，胃食道逆流症，精 神疾患

文献1）を参考に作成

表2 ◆二次性肥満（症候性肥満）

1) 内分泌性肥満 　①Cushing症候群 　②甲状腺機能低下症 　③偽性副甲状腺機能低下症 　④インスリノーマ 　⑤性腺機能低下症 　⑥Stein-Leventhal症候群	3) 視床下部性肥満 　①間脳腫瘍 　②Fröhlich症候群 　③Empty sella症候群
2) 遺伝性肥満（先天異常症候群） 　①Bardet-Biedl症候群 　②Prader-Willi症候群	4) 薬物による肥満 　①向精神薬 　②副腎皮質ホルモン

文献1）を参考に作成

ルギー量とし，栄養素（炭水化物，蛋白質，脂質）のバランスが偏らないようにする．

● 近年は2型糖尿病の治療薬として適応のあるGLP-1受容体作動薬やSGLT2阻害薬を投与することで体重減少が期待できる．

● 6か月以上の内科的治療が行われているにもかかわらず，BMI≧35で糖尿病，高血圧症，脂質異常症のうち1つ以上を有していれば，保険診療として腹腔鏡下スリーブ上胃切除術という外科的治療が適応となる．

肥満症

453

- 肥満度と治療の評価のために，体重とBMIを継続的に観察していく．院内で測定する際は，重い上着をぬぎポケットの中身を取り出し，できるだけ薄着の状態で毎回同じ条件で測定する．
- 体重は患者が自宅で1日1〜4回測定し記録（体重日記）するよう指導し，来院時には必ず体重日記の確認を行う．体重測定の回数とタイミングは，患者の生活に合わせて患者と話し合い，決定する．
- 肥満や内臓脂肪の程度を観察するため，診察前に腹囲を測定する．
- 食事の回数，時間，内容，摂取量，調理者，外食の回数など，普段の食事内容を聴取する．
- 食行動異常がある場合には，「食行動質問票」を使用してもよい．食行動質問票を用いることで，患者自身が食行動の問題点に気づくことができるほか，治療者も客観的に把握することができる．
- 週に何回飲酒しているか，飲む酒の種類と量，つまみの内容を確認する．
- 運動習慣の有無や運動の種類，運動量を確認する．仕事内容や通勤方法，家事での身体活動量なども確認する．
- 血液データ（血糖値，脂質，肝機能，尿酸値など），口渇・多飲・多尿，倦怠感，関節痛，胸痛，しびれや麻痺，いびきや昼間の眠気，不眠，うつ症状，急激な体重減少など，肥満による健康障害の程度を観察する．
- ストレスなどの心理的特性や居住地域などの社会的特性も，食事や身体活動への影響を介し肥満度と関連する[3]ため，ストレスの程度を聴取していく．
- 日常生活やストレスについて，安心して相談できる信頼関係の構築や話しやすい雰囲気づくりが重要である．

食事療法 ●●

- 肥満症の治療は食事療法が基本となるため，適切な食事療法の具体的方法を説明し，実践・継続を支援する．
- 減量のためには，摂取エネルギー量を制限することが有効である．
- 栄養素のバランスは指示エネルギーの50～60％を糖質とし，15～20％を蛋白質，20～25％を脂質とする．
- 糖質制限を行う場合，短期間であれば指示エネルギーの40％までの糖質制限は可能である．
- ビタミンやミネラルを多めにとるようにする．
- 普段の食生活について聴取し，実践可能で具体的な方法を患者とともに検討する．
- 食行動質問票の記載などにより，患者自身が食行動の問題点を認識し改善に取り組めるよう支援する．

運動療法 ●●

- 肥満の改善や予防のために，身体活動量を増やす運動療法を勧める．
- 日常の生活活動でも，エネルギー消費量を増加させることにより，肥満の合併症改善が期待できるため，仕事や通勤，家事労働での活動量増加を促す．
- 運動の種類は有酸素運動（ウォーキング，トレッドミル歩行，自転車こぎ，水中歩行，エアロビクスなど）を主体とし，レジスタンス運動，ストレッチなどを併用するのがもっとも望ましい[4]．
- 運動は継続することがもっとも重要なので，個々の患者に合わせた方法を患者自身が選択し，習慣化していくことが重要である[4]．
- 日常生活のなかで活動量を増やす場合，歩く距離を増やす，速足で歩く，エレベーターやエスカレーターではなく階段を使うことなどを提案する．
- 動脈硬化や耐糖能異常，高血圧症，脂質異常症などの既往や循環器・呼吸器疾患，整形外科疾患がある場合，必ずメディ

カルチェックを受けてから運動療法を勧める.

● 運動実施時の注意点として，関節など運動器への負担を軽減するためにクッション性のある運動靴を履くこと，熱中症や脱水を予防するため水分補給をしっかり行うよう説明する.

行動療法

● 肥満症の治療には，食行動やセルフモニタリングなど生活のなかの行動や習慣を修正していく行動療法も有効である.

● 食行動質問票の記載をもとに，患者の食行動や食生活の問題点を患者自身と治療者で客観的に把握し，治療前後で継続的に用いることで食行動を改善させていく.

● 体重をセルフモニタリングする方法のなかでも，グラフ化体重日記がある. これは，起床直後，朝食直後，夕食直後，就寝直前の1日4回体重測定しグラフに記載していく方法である.

● 1日4回のグラフ化体重日記から，患者のライフスタイルの問題点が抽出され，肥満につながる生活上の問題点を修正できる. また，行動が改善することで体重が減少するという結果が目に見えることで好ましい行動が強化され，継続につながる.

● 朝食の欠食や遅い時間の夕食摂取，睡眠不足など生活リズムの乱れは肥満につながるため，規則正しい生活を勧める.

● 肥満の患者には早食いが多いが，早食いは正常の満腹感から逸脱した過食の原因になる. 早食いの習慣は，一口20〜30回の咀嚼回数を決めて行動修正をする.

● 望ましい行動変化があったときや，体重が減少したときは患者の努力をねぎらい称賛する. うまくいかないときも，責めたりせずに，患者の思いを傾聴し受容・共感を示す.

◆引用文献
1) 日本肥満学会編：肥満症診療ガイドライン2016. pxii, ライフサイエンス出版，2016
2) 日本内分泌学会編：内分泌代謝科専門医研修ガイドブック. p121-122, 診断と治療社，2018
3) 日本肥満学会編：肥満症診療ガイドライン2016. p18, ライフサイ

エンス出版，2016
4) 日本肥満学会編：肥満症診療ガイドライン2016，p52，ライフサイエンス出版，2016

◆**参考文献**
1) 日本肥満学会編：肥満症診療ガイドライン2016，p38-65，ライフサイエンス出版，2016

Memo

肥満症

高尿酸血症

高尿酸血症とは ··

- 高尿酸血症は，糖尿病などの生活習慣病と合併することが多い．
- 尿酸はプリン体を材料にして体内で合成される．80％は核酸の代謝産物として体内で合成され，残りの20％は食物などに含まれるプリン体を摂取することによる（**図1**）．
- 尿酸はおもに尿から排泄されるが，SLC2A9（GLUT9），SLC22A11-SLC22A12（URAT1），ABCG2などの尿酸排泄にかかわる遺伝子異常を有する家系が意外と多く存在する．

高尿酸血症の合併症 ··

- 高尿酸血症では以下の合併症を発症することがある．

＜痛風（図2）＞

- 第一趾基部が好発部位であるが，足関節や膝関節にも生じる．
- 発赤・腫脹・熱感・疼痛が主症状である．
- 関節炎を繰り返すことで，関節変形を起こす．痛風結節（硬いしこり）になることもある．

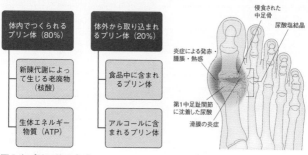

図1◆プリン体の合成

体内でつくられるプリン体（80％）
→ 新陳代謝によって生じる老廃物（核酸）
→ 生体エネルギー物質（ATP）

体外から取り込まれるプリン体（20％）
→ 食品中に含まれるプリン体
→ アルコールに含まれるプリン体

図2◆痛風

侵食された中足骨
尿酸塩結晶
炎症による発赤・腫脹・熱感
第1中足趾関節に沈着した尿酸
滑膜の炎症

<痛風腎などの腎障害>

● 尿管結石の生成により繰り返す水腎症が原因となることがある.

● 糖尿病腎症と合併することにより, さらに腎機能の増悪が助長される.

<虚血性心疾患>

● いくつかの大規模臨床試験で高尿酸血症と虚血性心疾患の関連が指摘されているが, 依然議論が続いている.

治療

● 正常値は, 高尿酸血症では血清尿酸値6.0mg/dL未満を目標として治療する (図3).

● 治療は食事療法, 薬物療法が主体となる. 先に述べたように体外から摂取されるプリン体は尿酸値の20%を規定しているため, プリン体の少ない食品 (表1) を推奨し, 節酒を指導することが有効である.

● 痛風などの家族歴があり, 遺伝性の高尿酸血症を疑う場合, 食事療法だけでは改善が乏しく, 積極的な薬物療法での介入が望まれる (表2).

● 適度な運動療法は体内のプリン体を低下させるが, 無酸素運動や過度の有酸素運動ではアデノシン三リン酸 (ATP) の再利用を妨げ, 逆にプリン体を増加させることがあるので注意が必要である.

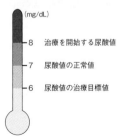

(mg/dL)

- 8　治療を開始する尿酸値

- 7　尿酸値の正常値

- 6　尿酸値の治療目標値

図3 ◆ 高尿酸血症治療の6-7-8-のルール

表1 ◆食品中のプリン体含有量（100gあたり）

極めて多い	300mg〜	とり肉 魚介類	鶏レバー 干物（マイワシ）， 白子（いさき，ふぐ，たら）， あんこう（肝酒蒸し）
多い	200〜 300mg	豚肉 牛肉 魚介類	豚レバー 牛レバー かつお，まいわし，大正えび， まあじ干物，さんま干物
少ない	50〜 100mg	豚肉 牛肉 ひつじ肉 肉の加工品 魚介類 緑黄色野菜 淡色野菜	豚ロース，豚バラ 牛肩ロース，牛タン マトン ボンレスハム，プレスハム， ベーコン うなぎ，わかさぎ，つみれ ほうれん草 カリフラワー
極めて少ない	〜50mg	肉の加工品 水産練製品 魚介類 大豆とその製品 牛乳と乳製品 卵 チーズ 油脂 とうもろこし，いも 穀類 くだもの 緑黄色野菜 淡色野菜 海藻，きのこ， こんにゃく	コンビーフ， ウインナーソーセージ 魚肉ソーセージ，かまぼこ， 焼きちくわ，さつまあげ かずのこ，すじこ とうふ 牛乳 鶏卵 チーズ バター とうもろこし，じゃがいも， さつまいも ごはん，食パン，うどん，そば くだもの トマト，にんじん キャベツ，だいこん，はくさい 海藻

総プリン体量：文献1）を参考に作成

表2 ◆ 高尿酸血症・痛風の治療薬

役割	薬品名	用量	作用	注意事項など
尿酸排泄促進薬	ベンズブロマロン	50～150mg	近位尿細管の尿酸トランスポーター（URAT1）を阻害して尿酸再吸収を抑制する	腎障害があると効果が落ちるため、使用しにくい、尿路結石の保有や既往がある場合は避ける、尿アルカリ化薬と併用する必要がある
尿酸生成抑制薬	アロプリノール	200～300mg	キサンチンオキシダーゼを競合的に阻害し、プリン体から尿酸の材料となるキサンチンへの分解を抑制する	HLA-B58:01のアレルを有する人ではStevens-Johnson型の重症薬疹を起こすことがある、腎機能を増悪させることがあるので腎障害患者では使用しにくい
	フェブキソスタット	10～80mg	キサンチンオキシダーゼを阻害し、プリン体から尿酸の材料となるキサンチンへの分解を抑制する	副作用が少なく、使用しやすい、尿酸低下効果はアロプリノールにくらべて強い、痛風発作のリスク減はアロプリノールと同程度である、腎機能の制限を受けない
痛風発作時				
痛風発作寛解・予防薬	コルヒチン	発作前兆期に0.5mgを1錠内服する	好中球の活動を抑制する	胃部不快感や下痢が出現しやすい
鎮痛薬	NSAIDsなど	ロキソプロフェン50mgを6錠3など通常より多い量が用いられる	COX阻害によるプロスタグランジン生成を抑制する	消化管潰瘍、腎障害などが出現しやすい
副腎皮質ステロイド	副腎皮質ステロイド	プレドニゾロン10～20mg	アラキドン酸遊離を阻害し、プロスタグランジン生成を抑制する	強い炎症や関節痛の際に用いられることがある、腎機能障害を有していても使用可能である、耐糖能のさらなる悪化をまねくことがあり、血糖モニターが必要である

観察のポイント

- 高尿酸血症では以下を観察する.
  - 血液データ：尿酸値, クレアチニンクリアランス, Cr, BUN
  - 体重
  - 下肢関節 (とくに第一中足趾関節部) の関節炎
  - 痛風結節の有無 (足趾, 手指, 耳介などに小さな無痛性の結節がないか)
  - 尿路結石症状の有無
  - 食生活：食事の内容, 量, 時間, 水分摂取量
  - 飲酒：アルコール飲料の種類, 量
  - 運動量

ケアのポイント

- 体重管理のための食事と運動の生活指導を行う.
- 食事療法の基本は, 標準摂取カロリーを守ることと, プリン体を多く含む食品をとりすぎないことである (**表1**).
- 尿から尿酸を排出させるために, 1日2,000mL以上の尿量を目標に水分摂取を促す.
- 痛風発作時には禁酒するよう説明する.
- ビールはプリン体を多く含むため避け, それ以外のアルコール飲料も尿酸値を上昇させるため, 飲酒は控えるよう指導する.
- 酸性に傾いた尿を中和するために, アルカリ性食品 (にんじんなどの野菜, 海藻, いも類, くだもの, 大豆など) を増やすよう指導する.
- 牛乳をはじめ乳製品は尿酸値を下げるため, 1日200gを目安に摂取するよう指導する.
- 症状がなくても定期検査と診察を受け, 指示通りに尿酸降下薬の服薬を継続するよう指導する.

◆引用文献

1) 日本痛風・尿酸核酸学会ガイドライン改訂委員会編：高尿酸血症・痛風の治療ガイドライン，第3版．診断と治療社，2019

◆参考文献

1) 医療情報科学研究所：病気がみえるvol.3：糖尿病・代謝・内分泌．第4版，p128-133，メデックメディア，2014
2) 公益財団法人痛風・尿酸財団：痛風を知りたい方へ　痛風を知って，痛風を予防しよう
http://www.tufu.or.jp/gout/より2019年9月28日検索

高尿酸血症

Memo

....

....

....

....

....

....

....

....

....

....

....

....

....

....

....

Memo

付　録

糖尿病・代謝内科でのケアに必須の知識

①検査データの基準値一覧
②評価指標
③ CKD の重症度
④おもなインスリン製剤
⑤経口血糖降下薬
⑥痛みの評価ツール
⑦略語一覧

付録① 検査データの基準値一覧

	検査項目	略語	基準値（M：男性/F：女性）	単位	注釈
栄養状態	総蛋白	TP	6.5〜8.2	g/dL	
	アルブミン	Alb	3.7〜5.5	g/dL	
糖質関連	血糖	BS/Glu	70〜109	mg/dL	空腹時/負荷前
	HbA1c（NGSP）		4.6〜6.2	%	2014年4月より、HbA1cの表記がJDS（Japan Diabetes Society）値からNGSP（National Glycohemoglobin Standardization Program）値に変更となった。
	グリコアルブミン	GA	11.6〜16.4	%	
	1,5-アンヒドログルシトール	1,5-AG	14.0〜46.0	μg/mL	
	乳酸		4.2〜17.0	mg/dL	
	ピルビン酸		0.3〜0.9	mg/dL	
	ケトン体分画		総ケトン体131以下	μmol/L	
			アセト酢酸55以下		
			3-ヒドロキシ酪酸85以下		
	インスリン	IRI	2.2〜12.4	μU/mL	空腹時/負荷前
	Cペプチド	CPR	0.8〜2.5	ng/mL	空腹時/負荷前
	インスリン抗体		濃度125.0未満	nU/mL	
			結合率0.4未満	%	
	抗GAD抗体		5.0未満	U/mL	
	抗IA-2抗体		0.4未満	U/mL	

	検査項目	略語	基準値 (M：男性/F：女性)	単位	注釈
脂質関連	総コレステロール	TC/T-Cho	150〜219	mg/dL	健常人における基準値は左記だが、糖尿病患者における治療目標値は120mg/dL未満、冠動脈疾患の既往があれば100mg/dL未満となる。なお、空腹時でかつ、TGが400未満であればFriedewald (F) 式にてLDL-コレステロールは算出可能である。 F式：LDL-C (mg/dL) = TC-HDL-C-TG/5
	LDL-コレステロール	LDL-C	70〜139	mg/dL	
	HDL-コレステロール	HDL-C	M：40〜80 F：40〜90	mg/dL	
	中性脂肪	TG	50〜149	mg/dL	
	遊離コレステロール	F-Cho	25〜60	mg/dL	
	RLP-コレステロール	RLP-C	7.5以下	mg/dL	
	β-リポ蛋白	β-LP	M：150〜600 F：130〜430	mg/dL	
	アポリポ蛋白A-I		M：119〜155 F：126〜165	mg/dL	
	アポリポ蛋白A-II		M：25.9〜35.7 F：24.6〜33.3	mg/dL	
	アポリポ蛋白B		M：73〜109 F：66〜101	mg/dL	
	アポリポ蛋白C-II		M：1.8〜4.6 F：1.5〜3.8	mg/dL	
	アポリポ蛋白C-III		M：5.8〜10.0 F：5.4〜9.0	mg/dL	

	検査項目	略語	基準値（M：男性／F：女性）	単位	注釈
脂質関連	アポリポ蛋白E		M：2.7〜4.3	mg/dL	
			F：2.8〜4.6	mg/dL	
	リポ蛋白（a）	Lp(a)	40.0以下	mg/dL	
	L-CAT		235〜550	U	
	リポ蛋白リパーゼ	LPL	164〜284	ng/mL	早朝空腹時にヘパリンを体重1kgあたり30単位で静注し、15分後に採血して測定する。
肝機能	総ビリルビン	T-bil	0.3〜1.2	mg/dL	
	直接ビリルビン	D-bil	0.4以下	mg/dL	
	AST (GOT)		10〜40	U/L	
	ALT (GPT)		5〜45	U/L	
	LD (LDH)		120〜245	U/L	
肝機能	アルカリフォスファターゼ	ALP	104〜338（成人）	U/L	
	γ-GT（γ-GTP）		M：79以下	U/L	
			F：48以下		
	コリンエステラーゼ	ChE	M：245〜495	U/L	
			F：198〜452		
膵酵素	アミラーゼ	AMY	39〜134	U/L	
	リパーゼ		17〜57	U/L	
腎機能	尿素窒素	BUN	8.0〜20.0	mg/dL	
	クレアチニン	CRE	M：0.65〜1.09	mg/dL	
			F：0.46〜0.82		
	シスタチンC		M：0.58〜0.87	mg/L	
			F：0.47〜0.82		

	検査項目	略語	基準値（M：男性/F：女性）	単位	注釈
腎機能	尿酸	UA	M：3.6～7.0 F：2.7～7.0	mg/dL	
	推算糸球体濾過量	eGFR	男性：eGFR(mL/分/1.73m²)=194×年齢$^{-0.287}$×Cr$^{-1.094}$ 女性：eGFR(mL/分/1.73m²)=194×年齢$^{-0.287}$×Cr$^{-1.094}$×0.739		
電解質	ナトリウム	Na	135～145	mEq/L	
	クロール	Cl	98～108	mEq/L	
	カリウム	K	3.5～5.0	mEq/L	
	マグネシウム	Mg	1.7～2.6	mg/dL	
	カルシウム	Ca	8.6～10.2	mg/dL	
	無機リン	IP	2.5～4.5	mg/dL	
	浸透圧		275～290	mOsm/kgH₂O	
内分泌	甲状腺刺激ホルモン	TSH	0.500～5.000	μIU/mL	
	遊離サイロキシン	FT4	0.90～1.70	ng/dL	
	遊離トリヨードサイロニン	FT3	2.30～4.00	pg/mL	
血液一般	白血球数	WBC	3500～9700	/μL	
	赤血球数	RBC	M：438～577 F：376～516	x10⁴/μL	
	血色素量	Hb	M：13.6～18.3 F：11.2～15.2	g/dL	
	ヘマトクリット値	Ht	M：40.4～51.9 F：34.3～45.2	%	
	血小板数	Plt	14.0～37.9	x10⁴/μL	

付録② 評価指標

<インスリン抵抗性>

HOMA-R	空腹時血糖値(mg/dL)×空腹時インスリン濃度(μU/mL)/405 ・正常 1.6 以下, 2.5 以上でインスリン抵抗性あり ・空腹時血糖が 140mg/dL 以上の場合は結果に対する解釈に注意が必要である

<インスリン分泌>

HOMA-β	空腹時インスリン濃度(μU/mL)×360/〈空腹時血糖値(mg/dL)−63〉 ・非肥満者の正常範囲:40〜80
インスリン分泌指数 (75g OGTTにおけるインスリン初期分泌)	負荷30分インスリン濃度(μU/mL)−空腹時インスリン濃度(μU/mL)/負荷後30分血糖値(mg/dL)−空腹時血糖値(mg/dL) ・75g OGTT 時に用いる ・健常人で1以上, 0.4以下であればインスリン初期分泌低下と診断する.
Cペプチド指数	空腹時Cペプチド(ng/mL)×100/空腹時血糖値(mg/dL) ・0.8 未満でインスリン治療が必要と判断する
グルカゴン負荷試験	※別表
24 時間蓄尿中Cペプチド値	正常は40〜100μg/日. 20μg/日以下でインスリン依存状態と判断する. ただし尿の保存状態で低下するため, 注意が必要である.

※別表 グルカゴン負荷試験による糖尿病患者のインスリン分泌予備能の推定値

Cペプチド6分値 (ng/mL)	ΔCペプチド (負荷後の増加量)	評価
>4.0	>2.0	予備能は比較的保持されている
2.0〜4.0	1.0〜2.0	予備能は低下している
<2.0	<1.0	インスリン依存状態に近い
<1.0	<0.5	インスリン依存状態

(日本糖尿病学会編・著:糖尿病専門医研修ガイドブック 改訂第7版, p.137, 診断と治療社, 2017 をもとに作成)

付録③　CKD の重症度

＜ CGA 分類＞

CKD の重症度分類（CKD 診療ガイド 2012）[a]

原疾患	蛋白尿区分		A1	A2	A3
糖尿病	尿アルブミン定量（mg/日） 尿アルブミン/Cr 比 （mg/gCr）		正常	微量アルブミン尿	顕性アルブミン尿
			30 未満	30〜299	300 以上
高血圧 腎炎 多発性嚢胞腎 移植腎 不明 その他	尿蛋白定量（g/日） 尿蛋白/Cr 比（g/gCr）		正常	軽度蛋白尿	高度蛋白尿
			0.15 未満	0.15〜0.49	0.50 以上
GFR 区分 （mL/分 /1.73m²）	G1	正常または高値 ≧90			
	G2	正常または軽度低下 60〜89			
	G3a	軽度〜中等度低下 45〜59			
	G3b	中等度〜高度低下 30〜44			
	G4	高度低下 15〜29			
	G5	末期腎不全（ESKD） ＜15			

重症度は原疾患・GFR 区分・蛋白尿区分を合わせたステージにより評価する．CKD の重症度は死亡，末期腎不全，心血管死発症のリスクを　　　のステージを基準に，　　，　　，　　の順にステージが上昇するほどリスクは上昇する．（KDIGO CKD guideline 2012 を日本人用に改変）

注：わが国の保険診療では，アルブミン尿の定量測定は，糖尿病または糖尿病性早期腎症であって微量アルブミン尿を疑う患者に対し，3 カ月に 1 回に限り認められている．糖尿病において，尿定性で 1 ＋以上の明らかな尿蛋白を認める場合は尿アルブミン測定は保険で認められていないため，治療効果を評価するために定量検査を行う場合は尿蛋白定量を検討する．（日本腎臓学会編：エビデンスに基づく CKD 診療ガイドライン 2018．p3，東京医学社，2018 より転載）

＜ CKD 診断基準（以下のいずれかが 3 ヵ月を超えて存在）＞

腎障害の指標	アルブミン尿（AER≧30mg/24 時間；ACR≧30mg/gCr） 尿沈渣の異常 尿細管障害による電解質異常やそのほかの異常 病理組織検査による異常，画像検査による形態異常 腎移植
GFR 低下	GFR＜60mL/分/1.73m²

AER：尿中アルブミン排泄率，ACR：尿アルブミン/Cr 比

(KDIGO CKD guideline 2012)

（日本腎臓学会編：エビデンスに基づく CKD 診療ガイドライン 2018．p3，東京医学社，2018 より転載）

付録④　おもなインスリン製剤

分類名	商品名	作用発現時間	最大作用時間	作用持続時間
超速効型	ヒューマログ®	15分未満	30分〜1.5時間	3〜5時間
	ノボラピッド®	10〜20分	1〜3時間	3〜5時間
	アピドラ®	15分未満	30〜1.5時間	3〜5時間
速効型	ヒューマリン®R	30分〜1時間	1〜3時間	5〜7時間
	ノボリン®R	約30分	1〜3時間	約8時間
混合型	ヒューマログ®ミックス25	15分未満	30分〜6時間	18〜24時間
	ヒューマログ®ミックス50		30〜4時間	18〜24時間
	ヒューマリン®3/7	30分〜1時間	2〜12時間	18〜24時間
	ノボラピッド®30ミックス	10〜20分	1〜4時間	約24時間
	ノボラピッド®50ミックス			
	ノボラピッド®70ミックス			
	ノボリン®30R	約30分	2〜8時間	約24時間
配合溶解	ライゾデグ®	10〜20分	1〜3時間	42時間超
中間型	ヒューマリン®N	1〜3時間	8〜10時間	18〜24時間
	ノボリン®N	約1.5時間	4〜12時間	約24時間
	レベミル®	約1時間	3〜14時間	約24時間
持効型溶解	トレシーバ®	ー	明かなピークなし	42時間超
	ランタス®	1〜2時間	明かなピークなし	約24時間
	インスリン グラルギンBS	1〜2時間	明かなピークなし	約24時間
	ランタス®XR	1〜2時間	明かなピークなし	24時間超

(日本糖尿病学会：糖尿病治療ガイド2018-2019，p68，69，文光堂，2018／竹山聡美：病気と治療に影響する血糖値の読み方．糖尿病まるわかりガイド(林道夫監)，p27，学研メディカル秀潤社，2014を参考に作成)

Memo

....

....

....

....

....

....

....

付録⑤　経口血糖降下薬

	一般名	商品名	剤型 (mg)	用量 (mg/日)*	作用時間 (hr)
ビグアナイド薬	メトホルミン	グリコラン メデット[注]	250	250〜750	6〜14
		メトグルコ	250・500	500〜1,500 [2,250]	6〜14
	ブホルミン	ジベトス ジベトンS	50	50〜150	6〜14
チアゾリジン薬	ピオグリタゾン	アクトス アクトスOD	15・30	15〜30 [45]	24
スルホニル尿素 (SU) 薬 (主なもの)	グリベンクラミド	オイグルコン ダオニール	1.25・2.5	1.25〜7.5 [10]	12〜24
	グリクラジド	グリミクロン グリミクロンHA	40 20	20〜120 [160]	12〜24
	グリメピリド	アマリール アマリールOD	0.5・1・3	0.5〜4 [6]	12〜24
速効型インスリン分泌促 進薬 (グリニド薬)	ナテグリニド	スターシス ファスティック	30・90	180〜270 [360]	3
	ミチグリニド	グルファスト	5・10	15〜30 [60]	3
	レパグリニド	シュアポスト	0.25・0.5	0.75〜1.5 [3]	4
DPP-4阻害薬	シタグリプチン	グラクティブ ジャヌビア	12.5・25・50・100	25〜100	24
	ビルダグリプチン	エクア	50	50〜100	12〜24

注）現在は販売中止

一般名	商品名	剤型 (mg)	用量 (mg/日)*	作用時間 (hr)
DPP-4阻害薬				
アログリプチン	ネシーナ	6.25・12.5・25	6.25〜25	24
リナグリプチン	トラゼンタ	5	5	24
テネリグリプチン	テネリア	20	20〜40	24
アナグリプチン	スイニー	100	200〜400	12〜24
サキサグリプチン	オングリザ	2.5・5	2.5〜5	24
DPP-4阻害薬 (週1回製剤)				
トレラグリプチン	ザファテック	50・100	100mg/週	
オマリグリプチン	マリゼブ	12.5・25	25mg/週	
α-グルコシダーゼ阻害薬 (α-GI) 薬				
アカルボース	グルコバイ グルコバイOD	50・100	150〜300	2〜3
ボグリボース	ベイスン ベイスンOD	0.2・0.3	0.6〜0.9	2〜3
ミグリトール	セイブル	25・50・75	150〜225	1〜3
SGLT2阻害薬				
イプラグリフロジン	スーグラ	25・50	50〜100	24
ダパグリフロジン	フォシーガ	5・10	5〜10	24
ルセオグリフロジン	ルセフィ	2.5・5	2.5〜5	24
トホグリフロジン	アプルウェイ デベルザ	20	20	24
カナグリフロジン	カナグル	100	100	24
エンパグリフロジン	ジャディアンス	10・25	10〜25	24

	一般名	商品名	剤型 (mg)	用量 (mg/日)*	作用時間 (hr)
配合錠	ピオグリタゾン/ メトホルミン	メタクト配合錠	LD (15/500) HD (30/500)	15〜30/500	
	ピオグリタゾン/ グリメピリド	ソニアス配合錠	LD (15/1) HD (30/3)	15/1〜30/3	
	ピオグリタゾン/ アログリプチン	リオベル配合錠	LD (15/25) HD (30/25)	15〜30/25	
	ミチグリニド/ ボグリボース	グルベス配合錠	10/0.2	30/0.6	
	ビルダグリプチン/ メトホルミン	エクメット配合錠	LD (50/250) HD (50/500)	100/500〜1,000	
	アログリプチン/ メトホルミン	イニシンク配合錠	25/500	25/500	
	テネリグリプチン/ カナグリフロジン	カナリア配合錠	20/100	20/100	
	シタグリプチン/ イプラグリフロジン	スージャヌ配合錠	50/50	50/50	
	リナグリプチン/ エンパグリフロジン	トラディアンス 配合錠	AP (5/10) BP (5/25)	5/10〜25	
	アナグリプチン/ メトホルミン	メトアナ配合錠	LD (100/250) HD (100/500)	200/500〜1,000	

* [ ]内は1日最大投与量．後発品が発売しているものについては、先発品名を記載した．
配合錠の作用時間については、個々の薬剤の作用時間を参照．（2019年5月現在）
(日本糖尿病療養指導士認定機構編・著：糖尿病療養指導ガイドブック 2019．p73，メディカルレビュー社，2019 改変引用)

FS（Wong-Baker faces pain rating scale）

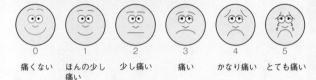

0	1	2	3	4	5
痛くない	ほんの少し痛い	少し痛い	痛い	かなり痛い	とても痛い

図1◆フェイススケール（Wong-Bakerのフェイススケール）

被検者に，感じている痛みの程度に合った表情の絵を選んでもらう．主に小児や高齢者の痛みの評価に使用される．

VAS：visual analogue scale

痛くない　　　　　　　　　　　　　　　　　　　　　　　最も痛い

図3◆視覚的アナログスケール（VAS）

10cmの線を示し，自分が感じている痛みに合った位置に印をつけてもらう．左端から計測した値を100分の何mmかで評価する．

NRS：numerical rating scale

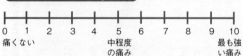

0	1	2	3	4	5	6	7	8	9	10
痛くない					中程度の痛み					最も強い痛み

図4◆数値的評価スケール（NRS）

11段階に分けた線を示し，自分が感じている痛みに合った目盛りをを示してもらう．

Memo

....

....

....

....

付録⑦　略語一覧

1,5-AG	1,5-anhydroglucitol	1,5-アンヒドログルシトール
3-OHBA	3-hydroxybutyric acid	3ヒドロキシ酪酸
AADE	American Association of Diabetes Educators	米国糖尿病教育者協会
ABI	ankle brachial pressure index	足関節上腕血圧比
ACAc	acetoacetic acid	アセト酢酸
ACE	angiotensinconverting enzyme	アンジオテンシン変換酵素
ACTH	adrenocorticotropic hormone	副腎皮質刺激ホルモン
ADA	American Diabetes Association	米国糖尿病協会
ADH	antidiuretic hormone	抗利尿ホルモン
ADL	activities of daily living	日常生活動作
AG	anion gap	アニオンギャップ
AGEs	advanced glycation end products	終末糖化産物
AGP	ambulatory glucose profile	アンブレートリーグルコースプロファイル
AMPキナーゼ	activated protein kinase	AMP活性化プロテインキナーゼ
ARB	angiotensin II receptor blocker	アンジオテンシンII受容体拮抗薬
AST	aspartate amino-transferase	アスパラギン酸アミノトランスフェラーゼ
ATP	adenosine triphosphate	アデノシン三リン酸
BADL	basic activity of daily living	基本的日常生活動作
BG	biguanide	ビグアナイド
BMI	body mass index	体格指数
BNP	brain natriuretic peptide	脳性ナトリウム利尿ペプチド
BPSD	behavioral and psychological symptoms of dementia	認知症の中核症状と行動・心理症状
BUN	blood urea nitrogen	血中尿素窒素
CAVI	cardio ankle vascular index	心臓足首血管指数
CDE	Certificated Diabetes Educator	糖尿病療養指導士
CDEJ	Certificated Diabetes Educator of Japan	日本糖尿病療養指導士
CDEL	Certified Diabetes Educator in local Area	地域糖尿病療養指導士
CEA	carcinoembryonic antigen	がん胎児性抗原
CGA	comprehensive geriatric assessment	高齢者総合的機能評価
CGM	continuous glucose monitoring	持続血糖モニタリング
CIR	carbohydorate insulin ratio	糖質/インスリン比
CK	creatine kinase	クレアチニンキナーゼ

CKD	chronic kidney disease	慢性腎臓病
CPI	C peptide index	C ペプチド指数
CPX	cardiopulmonary exercise test	心肺運動負荷試験
Cr	creatinine	クレアチニン
CSII	continuous subcutaneous insulin infusion	持続皮下インスリン注入療法
CTR	cardiothoracic ratio	心胸郭比
CVR-R	coefficient of variation of R-R interval	心拍変動検査
DAWN study	Diabetes Attitudes, Wishes and Needs study	
DKA	diabetic ketoacidosis	糖尿病ケトアシドーシス
DKD	diabetic kidney disease	糖尿病腎症
DPP-4	dipeptidyl peptidase-4	ジペプチジルペプチダーゼ4
ED	erectile dysfunction	勃起障害
EDTA	ethylenediamine tetra acetic acid	エチレンジアミン四酢酸
eGFR	estimated glemerular filtration rate	推定糸球体濾過量
EIA	enzyme immuno-assay	酵素免疫測定法
EPA	ethyl icosapentate	イコサペント酸エチル
FAG	fluorescent fundus angiography	蛍光眼底造影検査
FMG	flash glucose monitoring	フラッシュグルコースモニタリング
GA	glycoalbumin	グリコアルブミン
GAD	glutamic acid decarboxylase	グルタミン酸脱炭酸酵素
GDH 法	glucose dehydrogenase	グルコース脱水素酵素法
GDM	gestational diabetes mellitus	妊娠糖尿病
GH	growth hormone	成長ホルモン
GIP	gastric inhibitory peptide	インクレチン
GLP-1	glucagon-like peptide-1	インクレチン（グルカゴン様ペプチド-1）
GLUT4	glucose transporter 4	グルコース輸送担体 4
GOD 法	glucose oxidase	グルコース酸化酵素法
HbA1c	hemoglobin A1c	ヘモグロビン A1c
HDL	high density lipoprotein	高比重リポ蛋白
HDS-R	Hasegawa dementia scale-reviced	改訂長谷川式簡易知能評価スケール
HHS	hyperosmolar hyperglycemic syndrome	高浸透圧高血糖状態
HOMA-β	homoeostasis model assesment β	インスリン抵抗性指標β
IADL	instrumental activities of daily life	手段の日常生活動作
ICR	insulin-to-carbohydrate ratio	インスリン / カーボ比
IMT	intima media thickness	内膜中膜複合体厚
LDH	lactic acid dehydrogenase	乳酸脱水素酵素
LDL	low density lipoprotein	低比重リポ蛋白
MCV	motor conduction velocity	運動神経伝導速度

MIBG	metaiodobenzylguanidine	メタヨードベンジルグアニジン
MMSE	mini-mental state examination	ミニメンタルステート検査
MRCP	magnetic resonance cholangiopan-creatography	MR 膵胆管造影
NaF	sodium fluoride	フッ化ナトリウム
NEAT	non-exercise activity thermogenesis	非運動性熱産生
NGSP 値	National Glycohemoglobin Standardization Program	HbA1c 国際標準値
NIHSS	National Institute of Health Stroke Scale	
NMDA	N-Methyl-D-Aspartate	
OCT	optical coherence tomography	光干渉断層計
OGTT	oral glucose tolerance test	経口ブドウ糖負荷試験
PAD	peripheral arterial disease	末梢動脈疾患
POCT	point of care testing	臨床現場即時検査
PRL	prolactin	プロラクチン
PTA	percutaneous transluminal angioplasty	経皮的血管形成術
PTHrP	PTH related protein	PTH 関連タンパク
PTP	press through pack	圧迫包装
PWV	pulse wave velocity	脈波伝播速度
RAGE 系	receptor for AGEs	AGE 受容体系
SAP	sensor augmented pump	リアルタイム持続皮下グルコース測定機能付きインスリンポンプ
SCV	sensory conduction velocity	感覚神経伝導速度
SGLT	sodium glucose transporter	ナトリウム・グルコース共役輸送体
SIADH	syndrome of inappropriate secretion of antidiuretic hormone	抗利尿ホルモン不適合分泌症候群
SIRS	systemic inflammatory response	全身性炎症反応症候群
SMBG	self-monitoring of blood glucose	血糖自己測定
SPIDDM	slowly progressive insulin dependent diabetes mellitus	緩徐進行型インスリン依存性糖尿病
SU	sulfonylurea	スルホニル尿素
TG	triglyceride	トリグリセリド
TIR	time in range	タイムインレンジ
TSH	thyroid stimulating hormone	甲状腺刺激ホルモン
VEGF	vascular endothelial growth factor	血管内皮増殖因子
α-GI	α-glucosidase	α-グルコシダーゼ
抗 IA-2 抗体	antiinsulinoma-associated protein-2 antibody	抗インスリノーマ関連蛋白 2 抗体

Index

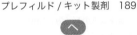

Memo

連絡先一覧

患者急変時の連絡先	

インシデント時の連絡先	
医療安全管理室	
夜間看護責任者	
感染管理室	
糖尿病チーム	
栄養サポートチーム (NST)	

入退院受付	

血糖測定器不具合時連絡先	

関連部署連絡先	
救急外来	
糖尿病内科外来	
眼科外来	
整形外科外来	
腎臓内科外来	
循環器内科外来	
皮膚科外来	
栄養士（　　　）さん	
薬剤師（　　　）さん	
PT（　　　）さん	
MSW（　　　）さん	
病棟	
病棟	
病棟	

糖尿病・代謝内科ナースポケットブック

2020 年 2 月 5 日　　　初　版　第 1 刷発行

編　　集	柏崎　純子
発 行 人	影山　博之
編 集 人	小袋　朋子
発 行 所	株式会社 学研メディカル秀潤社 〒 141-8414 東京都品川区西五反田 2-11-8
発 売 元	株式会社 学研プラス 〒 141-8415 東京都品川区西五反田 2-11-8
印刷・製本	凸版印刷株式会社

この本に関する各種お問い合わせ先
【電話の場合】
● 編集内容については Tel 03-6431-1237 (編集部)
● 在庫については Tel 03-6431-1234 (営業部)
● 不良品 (落丁, 乱丁) については Tel 0570-000577
　 学研業務センター
　 〒 354-0045　埼玉県入間郡三芳町上富 279-1
● 上記以外のお問合わせは Tel 03-6431-1002(学研お客様センター)
【文書の場合】
● 〒 141-8418　東京都品川区西五反田 2-11-8
　 学研お客様センター
　 『糖尿病・代謝内科ナースポケットブック』係